心血管疾病诊疗与超声医学

闫明昌 等 主编

吉林科学技术出版社

图书在版编目（CIP）数据

心血管疾病诊疗与超声医学 / 闫明昌等主编 . -- 长春 : 吉林科学技术出版社 , 2023.9
ISBN 978-7-5744-0874-6

Ⅰ . ①心 … Ⅱ . ①闫 … Ⅲ . ①心脏血管疾病—超声波诊断 Ⅳ . ① R540.4

中国国家版本馆 CIP 数据核字 (2023) 第 179669 号

心血管疾病诊疗与超声医学

主　　　编　闫明昌等
出 版 人　宛　霞
责任编辑　董萍萍
封面设计　刘　雨
制　　 版　刘　雨
幅面尺寸　185mm×260mm
开　　 本　16
字　　 数　302 千字
印　　 张　14
印　　 数　1–1500 册
版　　 次　2023年9月第1版
印　　 次　2024年2月第1次印刷

出　　 版　吉林科学技术出版社
发　　 行　吉林科学技术出版社
地　　 址　长春市福祉大路5788号
邮　　 编　130118
发行部电话/传真　0431-81629529 81629530 81629531
　　　　　　　　　81629532 81629533 81629534
储运部电话　0431-86059116
编辑部电话　0431-81629518
印　　 刷　三河市嵩川印刷有限公司

书　　 号　ISBN 978-7-5744-0874-6
定　　 价　85.00元

前　言

　　心血管疾病的发病率逐年上升，已成为威胁人类生命安全的"头号杀手"。伴随着我国经济、社会的不断发展，人民生活水平的不断提高，对医疗服务的质量提出了愈来愈高的要求。编者进一步总结经验，为促进心血管疾病诊断与治疗专业水平的提高，特编写了《心血管疾病诊疗与超声医学》一书，与广大读者共勉。

　　本书将心血管系统与超声医学应用进行有机整合，结合器官系统常见疾病做临床导论介绍。本书集中、准确地介绍了心血管疾病诊疗与超声医学基本理论和临床理论技术，重点阐述心血管专业的常见病、多发病及危重急症疾病的防治新法、疑难病分析，并且适度地介绍了相关学科国内外发展现状及发展趋势等前沿信息。

　　具体包括以下内容：心脏超声诊断原理、心脏与大血管超声、胎儿超声心动图、儿童超声心动图和心血管疾病诊疗。

　　由于编者学术水平和经验所限，书中难免存在疏漏之处，恳请广大读者提出宝贵意见，以便再版时予以纠正和提高。

目 录

第一章　心脏超声诊断原理

学习超声成像的物理基础犹如学习医学基础一样重要，是超声医学工作者不可缺少的一门基础课程。声学与病理学关系极为密切，可以说，有什么样的病理变化，就有什么样的声像图改变。本章主要介绍与超声医学成像有关的物理基础，包括超声波的一般性质、超声波的分辨力、超声的生物效应、超声诊断仪的类型、基本原理及结构、超声仪器控制面板的操作和调节、超声检查的质量控制及超声检查报告单的书写。

第一节　超声波的一般性质

一、超声波的概念

自然界中有各种各样的波，但根据波的性质 (力的作用)，通常将其分为两大类，即电磁波和机械波。声波、水波和地震波等属于机械波；X 线、红外线、微波等属于电磁波。

机械波是由于机械力或弹性力的作用，机械振动在弹性介质内的连续的传播过程，其传播的是机械能量。电磁波是在电磁场中由于电磁力的作用而产生的，是电磁场的变化在空间的传播过程，其传播的是电磁能量。机械波与电磁波的传播方式不同，机械波只能在介质中传播，不能在真空中传播；电磁波可以在介质中传播，也可以在真空中传播。两者的传播速度也不同，机械波比电磁波传播速度要慢得多，例如声波在空气中传播速度是 340m/s，而电磁波在空气中传播的速度是 $3×10^5$km/s。机械波与电磁波相同的地方，就是可按其频率分类 (表 1-1)。

表 1-1　机械波分类

分类	次声波	声音	超声波	高频	宽高频
频率 /Hz	< 16	$16×10^4 \sim 2×10^4$	$> 2×10^4 \sim 2×10^8$	$10^8 \sim 10^{10}$	$> 10^{10}$

人们能听到的声音是有一定范围的，16Hz 和 $2×10^4$Hz 是正常健康人能听到声音的极限频率，16Hz 是人耳能听到的最小频率，$2×10^4$Hz 是人耳能听到的最大频率，故把高于 $2×10^4$Hz 的声音称为 “ 超声 ”。医学上超声诊断所用频率范围为 1 ~ 40MHz。

超声波在自然界中是很常见的，蝙蝠和海豚是利用超声波的反射功能来判断物体远近的。现代超声医学也是利用超声波的反射性质进行超声医学诊断的。当发射超声波进入人体内，遇到组织器官会产生反射，收集反射波的影像，分析判断，即可了解组织器官的形态结构，进行超声医学诊断。

二、超声波产生的必要条件

（一）声源及波源

人类及动物发出的声音是由于声带振动而产生的，这种振动是一种机械振动。我们把能发出声音的物体称为声源。振动是产生声波的根源，即物体振动后产生声波。做机械振动的物体称为波源，在超声成像过程中，探头的晶片做机械振动产生超声，故探头的晶片是声源。机械振动的能量在弹性介质中传播开来，形成了机械波。例如，超声波由超声探头的晶片产生振动，引起耦合剂的振动，耦合剂振动又引起了人体皮肤、皮下脂肪层、肌层及靶器官部位的振动，超声波的能量就这样进入人体。

（二）介质

固体、液体、气体都是弹性介质，是传播超声波的媒介物质。声波必须在弹性介质中传播，真空中没有介质存在，故不能传播声波。在医学超声成像中，人体的组织、器官都是介质。介质的声学特性与超声图像的关系密切。

三、超声波的分类

（一）根据质点振动方向

相对于声波的传播方向，质点的振动方向可以不同。如果质点的振动方向和声波的传播方向相垂直，称这种波为横波，例如表面水波。如果质点振动方向与声波传播方向相平行，称这种波为纵波。在液体和气体中因不存在切变力，故不存在横波，只有纵波。声波的本质是力的作用。横波是由于切变力的作用产生的，而纵波是由于压力或拉力的作用产生的，纵波可以在固体、液体、气体中传播。在医学超声成像中主要应用纵波，它是通过激励电压迫使探头晶片做厚度方向振动，对人体组织施加压力或拉力而产生的。纵波在人体中传播时，使有的部位质点密集、有的部位质点稀疏，密集与稀疏交界的部位，产生的声压最大。

（二）根据波阵面的形态

从波源出发，声波在介质中向各个方向传播。在某一时刻，介质中周相相同的各点所组成的面称为波面。声波在介质的传播过程中，形成的波面有无数个，最前面开始的一个波面即波源，最初振动状态传播的各点组成的面称为波阵面。波面有各种各样的形态，波面是平面的波称为平面波，波面是球面的波称为球面波。

（三）根据发射超声的类型

发射超声可分为连续波和脉冲波两种。连续波目前仅在连续多普勒超声仪中使用；A型、M型、B型及脉冲多普勒超声仪均采用脉冲波。

第二节　超声波的分辨力

分辨力是衡量超声波仪性能、质量优劣的最重要的参数指标。一台分辨力高的超声波仪图像清晰，能显示器官内组织或病变的细微结构，这就便于早期发现病变，为临床治疗提供便捷、准确的信息。分辨力指的是辨别两种物体的能力。超声波的分辨力是指在荧光屏图像上能把两点鉴别开来的最小间距。如用标准检测方法，此两点的最小间距的声波恰好在"6dB"处分离点上。依声束方向不同可分为纵向分辨力、横向分辨力和侧向分辨力3种。

一、纵向分辨力

纵向分辨力又称轴向分辨力、距离分辨力或深度分辨力。它是指声束穿过介质中辨别位于声束轴线上两点的最小间距。纵向分辨力与超声波的频率成正比。对于连续波超声，其波长就是纵向分辨力的最大理论值，两点间相距小于一个波长就不能分辨。如果是反射型超声，其分辨力理论值不大于λ/2。由于人体组织内介质特性阻抗差异，实际上达不到理论分辨力的数值，只有2～3个波长。例如，3MHz的超声波在人体软组织中的波长为0.5mm，则最大理论分辨力为0.25mm。但由于显示器分辨能力限制，实际纵向分辨力为1.0～1.5mm，是理论分辨力的1/8～1/5。纵向分辨力由脉冲长度决定，脉冲长度越小，纵向分辨力越大(同等波数时频率越高，分辨力越高)。表1-2为纵向分辨力与频率的关系。

从表1-2得知，增大超声波发射频率可以提高纵向分辨力。频率高，穿透深度就降低。现在一般的超声诊断仪，其纵向分辨力均可达到1.0～2.0mm。

表 1-2　纵向分辨力与频率的关系（反射型）

频率 /MHz	纵向分辨力 /mm		
	2 个波长	3 个波长	最大理论值
1.0	3.0	4.5	0.75
2.5	1.2	1.8	0.30
5.0	0.6	0.9	0.15
10.0	0.3	0.45	0.075
15.0	0.2	0.30	0.05

二、横向分辨力

横向分辨力又称水平分辨力或方位分辨力。它是指与声束轴线相垂直的直线或平面上，能在荧光屏上被分别显示的两点间的距离。用声束恰好能够加以分辨的两点间的距离来量度，故认为就等于声束宽度，即与声束的宽窄有关。当声束直径小于两点间的距离时，此两点可以分别显示；当声束直径大于两点间的距离时，则两点（物体）在荧光屏上显示为一点。通常医学超声诊断仪的横向分辨力不如纵向分辨力，凡横向分辨力好的超声仪器，图像就细腻，微小的结构显示清晰；相反，横向分辨力差的超声仪器，图像欠清晰，回声光点呈横向线条状，使单层结构变为多层结构。医学超声仪器的图像质量主要取决于横向分辨力。横向分辨力由晶片的形状、发射频率、电子聚焦及离探头的距离等因素决定。目前，医学超声仪器横向分辨力可以达 2mm 以下。为了提高横向分辨力，可以细化声束，也可调整聚焦。

三、侧向分辨力

侧向分辨力是指垂直于二维扫查切面的相邻两点的识别能力。超声扫查切面具有一定的厚度，这个厚度范围的所有信息（相当于多个二维切面信息）最终显示在一个二维平面上，导致伪像，称为容积伪像。

为了提高侧向分辨力，要在侧向上进行物理聚焦或电子聚焦，1.5 维探头可以实现侧向电子聚焦。

四、分辨力的测量

通常采用生物模块来测量超声波的纵向分辨力和横向分辨力。

五、穿透性

提高频率可以改善图像的纵向分辨力和横向分辨力，分辨力的增加将以穿透力的损失为代价。人体器官组织都随超声波探头频率增加而图像衰减也增加。假设衰减系数为 0.5dB/(MHz·cm)，则 10MHz 探头可达到的最大穿透性，在一个 80dB 的动态范围约为 50mm；60MHz 探头可达到最大穿透性约为 5mm。

由于人体器官组织对超声的吸收衰减系数不同，故在临床诊断中，要根据患者及器官的特点，对探头频率进行选择。针对不同部位的诊断，可选择不同频率的超声探头。检查心脏时，采用 2～4MHz（相当于波长为 0.8～0.4mm，最大穿透深度为 200～100mm）能获取最佳图像；检查腹部时，采用 2～5MHz（波长为 0.8～0.3mm，穿透深度 200～50mm），这样在穿透性与分辨力之间求得较好的平衡；检查眼部时，采用 8～20MHz（波长为 0.2～0.1mm，穿透深度为 40～20mm）；经颅超声检查时，通常采用 1～2MHz 探头可穿透较薄部位颅骨。

第三节　超声的生物效应

尽管诊断超声医学以其可靠的临床安全历史著称，但人们还是早就知道超声医学成像在某种程度上仍会影响生物系统。美国超声医学生物效应委员会描述了两种可能引起超声的生物效应基本机制：热机制及非热机制或称机械效应。国内有不少学者在超声的生物效应方面进行了大量的动物实验和临床探索性工作。

所谓超声生物效应，也就是一定强度的超声波（由辐照声强和辐照时间两个因素决定）在生物体系内传播时，通过它们之间一定的相互作用机制（热生物效应、机械生物效应）致使生物体系的功能和结构发生变化。

一、超声生物效应的机制

（一）机械生物效应与"空化"现象

机械生物效应是由超声波声束穿过或擦过组织引起其膨胀或收缩所造成的。这类机械作用的绝大部分即空化作用，其牵涉到组织内微气泡的形成、扩大、振动和萎陷。空化现象就是指在强超声传播时，会出现一种类似雾状的气泡。空化现象的产生取决于许多因素，如超声波的压力和频率、声场（聚焦或散焦、脉冲波或连续波），组织及界面的状态和性质。该类机械生物效应具有阈值现象即当超声波声能输出超过一定值之后才可能发生，当然随着组织的不同其阈值也不相同。一般认为机械效应的潜在发生率随着超声波峰压增加而增加，随着超声波频率增加而下降。

尽管人体暴露于诊断超声波之中尚未发现有害的机械效应，但对哺乳动物而言，空化现象产生的阈值尚不明了。

由于生物组织大多数属于软组织，因此在空化作用下其细微结构多少会发生形变。此形变将随着超声强度的增大而增加。在较小强度超声的作用下，虽然产生形变，只要不产生破坏性形变，在超声医学诊断与治疗中所使用剂量均在允许范围。在较大强度超声的作用下，如超声治疗所用的 $1W/cm^2$ 以上的剂量，则生物组织会由于超声空化作用而产生不可恢复的破坏性形变，以致使细胞、组织坏死。这种强度的剂量用于超声治疗中，如碎石、溶栓等。在外科手术中，用更强的超声作为非侵入性手术刀。这种剂量在常规超声诊断中是禁止使用的。

（二）热生物效应

热生物效应即当组织暴露于超声能量之中其温度上升的现象。这是因为生物组织在超声波机械能的作用下，由于黏滞吸收，使部分声能转换成热能。若在某一特定局部能量堆积超过其热能散发能力，该局部温度上升，温度上升的值取决于超声声能、接触面积及该组织的热物性。如频率为 1MHz、声强为 $1W/cm^2$，则超声波辐照 1s 导致温度上升 0.012℃；辐照 1min，温度上升 0.75℃。

当超声用于治疗疾病，即达到治疗的强度时，热生物效应明显，并能使能量深入人体器官组织，甚至还有可能随着血液循环传导热能。从超声治疗中得知，频率为 800kHz、剂量为 $4W/cm^2$ 的超声持续辐照 20s 后，就在器官组织 0.2～3.0cm 的部位产生热生物效应，从而达到治疗效果。目前，高强度聚焦超声（HIFU）在临床中用于治疗肿瘤，由于聚焦部位组织或病变内温度瞬间上升至 65℃ 以上，焦点处能量能使焦点处病变组织瞬间产生凝固性坏死，但对周围组织或声通道上的组织没有损伤，达到手术切除病变组织的目的，对有适应证的肿瘤患者有一定的治疗效果。HIFU 治疗频率为 0.8 ～ 2.4MHz，焦域声强范围为 5000 ～ 25000W/cm²，系统噪声 ≤ 65dB。

（三）应力效应

在生物介质中存在某些非热效应和非空化作用时出现的某些超声生物效应现象，此现象与声场中的机械应力有关，它们是辐射压、辐射力、辐射转力和超声波的流力等。其引起生物学效应的机制目前还不清晰。

以上 3 种作用机制常常会同时存在，但其中必然存在一种导致生物效应的主导机制。在各种作用机制之间会产生相互影响。例如，瞬时空化会产生局部高温，而温升又会影响空化强度等。诊断超声以空化作用最为重要，空化时可产生大量氧自由基，尤其在液态环境如羊水和血浆中。

二、超声生物效应的影响

（一）超声对成年人人体组织的影响

治疗剂量的超声强度对人体组织有着不同程度的损伤，至于损伤的程度，与频率辐射的时间有关。实验表明，对于 1MHz 脉冲持续期为 7.3s 的脉冲波，强度为 35W/cm²，只要辐射一次，就可引起致伤的效果。在同样的频率下，脉冲宽度为 10ms 时，即使辐射 120s，也没有引起致伤的效果。

超声对组织的损伤与探头的构造也有一定关系，如矩阵探头，此类探头相当于一个微型计算机，其内有数十个微波束形成器（芯片），芯片需要通电，电流就会产热，使用时间过长，可能会对人体组织产生损伤。

（二）诊断超声对胚胎及胎儿的影响

1. 对胚胎绒毛形态结构的影响

经腹超声持续辐照，可致妊娠囊收缩，绒毛板呈细锯齿状，变厚，回声增强。辐照 5min 病理组织学变化不明显，辐照 > 10min 绒毛上皮细胞出现不同程度损坏。经阴道超声辐射时间相同，但病理形态学改变更明显。

2. 对胚胎组织化学的影响

诊断超声辐照孕囊 20min，过氧化氢细胞化学反应为阳性，丙二醛（MDA）值随超声剂量增加而升高，而超氧化物歧化酶（SOD）及谷胱甘肽过氧化物酶（GPX）活性随超声辐照剂量增加而下降。

3. 对绒毛细胞凋亡的影响

诊断超声对孕囊照射 20min 以上可能引起绒毛滋养层细胞 bcl-2 蛋白表达率和 Fas-Fasl 蛋白表达率下降，可能与细胞凋亡增加有关。

4. 对绒毛分子生物方面的影响

诊断超声对孕囊辐射 20min 以上可引起绒毛细胞单链、双链 DNA 裂解。经阴道诊断超声对孕囊辐照 10min 以上，DNA 单链、双链断裂，微绒毛扭曲，个别出现断裂、丢失现象，胞质内空泡化明显，粗面内质网扩张。

5. 对胎儿的影响

美国超声生物物理研究所的学者认为，超声在胎儿体内传播过程中产生的次级振动波可被胎儿的内耳结构所接收，该波辐射力能产生一个小范围的"噪声"，相当于空气作为介质的 85 ～ 120dB。但由于声束聚焦于非常微小的数毫米小点，胎儿可通过调整姿势来避开该"噪声"，故对胎儿是否造成危害仍没有结论，但建议超声医学工作者行胎儿检查时要尽量避免把探头直接对准胎儿的耳朵。

三、超声医学的生物安全

就目前超声诊断仪器工作所需的超声声能输出强度而言，未见肯定对患者及超声医学工作者的生物副作用的报道。尽管一些生物效应的存在可能在将来被认为有临床副作用，就目前的数据表明，患者谨慎使用超声诊断仪的益处远远大于其可能存在的潜在危险性。

（一）应用最低能量输出原则

应用最低的有效辐射量 (ALARA) 原则是诊断用超声波仪器使用的指导性原则：超声检查时，应以尽可能低的能量输出获得必需的临床诊断信息。也就是在能够获得诊断图像的同时尽可能地少暴露在超声波之下，可以将超声波对使用者的生物效应减至最小。由于诊断用超声波的生物效应阈值尚未确定，所以超声医学工作者有责任对患者接受的总能量加以控制，还必须兼顾患者在超声波下的暴露时间和诊断图像的质量。为了保证诊断图像的质量并限制暴露时间，超声诊断仪提供了在超声检查过程中可操纵的控制键，以使检查结果最优化。

诊断类超声仪所应用的成像模式是由所需的信息决定的。二维及 M 模式成像提供解剖信息，而多普勒成像、彩色能量图及彩色多普勒成像则提供与血流有关的信息。二维、彩色能量图及彩色多普勒等扫描模式将超声能量在扫描区域内分散；而 M 模式或多普勒成像等非扫描模式则将超声能量聚集。了解所用成像模式的特点将使超声仪器操作者能够通过有依据地判断来应用 ALARA 原则。使用者可以通过多种系统控制来调整图像的质量，并限制超声强度。控制的方法分为 3 类：直接控制、间接控制和接收器控制。

1. 直接控制

应用选择和 Output Power 控制直接影响超声强度。对于不同的检查部位，可有不同范围的允许使用超声强度和能量输出。在任何一项检查开始之前，首先要做的第一件事就是为该项检查选择合适的超声强度范围。例如，对外周血管检查时的超声强度就不适用于对胎儿的检查。有些超声仪能够自动为某一应用选择合适的超声强度范围，而有些超声仪则要求进行手工选择。

Output Power 对超声强度有直接影响。一是确定了应用类型，就可以使用 Output Power 键来增加或降低输出强度，在保证获得高质量图像的前提下，选择最低的输出强度。

2. 间接控制

是对超声强度产生间接影响的控制。成像模式、脉冲重复频率、聚焦深度、脉冲长度及探头选择对超声强度可产生间接影响。

(1) 成像模式：它的选择决定了超声波束的性质。二维是扫描模式，多普勒是非扫描模式或静止模式。一束静止的超声波束将能量聚集在一个位置上，而移动或扫描模式的超声波束则将能量分散在一个区域上，而且超声波束聚集在同一区域的时间比非扫描模式的时间要短。

(2) 脉冲重复频率：是指在某一时间段内猝发超声能量的次数。其频率越高，单位时间内发生的能量脉冲就越多。与聚焦深度、采样容积深度、血流优化、标尺、聚焦数量及扇面宽度控制等因素有关。

(3) 聚焦深度：超声波束的聚焦情况影响图像分辨力。为了在不同的聚焦情况下维持或增加分辨力，就需要改变对该聚焦带的输出。这种输出变化是系统优化的结果。不同的检查部位需要不同的聚焦深度。设置合适的聚焦深度可以提高检查部位的分辨力。

(4) 脉冲长度：是指超声波猝发的开启时间长度。脉冲越长，时间平均强度值就越大，造成温度升高和空化的可能性也越大。在脉冲多普勒中，脉冲长度是指输出脉冲的持续时间。多普勒取样容积的增加会使脉冲长度增加。

(5) 探头选择：它对超声强度有间接的影响。组织衰减随频率而变化。探头工作频率越高，超声能量的衰减越大。对于较深的部位，采用较高的探头工作频率会需要使用更高的输出强度进行扫描。要想用相同的输出强度扫描更深的部位，需要采用较低的探头频率。

3. 接收器控制

超声诊断仪操作者可以使用接收器来提高图像的质量。这些控制并不对输出产生影响，接收器控制只影响超声波回声的接收方式。这些控制包括：增益、TGC、动态范围和图像处理。相对于输出来说，重要的是在增加输出之前应先对接收器控制进行优化。例如，在增加输出之前对增益进行优化，可提高图像的质量。

（二）应用最低能量输出原则的举例

对一名患者的肾进行超声扫描，首先选择适当的探头频率，之后就应对输出功率进行调节，从而保证以尽可能低的设置采集图像。在采集图像之后，调整探头的聚焦，并增大接收器增益，以保证探头在继续对其他组织进行扫描时能够获得相同的图像质量。如果单纯增大增益就足以保证图像的质量，那么就应将输出功率调低。

在获取肾的二维图像之后，可采用彩色模式对肾进行血流成像，与二维图像显示相类似，在增大输出之前，必须对增益和图像处理控制进行优化。

完成了对肾彩色血流成像后，应用多普勒控制取样容积在血管中的位置。在增大输出之前，调整速度范围或标尺及多普勒增益，以获得最佳的多普勒频谱。

总之，应用最低的有效辐射量，首先选择合适的探头频率和应用类型；从低的输出能量等级开始；通过调节聚焦、接收器增益和其他成像控制，使图像达到最优；如果此时还不能得到具有诊断价值的图像，才考虑增大输出功率。

（三）声能输出显示

超声诊断仪的声能输出显示包括 2 个基本指数：机械指数 (MI) 和热指数 (TI)。热指数又由下列指数组成：软组织热指数 (TIS)、骨热指数 (TIB)、头盖骨颅内热指数 (TIC)。3 个热指数中的一个指数会显示出来，至于显示哪一个，由超声诊断仪的预设或使用者的选择而定。MI 在 0.0～1.9，以 0.1 的增量连续显示。3 个热指数根据探头和应用类型，以 0.1 的增量，在 0 到最大输出的范围内连续显示 TIS、TIB、TIC。TIS 用于对软组织进行成像，TIB 用于对骨骼或骨骼附近进行聚焦，TIC 用于对颅内或近皮肤的头盖骨进行成像。

1. 机械指数

MI 用于评估潜在的机械生物效应。定义为超声波峰值 (膨胀) 压力 MPa〔按组织衰减系数 0.3dB/(MHz·cm) 降低后〕除以探头中心频率 MHz 平方根。MI 值越高，潜在发生机械生物效应的可能性就越大。并不是在某一个特定的 MI 值时就会发生机械生物效应。

2. 热指数

TI 用于向使用者在某些特定假设状况下可能导致身体表面、身体组织内部或超声波束在骨骼上的聚焦点发生温度的上升。定义为总声能输出能量与组织温度升高 1℃所需声能之比。

(1) TIS 评估软组织或相似组织内的温度上升状况。

(2) TIB 评估超声束穿过软组织或液体聚焦于较深体内处骨头或邻近骨头部位的温度上升状况，如在 4～6 个月胎儿的骨头或其周围的温度上升的可能性。

(3) TIC 评估颅内或近体表头骨等处的温度上升状况。

类似于 MI、TI 为组织温度上升的相对参数，TI 值高代表着升高的温度，但只是作为一种可能性，并不作为温度已经升高的指示。

（四）声能输出控制

在对超声诊断仪的各种控制进行调整之后，MI 值和 TI 值可能会发生改变，尤其对输出功率控制进行调整后，指数的变化尤为明显。

1. 输出功率

控制诊断仪的超声输出。屏幕上显示出 MI 值和 TI 值，并随超声诊断仪对输出功率的调整做出相应的变化。在"三同步"组合模式中，每个模式都对总的 TI 施加影响，其中会有一个模式成为影响总指数的主要因素。所显示的 MI 值取决于峰值压力最高的那个模式。

2. 二维控制

(1) 扇区宽度：减小扇角可使帧频提高，将使 TI 值增大。采用软件控制可以自动将脉冲发生器电压下调，使 TI 值低于仪器的最大值。脉冲发生器电压的降低将导致 MI 值降低。

(2) 局部缩放：提高局部放大倍数可提高帧频，将使 TI 值增大，聚焦的数量也将自动增加，以提高分辨力。由于峰值强度可能在不同的深度出现，可能会使 MI 值发生改变。

(3) 聚焦数量及聚焦深度：较多的聚焦可能会自动改变帧频或聚焦深度，从而使 MI 值和 TI 值均改变。降低帧频会使 TI 值降低。所显示的 MI 值将与具有最大峰值强度的区域相对应。通常情况下，当聚焦深度接近探头的自然焦点时，MI 值将升高。

3. 彩色模式控制

(1) 彩色扇区宽度：较小的彩色扇区宽度将提高彩色帧频和 TI 值。仪器将自动降低脉冲发生器电压，导致 MI 值降低。如果同时启用了脉冲多普勒，其将成为主导模式，TI 值的变化将很小。

(2) 彩色扇区深度：扩大彩色扇区深度将自动降低彩色帧频。一般而言，TI 值将随彩色扇区深度的增加而减小。MI 值将与主导的脉冲类型 (彩色脉冲的峰值强度) 相对应。

(3) 彩色标尺：用标尺控制来增大彩色速度范围可能会使 TI 值增大。超声诊断仪将自动调整脉冲发生器电压，其电压降低也将使 MI 值减小。

4. M 模式和多普勒控制

(1) 多同步模式：几种模式组合使用将通过不同脉冲类型的合成对 MI 和 TI 产生影响。在同步模式下，TI 是相加的，在两种图像显示时，将显示主导脉冲类型的 TI 值，MI 值取决于峰值压力最高的那个模式。

(2) 取样容积深度：当多普勒取样容积深度增加时，多普勒的脉冲重频率 (PRF) 将自动减少。PRF 的增加将导致 TI 的增加。超声诊断仪将自动降低脉冲发生器电压，其电压降低导致 MI 降低。

第四节　超声诊断仪的类型、基本原理及结构

一、频谱多普勒超声诊断仪的基本原理及结构

(一) 基本原理

超声多普勒技术是研究和应用超声波由运动物体反射或散射所产生的多普勒效应的一种技术。它在医学临床诊断中用于心脏、血管、血流和胎儿心率的诊断，相应的仪器

有超声血流测量仪、超声胎心检测仪、超声血管成像仪以及超声血压计、超声血流速度剖面测试仪等。根据电路的结构，超声多普勒成像大致可分为听诊型、指示记录型、电子快速分析型和成像型4类，每一类中又可分为连续波式和脉冲波式。

1. 多普勒频谱的血流方向

能通过频谱资料相对于"零基线"显示的位置决定。通常血流方向朝向探头被显示在"零基线"的上面，即正向多普勒频谱，而血流方向背向探头则显示在"零基线"的下面，即负向多普勒频谱。

在临床检测中，多普勒频谱有时会包括正向和负向的血流信息，需要加以分开并同时做独立处理。由于正向血流信号的频率比发射频率高，可以得到相位领先的输出信号血流信息，而负向血流信号可以得到相位落后的输出信号血流信息。频谱的血流方向相当于探头流向，即使探头固定不动，但由于超声束(取样位置不同)方向的改变，血流信息的曲线显示也不尽相同。

2. 多普勒频移信号的处理

脉冲多普勒超声取样容积体积小，其内有许多红细胞，且所有红细胞的运动速度不尽相同，在同一时刻，产生的多普勒频移也不相同。因此，散射回来的超声脉冲多普勒信号是一个由各种不同频率合成的复杂信号，它有一定的频宽，如果取样容积内红细胞速度分布小，则频谱窄，反之频谱宽。由于血流脉动的影响，信号频率和振幅必然随时间而变化，所以血流信息是空间和时间的函数。把形成复杂振动的各个简谐振动的频率和振幅分离出来，形成频谱，称为频谱分析。只有对这种信号经过频谱分析，并加以显示，才有可能对取样部位的血流速度、方向和性质做出正确的诊断。

处理脉冲多普勒超声信号，进行频谱分析，包括两种：过零检测和快速傅里叶变换(FFT)。零检测技术方法简单，只能大致反映血流速度分布，所以现代的多普勒血流仪都不采用这种方法。目前主要采用FFT方法。该方法是通过计算机来执行的，是把时域信号转换成频域信号的方法。复杂信号通过FFT处理，就能鉴别信号中各种各样的频移和这些频移信号的方向，将复杂的混合信号分解为单个的频率元素，FFT处理信号，能自动地实时实现频谱显示和分析。由于超声诊断仪要求获取数据的速度较快，这就要求利用快速傅里叶变换器FFT。FFT器的输出正是我们所需的FFT波形，即多普勒频谱图。FFT处理准确可靠，其频谱分析具有真实的临床价值。

3. 连续式多普勒(CW)

可测量高速血流，缺点是不能提供距离信息，缺乏空间分辨能力，故不能进行定位诊断。

通常采用两个超声探头获得有关血流信息。一个探头发射频率及振幅恒定不变的超声波时，而另一个探头接收其反射波。

4. 脉冲式多普勒(PW)

具有距离分辨能力，增加了血流定位探查的准确性，主要缺点是不能测量深部血管的高速血流，高速血流可能错误地显示为低速血流 (倒错现象)。

当超声源与反射或散射目标之间存在相对运动时，接收到的回波信号将产生多普勒频移，频移大小与相对运动速度幅值和方向有关。在医学超声多普勒技术中，发射和接收换能器固定，由人体内运动目标，如运动中的血细胞和运动界面等，产生多普勒频移，由此可确定运动速度大小和方向及其在切面上的分布。

5. 高脉冲重复频率多普勒 (HPRF)

是在脉冲多普勒技术的基础上，通过提高 PRF，从而提高最大可测多普勒频移。它通过探头发射一组超声脉冲后，不等取样容积部位回声返回探头，又继续发射一组或多组超声脉冲。这样在 1 个超声束方向上，沿超声束的不同深度可有 1 个以上的取样门，这就提高了脉冲重复频率，从而提高了最大可测血流速度。高脉冲重复频率多普勒是介于脉冲式多普勒和连续式多普勒之间的一种技术。

多普勒频移信号包括：血流速度的大小和方向、血管深度及内径尺寸、血流速度的二维分布等指标。

(二) 基本结构

脉冲多普勒是超声探头沿某一固定方向发射接收超声波，即在 1 条超声束线获取图像。将这条声束线的射频信号进行正交解调，从而获取视频信号。在这条声束线某一部分取样 [取样容积 (SV)]，采集视频信息，进行傅里叶变换，从而获取频移信号。

上述多普勒成像技术的发射与接收是在脉冲重复的情况下进行的，具有脉冲重复频率 PRF，故此定名为脉冲多普勒。但它受到尼奎斯特频率极限的限制，即最大可测多普勒频移为 PRF，超出这个值就会出现混叠现象。

连续多普勒是连续地发射和接收超声波的一种多普勒成像技术，发射和接收分别用不同的晶片，这样最大可测多普勒频移不受尼奎斯特极限限制，但所获得的速度信息是整个超声扫描线上运动物体的频移写照，不具定位能力。原理框图与脉冲多普勒相同，只是在发射与接收部分要有所不同。

二、彩色多普勒超声诊断仪的基本原理

彩色多普勒血流成像是采用脉冲超声多普勒与二维超声图像混合成像的系统装置。其原理是：利用多道选通技术可在同一时间内获得多个取样容积上的回波信号，结合相控阵扫描对此切面上取样容积的回波信号进行频谱分析或自相关处理，获得速度大小、方向及血流状态的信息；同时滤去迟缓部位的低频信号，再将提取的信号转变为红色、蓝色、绿色的色彩显示。不仅可以展现解剖图像，还可以显示在心动周期不同时相上的血流情况。

目前大多数彩色多普勒血流成像设备由脉冲多普勒系统、自相关器和彩色编码及显示器等主要部分组成。人体和血流的反射信号经结构分析和血流分析处理后，可在显示屏上显现黑白的实时二维声像图上叠加彩色的实时血流成像。

(一) 主要特点

(1) 彩色血流图像是显示在二维图像上的，所以二维多普勒血流取样必须与二维图像的信息重合。

(2) 二维彩色多普勒中，要在一条声束的多个水平上取样，即做多次取样，而且相邻两个取样信号所包括的血流信息都不相同。因此，二维彩色多普勒目前广泛采用自相关技术做信号处理。

(3) 血流图像是叠加在二维图像上的，原二维图像是以黑白显示的。血流必须以彩色显示才能与脏器组织区分开。因此，经频谱分析或自相关技术得到的血流信息，必须送入一个彩色处理器，经过编码后再送彩色显示器显示。

(二) 信号输出的显示方式

彩色多普勒血流显像采用了彩色编码的方式，将通过自相关技术处理的多普勒频移信号经频率 – 色彩编码器转换成彩色，实时地叠加在二维的黑白图像上。彩色多普勒血流显像仪采用国际照明委员会规定的彩色图。

彩色多普勒血流成像可得到的信息：方向、平均速度、能量、分散 (方差) 等。它们重新组合就成为不同的表现模式 (如速度图、能量图、方向能量图、加速度图)，根据扫查的目的来选定模式。

用红色表示正向血流，用蓝色表示反向血流。并用红色和蓝色的亮度分别表示正向流速和反向流速的大小，此外用绿色及其亮度表示血流出现湍流或发生紊乱的程度，彩色多普勒血流显像有 3 种输出方式。

1. 速度方式

速度显示在腹部检查时通常用速度图，速度方式用于显示血流速度的大小和方向。血流速度在二维超声中表现为与扫描声线平行和垂直两个分量。在平行方向上的血流速度分量朝探头流动，用红色表示；背向探头的流动用蓝色表示；与扫描线垂直的血流速度分量无色彩显示。血流速度大小以颜色的亮度来显示：流速越快，色彩越亮；流速越慢，色彩越暗；无流动，不显色。

2. 方差方式

在检查心脏时，血流方向用红色和蓝色表示，血流速度用色度表示流向的混乱程度，对应混乱状态添加绿色，产生从红色到黄色，从蓝色到蓝绿色的变化。心瓣膜狭窄及关闭不全、湍流等异常血流，在高速流动时混乱大，所以适合使用，易于发现异常血流。

镶嵌现象：在瓣膜狭窄和关闭不全时，血流混入，流向较乱，这种流动现象称为马赛克现象，也叫镶嵌现象。这时黄色和蓝绿色互相掺杂，看到的血流是镶嵌式的。

在血液流动过程中，当速度超过所规定的显示范围或血流方向发生紊乱时，彩色血流图像中会出现绿色斑点。这是利用了方差显示的结果。

在彩色血流成像中，方差大小表示血流紊乱或湍流的程度，即混乱度，用绿色色调表示。湍流的速度方差值越大，绿色的亮度就越大；速度方差值越小，绿色亮度越小。

彩色多普勒血流成像利用三原色和二次色表示血流速度的方向及湍流。如果朝向探头方向运动的红色血流出现湍流，则显示为红色为主、红黄相间的血流频谱。如果湍流速度很快，会出现色彩逆转，则显示为以红色为主、五彩镶嵌状的血流图像。背离探头方向的蓝色血流在流速、方向改变后，则显示以蓝色为主的五彩镶嵌状图像。

3. 功率方式

功率方式表示的是多普勒频移功率的大小，即对多普勒信号频率曲线下的面积（功率）进行彩色编码。血流速度大小及方向的色彩表达与速度方式一致，色彩亮度则表示功率的大小，功率越大，色彩亮度越大；功率越小，亮度越暗。

（三）血流速度信号的获取（自相关技术）

彩色多普勒血流图需要处理的信息量远远大于多普勒频谱图。每帧图像要处理10000以上个像素。在实时显示时，要在30ms内处理如此多采样点的频谱分析十分困难，因此必须采用一种快速频谱分析的方法来代替FFT，即自相关技术。

从给电车照的运动照片来看，电车是静止的还是运动的？仅凭一张照片不知道是静止还是运动的；如果连续拍两张照片再看，就知道电车变得小了处于运动状态。如上所示，同等状态下对两个以上的信息比较，不仅知道电车的静止和运动，还能知道电车运动的方向，这就叫作自相关；彩色多普勒血流成像血流信号的检出正是用这一方法。

同一原理，超声反复发射接收信号时，相同深度的信号变化正好对应多普勒频率的相位变化，通过这个变化就可获得速度信息。

不难理解，用自相关技术获取的是平均速度。

在同一方向上，利用2次以上的发收信号，可以求得不同深度血流的平均速度；在相同方向上，发收信号的次数越多，所测流速越精确。每条扫描线检测出的速度信息相互连接形成图像就是彩色多普勒血流图；在同一条扫描线上要有数十次发射接收信号，才能形成一条彩色多普勒成像信息线，所以彩色多普勒成像的帧频要远小于二维灰阶成像。

（四）滤波器

由于是频率信号，就可以利用滤波器对速度成像进行筛选显像。有高通滤波器、带通滤波器、低通滤波器。高通滤波器主要用于显示高速运动的靶标，例如心腔内的血流运动速度显示，而心肌的运动速度却不显示。而低通滤波器却相反，显示低速的心肌组织运动，而不显示心腔内的血流运动，这就是我们常说的组织多普勒成像技术。

（五）彩色多普勒能量图

利用颜色的亮度来表示多普勒信号的反射强度即能量，这就是彩色多普勒能量图。

由于反射强度不依赖角度，多普勒能量图角度依赖性较小；另外，由于来自细小血管的能量很弱，微弱的信号被噪声所掩盖，在滤掉噪声的时候也滤掉了血流信号，所以微小血流不能表示出来。但是如果把多次获取的信号加在一起算平均处理，由于噪声信号的随机性，微小血流信号就会突显出来，从而提高了血流成像的灵敏度。

如果把方向信号与之合成成像，即形成了方向性能量图。

第五节　超声仪器控制面板的操作和调节

一、系统通用控制功能

（一）系统特性

1. 扫描方式

(1) 电子线阵扫描。

(2) 电子凸阵扫描。

(3) 电子扇形扫描。

(4) 机械扇形扫描。

(5) 相控阵扇形扫描。

(6) 环阵相控扫描。

2. 显示方式

(1) B 型（灰阶二维）。

(2) B/M 型。

(3) M 型。

(4) Doppler 型。

(5) B/Doppler 型。

(6) M/Doppler 型。

(7) CDFI 型（彩色二维及彩色 M 型）。

(8) 三功同步型（三功能显示模式）或四功同步型（四功能显示模式）。

3. 灵敏度控制

(1) 增益（二维、M 型、M/Doppler 型、彩色血流成像）：调节各型图像的接收增益。顺时针旋转控制键可提高增益；逆时针旋转控制键则降低增益。接收增益 (gain) 是对探头接收信号的放大，其值越大，图像的相对亮度越大，同时噪声信号也会被同时显示出来。所以要有一个适当的值，通常应放在中间位置为佳。其值的调节要与发射功率以及时间增益补偿 TGC 的调节联系起来考虑。

(2) 功率输出：调节超声功率输出，按压此控制键增加或减少声功率输出；此可由热力指数和机械指数值的增减反映。发射声功率可优化图像并允许用户减少探头发射声束的强度，可调范围为 0 ～ 100%，通常调节时屏幕同时显示 TIS 热力指数和 MI 机械指数；功率越大，穿透力强，但是图像也会显得较粗（注意：产科检查以及眼睛检查值应越低越好）。

(3) 时间增益补偿 (TGC)：与深度对应，可分段调节，滑动控制。每处滑动控制调节特定深度的二维和 M 型图像、接收增益。当滑动控制设在中央时，将全部图像指定一均匀的增益默认曲线。屏幕上 TGC 曲线不对应于 TGC 滑动控制线位置。彩色多普勒和能量成像不受 TGC 滑动控制的影响，这些模式假定一平坦的 TGC 曲线。

(4) 帧率或帧频：又称帧数。在单位时间内成像的帧数，即每秒成像的帧数。按压下标键和此键可改变二维图像帧数，确保系统不在冻结状态。当系统处于冻结状态时，不能改变余辉、动态范围或帧率。帧数越多，图像越稳定而不闪烁，但帧数受到图像线密度、检查脏器深度、声速、扫描系统制约。帧频调节可以优化 B 模式时间分辨力或空间分辨力，以得到更佳的图像。时间分辨力和空间分辨力两者是矛盾的，其一值为高，另一值则为低。目前，高档彩色多普勒超声诊断仪要求：电子扇形探头（宽频或变频），85°、18cm 深度时，在最高线密度下，帧率≥60f/s；而在彩色血流成像方式下，85°、18cm 深度时，在最高线密度下，帧率≥15f/s。电子凸阵探头（宽频或变频），全视野、18cm 深度时，在最高线密度下，帧率≥30f/s；而在彩色显示方式下，全视野、18cm 深度时，在最高线密度下，帧率≥10f/s。

提高彩色多普勒帧频的方法：减小扫描深度、减小彩色取样框、降低彩色灵敏度（扫描线密度）、增加 PRF、应用高帧频彩色处理、应用可变二维帧频。

4. 动态范围

动态范围是指最大处理信号幅度 (A_1) 和最小处理信号幅度 (A_2) 比值的对数。

$$信号动态范围 = 20\log\frac{A_1}{A_2}$$

20dB 相当于 $\dfrac{A_1}{A_2}$ 为 10 倍；

40dB 相当于 $\dfrac{A_1}{A_2}$ 为 100 倍；

60dB 相当于 $\dfrac{A_1}{A_2}$ 为 1000 倍；

80dB 相当于 $\dfrac{A_1}{A_2}$ 为 10000 倍；

100dB 相当于 $\dfrac{A_1}{A_2}$ 为 100000 倍；

120dB 相当于 $\dfrac{A_1}{A_2}$ 为 1000000 倍。

所以，一台仪器动态范围为 100dB 就相当大了。显然，动态范围越大，接收强信号和弱信号的能力就越强，这是衡量仪器性能优劣的一个重要指标。

由于显示器的亮度动态范围一般只有 30dB 左右，所以接收的回声信息必须经过对数压缩才能与显示器的动态范围相匹配。

改变动态范围设定，确保系统不在冻结状态。动态范围可以从 0 ～ 100dB 选择，高档仪器可进行微调或分档调节。一般动态范围设置在 60 ～ 80dB 可获得较好的图像。

动态范围控制着信号的显示范围，其值越大，显示微弱信号的范围越大，反之则越小。增加动态范围会使图像更加平滑细腻；减小动态范围会增强图像对比度，丢失信息。如要实现静脉血管内红细胞的自发显影，就要把动态范围增到足够大。

5. 灰阶参数

(1) 二维 B 型 256 级。

(2) M 型 256 级。

(3) 多普勒 256 级。

6. 图像处理

(1) 二维灰阶图形。

(2) 三维彩色能量造影及灰阶显示。

(3) 彩阶图形。

(4) 多普勒灰阶图形。

(5) 动态范围。

(6) 彩色图形。

(7) 动态移动差异。

7. 数字化信号处理

(1) 选择性动态范围。

(2) 自动系统频带宽度调节。

(3) 患者最佳化选择性接收频带宽度。

(4) 软件控制的频带宽度、滤波和频率调节并行信号处理及多波束取样。

8. 图像修改

(1) 实时或冻结二维图像的局部和全景。

(2) 多达数倍的二维图像修饰。

(3) 高分辨力局部放大。

(4) 多达数倍的 M 型局部放大。

(5) 彩色及二维余辉。

9. 程序化

(1) 应用方案与探头最优化。

(2) 组织特异成像患者最优化。

(3) 通过应用方案和探头设定的用户条件快速存储。

(4) 在屏幕上程序化内设和外设的硬复制设施。

10. 图像显示

(1) 上 / 下方位。

(2) 左 / 右方位。

(3) 局部放大及位移。

11. 自动显示

自动显示日期、时间、探头频率、帧率、动态范围、体表标志、显示深度、聚焦位置、各种测量数据、多普勒取样深度和角度、灰阶刻度等。

12. 测量与计算功能

距离、面积、周长、速度、时间、心率 / 斜率、容积、流量、心排血量、可选择钝角、可选择的 d:D 比值、可选择的缩窄直径百分比、可选择的缩窄面积百分比。

13. 设备用途及临床选项

成人心脏、腹部、妇科与产科、儿童 / 胎儿心脏、外周血管、前列腺、骨关节肌肉、浅表组织与小器官、组织谐波成像、经食管心脏、经颅多普勒及脑血管。

(二) 显示器模块

视频显示器的控制影响亮度、对比度、背景色彩以及光栅的亮度。按压控制键时，屏幕上显示提供有关亮度、对比度、背景色彩以及光栅的亮度相对水平的消息。这些屏幕显示保留在屏幕上直至暂留时间结束，通常是末次按键后 3s。欲恢复显示器的控制设置到系统赋值设定，请同时按压增加降低控制键。目前，高档彩色多普勒超声仪要求视频显示器大小为 43cm(17 英寸) 以上，具备高分辨力逐行扫描的纯平或液晶彩色显示器。

1. 亮度

调节全部屏幕的光线输出。

2. 对比度

调节屏幕上明亮部分与黑暗部分间光线输出的差别。对比度调节要适当，长期使用对比度会损伤屏幕。

3. 背景色彩

选择屏幕的背景颜色，从中可选择数种彩色背景。

4. 光栅亮度

调节指示控制面板的光栅的亮度。

5. 活动性

高档仪器视频显示器可被倾斜或旋转及升降。

二、超声成像模式选择、优化及操作概要

超声仪主要的成像控制均位于控制面板，也有一些成像控制位于 MENU 键。

（一）二维成像

二维成像显示解剖结构的切面。解剖显示在二维成像中的形态、位置和动态均为实时的。高分辨力、高帧频、差异性线密度设定、多种扇扫宽度，以及多幅成像处理技术的应用有助于优化二维成像。

二维成像也应用于指示探头进行 M 型、多普勒、彩色和能量成像。在 M 型局部放大中，二维成像允许操作者定位想要放大的感兴趣区。在多普勒成像中，二维成像提供取样门宽度、部位、深度以及多普勒角度校正的参照。在彩色和能量成像中，二维成像提供彩色显示的参照。结合使用二维显示，滚动多普勒显示可提供血流方向、速度、性质及时相等信息。对于正常与异常血流动力学和时相的理解，可使超声医师应用多普勒显示进行病理诊断。

1. 二维图像深度调节

按 DEPTH 键可增加或减少二维图像显示深度。二维图像、深度标尺、深度指示和帧频将随二维图像深度的变化而变化。

2. 二维图像增益和 TGC 调节

(1) 旋转二维增益控制钮，可改变整体二维图像的总增益，TGC 时间增益补偿曲线移动可反映二维增益的改变。

(2) 向左推动 TGC 控制杆，可降低二维图像特点区域 TGC 的总量，该区域 TGC 与控制杆的上下位置相对应。

3. 聚焦深度和数量调节

聚焦是运动声学或电子学的方法，在短距离内使声束、声场变窄，从而提高侧向分辨力。数字式声束形成器采用连续动态聚焦，可变孔径，A/D ≥ 8 ～ 12bit。聚焦深度标尺右侧的三角形符号可知聚焦带位置。使用 ZONES 可改变聚焦带数目及聚焦带之间的距离或伸展。使用 FOCUS 键可在深度标尺上移动聚焦带预定其位置。

焦点数目和位置的调节可以改善感兴趣区的分辨力，但是会影响帧频。增加发射焦点数目或向深部移动焦点会降低图像帧频，扫查高速运动的组织时，焦点数目越少时间分辨力越高，实时性越好，特别是对心脏瓣膜运动的观察，焦点数目为一点最佳。

4. 二维图像局部放大 (ZOOM) 的调节

转动轨迹球可纵览与观察感兴趣区。按 ZOOM 键，可放大图像或使放大的图像按比例缩小。

5. 二维灰阶图像

选择与调节将回声信号的强度 (亮度) 以一定的灰阶等级来表示的显示方式，使图像富有层次。根据仪器的控制灰阶可为 64 ～ 256 级。灰阶标尺显示在图像的右侧，描绘灰

阶分布；它对应于二维 /M 型菜单 (MENU) 中选择的 Chroma 键或用下标键加二维 Maps 可获得不同灰阶的图形。选择仪器的扫查选项，预设置了不同的灰阶显示。选择灰阶图像有利于优化二维图像。

6. 选择余辉水平

余辉是一种帧平均功能，可消除二维图像的斑点。余辉设置越高，被平均用来形成图像的帧数越多，应用二维 /M 型菜单 (MENU) 或下标键加二维 P 可获得低、中、高三种余辉设置。改变余辉必须确保图像是实时的、动态的。叠加或余辉是在目前显示图像上叠加以前图像的信息，分为时间叠加和空间叠加。在高叠加的情况下，图像平滑细腻，但如果患者或探头移动将会导致图像模糊。扫查心脏的叠加值为低或无最佳。

7. 二维图像扇扫宽度和倾斜度

按 SECWIDTH 键，扩大扇扫宽度或缩小扇扫宽度，帧频也随之改变。

8. 组织谐波成像

根据所选患者情况，尤其是在显像困难的患者中，利用 OPTIMIZE 键（优化功能键）调整图像质量。心脏探头状态下按 THI 键，可对图像进行常规谐波和组织谐波两种状态优选，而腹部探头则有多种谐波状态可选，系统将自动改变系统内参数设置。

9. 边缘增强 (edge ehancemant、preprocessing 和△)

超声系统对接收信号进行滤波等处理，从而使接收波形"尖锐化"，提高了边缘的对比分辨力。其值越高，图像对比度分辨力越高，其值越低，图像越平滑。

10. 灰阶曲线 (gray maps 或 postprosessing)

重新安排不同的灰阶对应不同的图像信号幅度，使图像美观，但不能增加真实信息。

11. 变频键

上下调节可以改变发射频率的高低以改善图像的穿透率或分辨力。

12. 线密度 (line densty)

与帧频调节相近，调节可以优化二维图像。

（二）多普勒图像

1. 脉冲多普勒显示

(1) 按 Doppler 键，显示屏上出现多普勒显示方式。

(2) 用轨迹球移动取样线和取样门至二维图像上所要求获得多普勒信号的位置。

(3) 按 UPDATE 键，即可在二维和多普勒两种显示模式之间选择。

2. 静态连续多普勒显示

(1) 确定仪器装有连续波形探头。

(2) 按 SCANHEAD 键，用轨迹球选定笔式探头。选定探头和组织特征预制后，仪器将自动开始静态连续多普勒显示。

(3) 欲退出静态连续多普勒显示，选择另一个探头即可。

3. 脉冲多普勒取样门深度

在多普勒成像过程中，可根据需要用轨迹球移动取样门深度标记和取样线。取样门标记随深度改变而改变。移动取样门标记时，多普勒显示停止更新。完成取样门定位后多普勒图像将自动更新显示。

4. 多普勒增益

旋转 DPGAIN 钮即可改变多普勒总增益。

5. 脉冲多普勒取样门大小调节

在脉冲多普勒中，沿超声束有一特定宽度或长度被取样，称为取样门 (sample volume 或 gate size)。取样门宽度表示取样覆盖的范围，取样门越小，所测速度越准确。其值以毫米显示在图像注释区。操作者可用 GATE SIZE 键或轨迹球改变取样门的位置和大小。

6. 壁滤波

用于多普勒、彩色和能量成像中消除血管壁或心脏壁运动产生的高强度低频噪声。FILTER 键用于改变壁滤波值，设置分为低、中、高。最大滤波设置可在彩色和能量多普勒成像中获得。提取多普勒信号，滤除血管移动等引起的额外噪声，提高信噪比。滤波设置为 125Hz 适用于血管，250Hz 适用于大血管，500 ~ 1000Hz 适用于心脏。

消除混叠的方法：减少深度、增加 PRF、增大 Scale 标尺、改变基线位置、降低探头频率、使用连续多普勒 (CW)。必要时也可以适当增加声束与血流方向的夹角。

7. 多普勒显示的标尺单位选择及标尺调节

按 SCALE 键，增加或降低多普勒显示比例。

8. 选择多普勒显示的灰阶图像

多普勒灰阶图可通过 Doppler Gray Maps 子菜单 (MENU) 或通过下标键加 Dop Maps 键改变。灰阶图的选择取决于个人的偏好。在每一种应用中，所选择的多普勒灰阶图将优化显示多普勒数据，一般仪器有多种灰阶图可供选择。

9. 调节多普勒功率输出

监测多普勒实时动态时，按 OUTPUT 控制键可增加或减少仪器多普勒功率输出。

10. 多普勒扫描速度调节

扫查速度：控制多普勒频谱速度在屏幕上的显示时间。按 SELECT 键改变扫描速度，共有 3 种扫描速度供选择：慢、中、快。连续按 SELECT 键选定一种扫描速度。

11. 多普勒反转调节

按 INVERT 键，即可使多普勒显示反转，同时多普勒显示比例也将改变。超声医师应该熟悉这些变化并要了解其对多普勒的值、多普勒显示的正或负所产生的影响。再按 INVERT 键，多普勒显示恢复正常。

12. 多普勒基线的调节

按 BASELINE 键，基线上移或下移。基线是多普勒速度为 "0" 的一条直线。通常，基线以上信号为朝向探头，基线以下信号为背向探头，按 INVERTI 键，可进行翻转，如果有混叠现象，调节基线或标尺。

13. 倾斜角度的调节

仅限于线阵探头。其多普勒彩色和能量成像与其他探头有所不同，超声束的指向对于获得很有意义的图像是非常有必要的。为适应这种情况，多普勒声束的方向可进行调节。STEER 键允许在依赖声束方向性的多种设置中小范围调节声束角度，以尽可能减小声束与血流方向的夹角。

14. 取样门角度校正

角度校正 (angle) 调节的实质是利用所获得的取样门声束方向上的血流分速度，通过多普勒计算公式中夹角的余弦计算真实的血流速度，并以速度标尺显示。当多普勒标记活动时，这种调节任何时候均可进行，其范围是 $-70° \sim +70°$，间距 $2°$。通过选择不同的成像窗口可建立血流方向和检查声束间可接收的夹角。在定量速度时，夹角 $\leqslant 60°$。当夹角 $\leqslant 60°$ 时，角度的轻微增加即可使 $\cos\theta$ 值显著减小，导致结果的误差很大。

15. 多普勒回放

按 FREEZE 键后，用轨迹球回放显示存储的最后数秒的多普勒图像。在双功模式中欲选择回放二维与多普勒图像时，按 SELECT 键，显示轨迹球菜单 (MENU)。

用轨迹球选定其功能：二维回放和多普勒回放。再分别选择二维回放或多普勒回放。

16. 速度量程 (velocity scale、PRF 或 velocity range)

其实它是在调节脉冲重复频率，以确定最大显示血流速度 PRF/2。此键针对所检查脏器的血流速度范围做相应调整，保证血流频率的最佳显示。增加速度范围，以探测高速血流，避免产生混叠，降低速度范围以探测低速血流。

17. 伪彩的运用

在多普勒信号微弱时，如增加增益，噪声信号背景较强，不利观察血流信息，这时可打开较亮的伪彩，降低增益，抑制噪声背景。这对微弱血流信号的识别有一定帮助。

（三）彩色血流成像及彩色能量成像

在彩色血流成像中，彩色与速度和方向有关，而能量成像中，彩色与血细胞运动的动力和能量有关，此信息被用于在二维灰阶显示上叠加彩色图像。彩色血流成像提供有关血流方向、速度、性质和时相等信息，不仅有助于定位紊乱的血流，还有助于准确放置脉冲多普勒频谱分析的取样门。能量成像提取的是红细胞运动的强度在比多普勒和彩色脉冲重复频率低的范围内生效，因此对于血细胞运动更敏感。

1. 二维彩色及能量取样框的位置与大小的调节

取样框大小显示的呈彩色血流成像范围。按 SELECT 键选择彩色或能量图取样框位置和大小。用轨迹球建立所需的彩色和能量图取样框位置与大小；取样框的高度和宽度均可以用轨迹球来调节。调节时，尽量使之和采样组织或血管大小接近（大大降低彩色帧

频)，以取得满意的血流显示效果。

2. 彩色及能量图声能输出调节

按 OUTPUT 键增加或减少声能输出。影响彩色灵敏度的调节因素：彩色增益 (color gain)、输出功率 (output)、脉冲重复频率 (PRF)、聚焦 (focus)。

3. 二维彩色及能量增益调节

旋转 COLGAIN 钮即可改变二维彩色或能量图取样框的总增益 (TGC 控制钮不直接影响二维彩色图像增益)。

4. 彩色及能量图的反转调节

按 INVERT 控制键，即可在代表血流方向是否朝向探头的两种主色彩间进行转换或控制能量图色标。图像右侧的彩色标尺反映彩色编码的变化。

5. 二维彩色及能量图壁滤波的调节

按 FILTER 键，增加或减少壁滤波，显示屏上壁滤波值也随之改变。共有低、中、高 3 种设定。

多普勒工作频率：低频通常可得到更好的多普勒和彩色充盈度，并会产生更少的彩色多普勒伪像。

6. 二维彩色及能量标尺调节

按 SCALE 键，加大或减少彩色或能量显示标尺范围。Nyquist 值、帧频和脉冲重复频率将随二维彩色速度范围或能量的变化而变化。

7. 彩色及能量优先阈值的调节

彩色优先权 (priority) 是指二维图像与彩色多普勒图像均衡方案的调节。增加彩色优先权，彩色多普勒信息增多，二维信息减少；减少彩色优先权，彩色多普勒信息减少，二维信息增多。在彩色不充盈时，可增加彩色优先权。显示微小血流时，此设置值要高。

在彩色或能量成像中，灰阶标尺上彩色对黑白回声优先显示，阈值决定了在其上二维回声幅度将被系统显示为灰阶阴影。如果图像中特定的回声密度没有超过此阈值，则将指定此点为彩色值或彩色能量值；升高比例将在明亮的回声部分显示彩色。此阈值有助于控制二维图像上不需要的彩色，并有助于确定血管壁内的颜色。

按 priority 键，可提高或降低回声幅度阈值，优先选择标志将随之改变显示彩色或能量 / 灰阶标尺阈值。

8. 二维彩色及能量图灵敏度

提高彩色多普勒对慢速血流成像的能力：降低彩色速度范围 (PRF)(1500Hz 或更少)、降低彩色壁滤波 (50Hz 或更少)、提高彩色灵敏度 (线密度)、提高彩色优先权。

9. 动态活动分辨的调节

动态活动分辨 (DMD) 是彩色和能量成像中的一种活动伪像抑制特性，与壁滤波接近。壁滤波仅被设置为滤过特定频率范围内伴有组织壁运动信息的速度信号。DMD 在进行任何滤过之前先测量进入信号，然后适应性滤过反射组织壁运动的频率信号使血流得到良好显示。

10. 彩色或能量图余辉水平的调节

余辉能平均彩色或能量帧频，使高速血流或高速能量维持在二维图像上。余辉能更好地探测短暂性射流，为判断有无血流提供良好基础，并能产生更鲜明的血管轮廓。

11. 彩色速度标尺基线的调节

按 BASELINE 键，升高或降低彩色标尺上的基线位置，并改变基线上下的彩色值。

12. 能量标尺的调节

按 SCALE 键，加大或降低能量显示范围。帧频和 PRF 将随之而变化。

13. 二维彩色及能量图像的线密度调节

利用彩色或能量菜单 (MENU) 中的线密度，可调节二维 / 彩色或二维 / 能量的线密度比值，有多种设置具有探头依赖性。

选择线密度设置时，应综合考虑彩色叠加范围，二维扇扫宽度以及帧频率。

14. 彩色图形及能量图形的选择

彩色标尺模式位于图像的一侧，用彩色描绘血流速度图形。在彩色标尺的每一端均有速度或频率单位的数据，该数据指示 Nyquist 极限。SCALE 键用于改变彩色重复频率及所差速度或频率的显示范围。在彩色菜单 (MENU) 中 UNITS 选择切换显示速度和频率单位。此外，要注意由黑区或基线分割的彩色标尺。基线代表被壁滤波滤过的速度范围并且随着彩色壁滤波设定的改变而变化：基线以上的彩色通常代表朝向探头的血流，而基线以下的彩色通常代表背离探头的血流。

能量成像彩色标尺用色彩描绘能量图形，色彩可通过选择不同图形而改变，其彩色标尺从顶端到底端是连续的。能量成像注重血流的能量而不是方向。

15. 使用三同步功能显示模式

(1) 二维成像时按彩色控制键，彩色成像开始。

(2) 按频谱控制键，多普勒显示。

(3) 按 Doppler MENU 键，出现 Doppler MENU 键。

(4) 用轨迹球按亮二维 UPDATE 键。

(5) 按 SELECT 键。

(6) 按亮 SIMUL 键。

(7) 再按 SELECT 键。

(8) 选择 CLOSE 或按 Doppler MENU 键移除菜单 (MENU)，三同步功能显示模式开始。

16. 能量图背景的选择

背景能关闭能量叠加中的彩色背景，由此可观察能量叠加中的灰阶信息。对于每个像素，要么显示灰阶信息，要么显示能量信息，这种显示状态可能产生边缘伪像或闪烁伪像。混合 (blend) 设置可在能量信息和灰阶信息之间产生平滑过渡，从而降低边缘或闪烁伪像。当选择混合为背景时，灰阶和色度将联合产生像素。能量数据的显示有赖于优先 (PRIORITY) 控制设置，其显示结果是血管边缘混合到灰阶组织周围，这种混合增强了灰阶彩色过渡图像的视觉稳定性。混合可在特定临床应用中增强小血管的空间分辨力，可改善图像质量并有助于解剖定位。

17. 彩色叠加 (color persistence)

把一段时间内的彩色多普勒信息叠加到现有帧上显示更多的信息。高设置会使血流较为充盈，关掉之后，可显示真实信息，尤其在心脏的扫查中，此设置要低。

18. 彩色血流编码图

选择不同的彩色标尺图，以取得不同流速下满意的血流显示效果。

必须指出，这里罗列的是较多应用的功能键及其调节。但是不同制造商和不同仪器的操作和功能标识存在较大差别，同一功能可能有几种不同的名称和标识。这就需要仔细阅读操作说明。

第六节　超声检查的质量控制

超声仪器和超声诊断技术发展迅速。设备性能存在差异。超声诊断工作者业务素质有待于整顿、规范。临床医师对超声诊断应用的适应证也需统一。仪器调节、操作手法、观察记录及报告、随访等方面，应规范化并进行具体质量控制。与其他医学影像技术相比，进行超声普查是较为特殊的问题，更须规范并行严格控制。

一、超声质量控制的范围

(1) 专业人员的业务素质。

(2) 仪器设备性能及调节水平。

(3) 操作手法及观察分析。

(4) 记录与报告。

(5) 随访。

(6) 质量控制管理制度。

二、超声质量控制的起点与提高

(1) 在立足于中等医院 (二级医院) 的基础上，带动基层医院 (一级医院)。

(2) 参照国内外新技术的开拓、进展和应用情况，不断提高质量控制要求，修订内容，逐步提高质量控制水平。

(3) 本次指定的质量控制标准是现阶段行业内的基本质量标准，而非最高标准。

三、超声质量控制和检查原则

(1) 超声质量控制的内容必须对多数医院具有可操作性；而且必须考虑到超声检查患者数量与占用时间。应删繁就简，又不遗漏要点。

(2) 超声质量控制应经权威部门授权组织检查，普查与抽查互相结合。普查由各医院超声诊断部门自查填单，获得面上数据；抽查则可获得多种实际情况，并核实上报内容及数据的真实性。抽查不应事前通知。

(3) 超声质量检查的具体内容包括：操作手法、报告记录与随访制度等方面。

(4) 超声质量在检查过程中，应同时核查该单位对《超声医学临床技术操作规范》的学习计划和学习记录；并对其不规范术语进行纠正，使术语科学化、标准化，并与国际术语接轨。

四、超声质量控制的具体内容

1. 人员专业素质

(1) 接受医学教育情况、临床专业工作年限。

(2) 具有超声物理基础、超声解剖基础，熟悉超声设备并经过正规培训；操作者须有上岗资格证书(上岗资格证书须待卫健委及其他卫生管理部门统一颁发)。

(3) 对超声诊断专业的继续教育积分记录或考试分数有要求。

2. 仪器设备性能及应用中的具体调节

(1) 主机要掌握调节深度增益补偿(DGC)、放大器动态范围、前处理、后处理、总增益、帧平均或机内已设置的不同脏器专用软件，使图像的细微分辨力、对比分辨力与图像均匀度达到最佳状态。在启用超声彩色血流成像之前，应预选彩标量程、彩色灵敏度、滤波等参数。在使用频谱多普勒流速曲线显示时，应适当调节流速量程及滤波器。在检查眼球或胚胎时，应注意声功率的输出(MW/cm^2 或 TI、MI 数)不超过规定范围。只会使用电源开关、总增益等几个简单调节钮者，不符合专业人员标准。

(2) 超声探头

①原有性能指标。②电缆断线或图形黑条情况。③探头表面裂开或磨损情况。④仿体(标准模块)测试。

凡性能降至原指标参数 75% 以下者；或者②～④条中具有 1 条明显不合格者，定为不合格探头，由计量监测部门开具鉴定不合格证，即行报废，不得做诊断使用。

(3) 图形打印、记录设备

①检查多头热敏原件是否失效，1 点失效者期限在 2 个月内修复或换新；2 点失效者限 1 个月内换新；3 点及 3 点以上失效者限 2 周内换新。

②对诊断有关的阳性或阴性切面，应做图形打印或其他图形记录提供临床资料并存档。

3. 操作手法、图像记录与观察分析

(1) 操作手法随不同脏器及检查途径而异。通常用平行滑移、原位侧角、原位旋动或上述几种组合性手法，以及各种操作手法的标准化程度。

(2) 必须观察标准切面及特写切面。前者主要查询脏器整体结构，依靠超声解剖学做病灶的定位；后者则针对病灶放大、细察，分析其物理性能等。如做超声血流成像，则进一步分析其血流动力学的改变。在观察过程中，必须经常调节仪器面板上有关功能钮，使之呈现最佳显示。

4. 图像记录

对疾病有关的声像图表现对临床拟诊不符的图像表现，检查者应给予记录。记录媒体可采用热敏打印、计算机打印、CD 盘存储、工作站存储、光盘刻录等。描图、录像、光学胶片等虽也可使用，但较陈旧，且易失真 (特别对彩色失真)。

(1) 观察分析后特征认定。

(2) 图像中病变 (要点) 加注释。

(3) 写出重要观察记录结果，重点指出图像特征。

5. 随访

(1) 常规、重点或专题。

(2) 随访间期分为单次、不定期、定期。

(3) 随访内容。

6. 质量控制管理制度

科主任负责、重视，根据全国超声质量控制要求统一规定，结合本单位业务特点制定具体项目及要求。

加强学习，分工负责，严格自查，专业质控中心或卫生领导部门抽查、讨论、打分、评比。

五、超声普查问题

超声普查常可发现无症状早期病变 (包括早期癌肿)。但如滥用超声做高速度象征性普查，可使漏检率增加，而贻误患者就诊。因此，超声普查需分类 (常规普查与专科普查)，规定早期超声常规普查的范围，明确受检脏器必须进行的几组观察切面，以及对每一脏器应支付的最短观察时间，作为普查质量控制中的基本观点。

1. 常规普查范围

(1) 仅限于黑 / 白超声二维成像 (B 超)。

(2) 常规普查的脏器为肝脏、胆囊、脾脏及双肾。

2. 常规普查准备及要求

(1) 遮光检查室工作面积 (每台设备) 在 $10m^2$ 以上，室内保温为 $23 \sim 27℃$。设好检查床、桌、凳等用具。

(2) 禁烟，保持空气流通。

(3) 保证电源供应，应使用稳压器，仪器接好地线。

(4) 备洗手池。

(5) 超声诊断仪性能稳定。探头工作频率为 3.0 ～ 3.5MHz(或 2.5 ～ 5.0MHz)。显示屏最好在 22cm(19 英寸) 以上。

(6) 探头首选凸阵 (R=40)，线阵也可用。

(7) 每台普查仪应配工作人员 2 名。其中一名操作，另一名记录，2h 后轮换。检查人员应为正式专业超声诊断医师，工龄 3 年以上，具有正式普查上岗证者；或为正式专业超声，工龄 6 年以上，具有正式普查上岗证者。普查中绝不允许检查胎儿性别。

(8) 凡医师、技术水平不符合要求、不遵守脏器普查时间规定而进行高速度普查者，一经查出，应取缔其上岗证。

(9) 普查中应预防交叉感染。

3. 常规普查中的质量控制问题

在超声普查中，常使用便携式黑 / 白超声诊断仪，其性能偏低、显示屏常小 (20cm 以下)，分辨力差，不易获得清晰声像图显示。操作人员长期注视荧光屏，易致视力疲劳而漏检病变。

在常规超声普查中，各医院可根据具体条件和情况，对受检脏器必须扫查的切面及观察的时间做出规定，以免因疏忽而遗漏病变，影响早期诊断。

第七节　超声检查报告单的书写

通常，超声检查时就诊患者较多，无法追询病史并进行体检。故要求临床逐项填写超声检查申请单。特别对简要病情、体检发现、其他医学影像报告与有关检验结果填写完整，并写清晰检查目的、要求和部位。超声复查患者，必须填写原超声号。

超声检查报告单 (简称报告单) 为一次检查的结论。临床上作为诊断的客观依据，也是将实际情况用文字 (或图像) 告诉受检查者的凭据。

报告单上分为上项、中项及下项：

1. 上项

上项为一般项目。填写患者姓名、性别、年龄等。必要时，须加仪器型号、探头类型与频率，检查方法与途径 (如经直肠法)，记录媒体编号。

2. 中项

中项记述检查时的发现，应细致、客观、文字简练，描述全面，不需加入任何主观判断。一般描述为外形、轮廓、支持结构、管道及脏器实质回声，以及必要的测量数据。

病变描述首先叙述为弥漫性或局灶性，以及各种脏器中各声像图的不同表现。局灶性病变应做定位、测量及其他重点描述。

3. 下项

下项为超声检查后提示的诊断意见，包括有无病变以及病变的性质。

(1) 病变的部位或脏器。

(2) 病变在超声声像图上所表现的物理性质 (液性、实质性、混合性、气体、纤维化、钙化等)。

(3) 能从图形资料做出疾病确定诊断者，可提示病名诊断 (或可能诊断)。

(4) 如不能从图形资料做出疾病确定诊断者，不提示病名诊断。

(5) 考虑可能为多种疾病者，按可能性大小依次提示。

(6) 必要的建议 (如报告单) 必须由获得超声诊断上岗证的超声检查者亲笔签名。技术员或进修医师检查后的报告，必须由上述规定的上级医师加签。日期按年、月、日排列，简写时可用 " 年 / 月 / 日 "(如：02/01/07) 代表。

4. 检查报告

超声检查报告应注意字迹工整、清晰，易于认识，不应潦草、涂改，避免错别字。条件允许者，最好用计算机打印方式生成。在任何情况下不得出具假报告。

第二章 心脏与大血管超声

第一节 超声心动图基础知识

一、超声心动图检查适应证

(1) 观察心脏结构异常：包括结构缺损、增加、增厚、狭窄、增宽等。

(2) 观察心脏结构关系异常：包括静脉与心房、心房与心室、心室与大动脉相连接的部位异常及错位。

(3) 心包膜及其周围异常。

(4) 冠状血管异常。

(5) 检查心肌功能及心脏泵功能。

(6) 检查心脏血流动力学改变：包括流速、压力、流量、有无异常分流等。

(7) 解释和鉴别异常心音。

二、心脏解剖概要

心脏位于中纵隔，约 2/3 位于正中线左侧，1/3 位于正中线右侧。

心脏前方为胸骨体和第 3～6 肋软骨，后方平对第 5～8 胸椎，与食管、迷走神经和胸主动脉为邻，两侧邻接胸膜腔和肺，上方连接出入心的大血管干，下方为膈肌。心脏的两侧与前方大部被肺和纵隔胸膜覆盖，只有靠近胸骨和第 3～6 肋软骨的部分通常没有被肺所覆盖，称为心脏裸区，是超声检查与临床心包腔穿刺最常用的部位。心脏的大小与患者的拳头大小相当，似倒置的圆锥体。心脏重 260g 左右，长径 12～14cm，横径 9～11cm，前后径 6～7cm。

心脏可分为一底、一尖、二面、三缘与四条沟。心底在右后上方，大部分由左心房小部和右心房组成。心尖朝向左前下方，由左心室构成；心底与心尖部连线形成心脏的长轴，与人体正中线之间构成 45° 左右的夹角，夹角的大小随体形、呼吸、心脏运动等改变。心脏胸肋面朝向前方，约 3/4 由右心室和右心房、1/4 由左心室构成；膈面朝向下方并略斜向后，隔心包与膈肌毗邻，该面约 2/3 由左心室、1/3 由右心室构成。心脏的下缘锐利，由右心室和心尖构成；右缘由右心房构成；左缘绝大部分由左心室构成。心脏表面有 4 条沟，可作为 4 个腔室的分界：冠状沟将右上方的心房与左下方的心室分开；在心室的胸肋面和膈面分别有前室间沟和后室间沟，它们将左、右心室分开；在心底，右上、下肺静脉与右心房交界处的浅沟称为房间沟，与房间隔的后缘一致，是左、右心房在心表面的分界。

右心房 (RA) 位于心脏的右上部，为心脏最靠右的部分。房壁薄而内腔大，右心房内以界沟或界嵴为界，分为前部的固有心房和后部的腔静脉窦两部分。固有心房为心房界嵴以前的部分，由原始心房发育而来，特征是壁上有自界嵴向前平行发出的大量梳状肌。固有心房向前突出的部分即为右心耳。后部腔静脉窦内壁光滑，上、下方分别有上、下腔静脉口。右心房前下方有右心房室口通右心室。右心室 (RV) 位于心脏的右前下方和中部，腔室整体呈三角锥形，底为右心房室口，尖朝左前下方。右心室以室上嵴为界，分为流入道、流出道与体部。流入道也称右心室窦部，为室上嵴下方、三尖瓣瓣膜覆盖区域部位的室腔。右心室窦部室壁上有许多肌性隆起，称为肉柱，肉柱在近心尖处交织成网，突入右心室腔。流出道也称为动脉圆锥或漏斗部，内壁光滑无肉柱，位于室上嵴上方，向左上经肺动脉口向上延续为肺动脉。体部为右心室流入道和流出道之间的右心室部分，其内肌小梁非常丰富且粗细不等、纵横交错、排列不齐，故也称为小梁部。

左心房 (LA) 较右心房略小，壁稍厚，位置较高，在 4 个心腔中最靠后，后邻食管和胸主动脉，扩大时可向后压迫食管。左心房与食管毗邻，为经食管超声心动图与心脏电生理检查提供了重要的帮助。向前突出的部位为左心耳，左心房壁光滑，仅在左心耳内有梳状肌，左心房后壁上有 4 个肺静脉入口，左心房前下部有左心房室口与左心室相通。左心室 (LV) 位于左心房的左前下方。左心室壁在心腔中最厚，是右心室壁的 3 倍。左心室腔呈圆锥形，横切面为圆形，圆锥尖即为心尖，左心室壁较薄，圆锥底为冠状沟所在平面。左心室以二尖瓣前叶为界，左心室腔分为流入道和流出道。流入道又称左心室窦部，位于二尖瓣前叶的左后方。在流出道下部即二尖瓣游离缘以下，以及室间隔下 2/3 上都有肉柱。与右心室肉柱相比，左心室肉柱相对细小。左心室流出道又称主动脉前庭或主动脉圆锥，位于室间隔上部和二尖瓣前叶之间，室间隔上部构成流出道前内侧壁，二尖瓣前叶构成后外侧壁。左心室流出道的前壁光滑无肉柱，有时也可出现附加索带或肌性条索，前者称左心室假腱索 (LVFT)，后者称异位肌束，往往从室间隔内膜面发出连于乳头肌或左心室游离壁的内膜面。

房间隔较薄，其平面与人体正中矢状切面之间形成约 45° 的夹角。心房间隔由两层心内膜和结缔组织构成，中间夹以心房肌纤维。房间隔前邻主动脉起始部的后面、下缘前端，在房室交点处，前、后缘分别附着于心表面的前、后房间沟处。从右心房面观察，房间隔中后部的卵圆形浅窝即为卵圆窝，为房间隔的最薄处，也为房间隔缺损的好发部位。室间隔大部分由心肌构成，分为膜部和肌部两部分。膜部是位于室间隔上部二尖瓣与三尖瓣附着处附近的一小卵圆形区域，非常薄，缺乏肌质，面积相当于成人的一个指甲的大小。三尖瓣隔叶附着线在其右侧面横过膜部，将其分为后上、前下两部。后上部分隔右心房与左心室，称为房室间隔膜部；前下部分隔左心室与右心室，称为室间隔膜部，是室间隔缺损的好发部位。室间隔肌部由部分心肌构成，较厚。

三尖瓣附着于右心房室口的三尖瓣环，并借腱索连于右心室壁上的乳头肌。三尖瓣分为前瓣、后瓣和隔瓣。前瓣最大，与肺动脉漏斗部相连；后瓣可被一些切迹分为数个副瓣，隔瓣较短小，附于房室孔平面下方，邻近房间隔膜部。隔瓣叶位于三尖瓣环内侧，部分基底部附着于右心室后壁，大部分通过腱索附着于室间隔的右心室面。二尖瓣附着于左心房室口的二尖瓣环上，分为前瓣和后瓣，是一对呈帆状的瓣膜，共同形成一朝向左前下方的扁漏斗形开口。二尖瓣前瓣较大，位于前内侧，附着于二尖瓣环周围的前 1/3；后瓣较小，位于后外侧，附着于二尖瓣环周围的后 2/3。肺动脉瓣由 3 个半月形的瓣组成，分别为左半月瓣、右半月瓣和前半月瓣，各个瓣膜均呈口袋状，袋口向上，每一个瓣膜游离缘的中央部均有一个增厚的小结。肺动脉瓣闭合时可以封闭肺动脉瓣口，阻止血液逆流至右心室。主动脉瓣也是 3 个半月形瓣，分别为左冠瓣、右冠瓣与无冠瓣。主动脉瓣形态结构与肺动脉瓣相似，但瓣膜更厚，强度更大。3 个半月瓣与主动脉壁之间形成 3 个主动脉窦，在左、右主动脉窦上分别有左、右冠状动脉的开口。

主动脉分为升主动脉、主动脉弓和降主动脉 3 段，升主动脉起于左心室，两者之间有主动脉瓣组织使血液只能单向流动。升主动脉于右侧第 2 胸肋关节高度移行为主动脉弓，弓部向左后移行至第 4 椎体下缘处，称为胸主动脉；后者在第 12 胸椎体高度穿过的主动脉裂孔移行为腹主动脉。肺动脉为肺循环的动脉主干，起于右心室，两者之间有肺动脉瓣组织确保血液的正常单向流动。肺动脉主干较短，在主动脉弓之前向左上后方斜行，在主动脉弓下方约第 5 胸椎水平分为左、右肺动脉。左肺动脉较短，在左主支气管前方横行到达左肺门，其后分两支进入左肺上、下叶。右肺动脉则较长，经升主动脉和上腔静脉后方向右横行至右肺门处，后分为三支进入右肺上、中、下叶。正常成人在肺动脉干分叉处稍左侧有一短的条索样纤维结缔组织，连于主动脉弓的下缘，称为动脉韧带，是胚胎时期动脉导管关闭后的残留组织，少数人出生后动脉导管未能自行闭合，呈持续开放状态，为动脉导管未闭，是常见的先天性心脏病之一。上腔静脉位于上纵隔右前部，由左、右头臂静脉在右侧第 1 胸肋结合处后方合成，下行心包于第 3 胸肋关节高度注入右心房，主要收集头颈部、上肢、胸壁及部分胸腔脏器回流的静脉血。下腔静脉是人体最粗大的静脉，在第 5 腰椎水平（少数于第 4 腰椎）由左、右髂总静脉汇合而成，收集下肢、盆腔和腹部的静脉血。下腔静脉走行于脊柱的右前方，沿腹主动脉的右侧上行，最后汇入右心房。肺静脉是回流入左心房的血管，一般情况下有 4 支，左、右各两支分别直接从左心房左、右后部汇入。

冠状动脉是心脏的营养血管，分左、右两大支。右冠状动脉起自右冠窦，在肺动脉主干与右心耳之间沿冠状沟向右下走行，在心脏右侧缘转向心脏膈面，随后沿后室间沟下行，称为后降支，通常止于后室间沟的下 2/3 处附近，沿途发出分布到右心室的右心室前支、锐缘支和右心室后支，以及分布到右心房的右心房支、左心房后部的左心房后支、左心室后部的左心室后支等。左冠状动脉起自左窦部，主干较短，一般长 5～20mm，在肺动脉主干与左心耳之间沿冠状沟向左前走行，主干分为左前降支与回旋支。左前降支在前室间沟内下行，常跨过心脏下缘在后室间沟内继续移行 1～3cm，其分支有左心室前支、右心室前支与前室间隔支等，主要供应左、右心室前壁及室间隔前上部、心尖部的血流。回旋支从左冠状动脉主干发出后，在冠状沟内向左走行，跨过心左缘至左心室膈面，主要分支有左心室前支、钝缘支及左心房支等，主要供应左心房、左心室侧壁的血流。心脏绝大部分静脉血回流到冠状窦。心大静脉是主要的冠状静脉，起于心尖部，沿前室间沟上行，随后沿左冠状沟到心脏膈面，汇集来自左心室、右心室前壁等部位的静脉血，回流入冠状窦。心中静脉与冠状动脉后降支并行，沿后室间沟上行汇入冠状窦，收纳左、右心室壁的静脉血。心小静脉在右心房室沟内与右冠状动脉伴行，然后向左注入冠状窦，收纳右心房和右心室壁的静脉血。

心包为椎体形纤维浆膜囊，包裹心脏和出入心脏的大血管根部，分为内、外两层。外层为纤维心包，厚而坚韧，包绕心脏和大血管根部；内层为浆膜心包，分为壁层和脏层，壁层与纤维层紧贴，脏层即心外膜，贴在心肌层外面。脏、壁两层在出入心的大血管根部移行，围成的腔隙称为心包腔，内含少量 (约 20mL) 起润滑作用的浆液，以减少心脏搏动时的摩擦。

心包窦是心包腔内脏、壁两层返折处的间隙，主要包括心包横窦、心包斜窦和心包前下窦。心包横窦为心包腔在主动脉、肺动脉后方与上腔静脉、左心房前壁之间的间隙。窦的前壁为主动脉、肺动脉，窦的后壁为上腔静脉及左心房，窦的上壁为右肺动脉，窦的下壁为房室间隔的凹槽。心包斜窦位于左心房后壁，左、右肺静脉，下腔静脉与心包后壁之间的心包腔。心包前下窦位于心包腔的前下部、心包前壁与膈之间的交角处，由心包前壁移行至下壁所形成。

三、心脏生理概要

(一) 心动周期

心脏的收缩、舒张活动过程，简称为心动周期。在心动周期中，血流动力学发生周期性变化，这些变化可分为以下 8 个阶段：

1. 等容收缩期 (ICT)

心房舒张后不久心室开始等长收缩，房室瓣已关闭，半月瓣尚未开放，这段时间为等容收缩期。时长 60 ~ 70ms。

2. 快速射血期 (RET)

等容收缩期间，心室内压上升超过主、肺动脉舒张压，引起半月瓣开放，心室大量血液流至主、肺动脉，此时心室容积明显减小，压力上升至最高。时长约 120ms。

3. 慢速射血期 (SET)

此期由心室内压力升高至顶点到半月瓣关闭为止。心肌收缩力逐渐减弱，射血速度减慢，心室、动脉压逐渐下降，心室容积减至最小，心房压逐渐回升。时长约 130ms。

4. 舒张前期 (PDT)

当心室肌仍在收缩，心室压下降到比动脉压更低时，心室血由于惯性作用仍流入动脉，称为舒张前期。时长约 40ms。

5. 等容舒张期 (IRT)

是指心室肌开始等长舒张，半月瓣关闭，房室瓣尚未开放的时期。此期心室内压力急剧下降，而容积不变。时长 80 ～ 90ms。

6. 快速充盈期 (RFT)

心室内压力下降到低于心房压，半月瓣关闭，房室瓣开放，心房内血液快速进入心室，心室充盈量达 60%～ 80%，称为快速充盈期。时长 80 ～ 100ms。

7. 缓慢充盈期 (SFT)

快速充盈期过后，因房室压差的反作用及左心室血旋流作用，使房室瓣呈半关闭状态，血液以较慢速度继续流入心室，心室容积进一步增大，压力缓慢上升，称为缓慢充盈期。时长约 160ms。

8. 心房收缩期 (AST)

心房收缩时，心室仍处于舒张状态，心房压力增高至顶峰，心房内血液被挤入左心室，有 15%～ 20% 的左心室充盈在此期完成。时长约 100ms。

（二）正常心脏血流动力学变化

心脏和血管组成人体的循环系统，心脏如一血泵，有节律地、协调地、周而复始地收缩和舒张交替活动，维持着体循环和肺循环的血液供应。

体循环过程：左心房（动脉血）— 左心室 — 主动脉 — 全身各器官内毛细血管网（参与物质代谢交换）— 毛细静脉（静脉血）— 静脉回流入下腔静脉 — 右心房 — 右心室。

肺循环过程：从体循环返回心脏的静脉血 — 右心房 — 右心室 — 肺动脉 — 肺毛细血管 — 肺组织血氧气体交换 — 肺毛细静脉（动脉血）— 肺静脉 — 左心房。

就功能而言，左心排血量与右心排血量基本相等，但正常体循环血管阻力约为肺血管阻力的 6 倍，主动脉平均压约为肺动脉平均压的 6 倍。左心室收缩压与后负荷高于右心室，故左心室心肌较右心室厚，左心室的压力变化幅度大于右心室。

第二节 正常超声心动图

一、M 型超声心动图

M 型超声心动图是 B 型超声波的一种特殊形式，是将代表心脏各界面回声的前后跳动的光点，通过慢扫描系统将其活动轨迹按时间展开的一组曲线图。该曲线图能显示心脏各界面活动规律、距离、活动方向与速度及和心动周期的关系。曲线的垂直方向代表距离，水平方向代表时间。

受检者一般取平卧位或左侧卧位，探头位于胸骨左缘第 2 ～ 4 肋。尽可能使超声束与所探测的组织面相互垂直。通常先采用二维超声心动图扫查，以了解心脏和大血管的空间位置关系及其形态、结构，再根据需要选择的区域进行 M 型取样，观察、记录和分析 M 型曲线，从而获取该部位更加详细、精确的信息。

探测区域划分如下：

(1) 心前探测区：为常规探测区，包括心底波群、二尖瓣波群、心室波群（二尖瓣水平、腱索水平、乳头肌水平）、三尖瓣波群和肺动脉瓣波群。

(2) 其他探测区：除上述探测区外，尚可从心尖部、胸骨上窝、胸骨右缘和剑突下区进行探测，但在临床上应用较少。

（一）心底波群（4 区）

检查部位为胸骨左缘第 2 ~ 3 肋间。探查时可见其解剖结构由前向后依次为胸壁、右心室流出道、主动脉根部和左心房。由于这些结构均在心底部，故称为心底波群。解剖结构：由前向后依次为右心室流出道前壁、右心室流出道、主动脉根部、左心房。主要观察内容：

(1) 主动脉根部曲线是指心底波群中两条明亮、呈前后同步活动的曲线。一般正常情况下，舒张中晚期主动脉壁又有一次低幅度的向前运动，称为重搏波。主动脉硬化时重搏波往往消失。

(2) 主动脉瓣曲线位于主动脉根部前后壁的运动曲线之间，有时可见六边形盒状结构的主动脉瓣活动曲线，收缩期两线分离，分别靠近主动脉前、后壁，舒张期则迅速变成一条直线，与主动脉壁同步运动。前方曲线来自右冠瓣，后方曲线来自无冠瓣。曲线分开处称为 K 点，位于心电图 R 波及第一心音之后，相当于等容收缩期末，主动脉瓣开放；曲线闭合称为 G 点，在 T 波之后，恰为第二心音处，相当于主动脉瓣关闭。

（二）二尖瓣前叶波群（3 区）

探查部位在胸骨左缘第 3 ~ 4 肋间，所见解剖结构由前向后分别为胸壁、右心室、室间隔、左心室流出道、二尖瓣前叶及左心房后壁。

主要观察内容：

二尖瓣波群：二尖瓣波群往往作为 M 型检查最重要的基本波群，是探查其他部位波群的标志之一。显示的图像一般比较特殊，二尖瓣前叶舒张期活动形成双峰型，形似字母 "M"，后叶舒张期形似 "W"，两者互成镜像，正常二尖瓣组织菲薄，故曲线纤细。其形态变化与二尖瓣结构、左侧心腔内血流动力学等密切相关。

曲线各部分分别称为 A、B、C、D、E、F 等点或峰。其中 E 峰和 A 峰为二尖瓣舒张期运动形成的峰，C 点和 D 点之间称 CD 段，为二尖瓣关闭所致。

E 峰：是二尖瓣前叶曲线的最高点，为舒张早期心室快速充盈，二尖瓣前叶开放达最大限度所形成。一般尖锐，它与室间隔左心室面有一段距离（EPSS），正常为 5 ~ 10mm。

EF 段：快速充盈期瓣口开放之后，左心房血液迅速排空，压力下降，心室快速充盈，压力上升；房室间压差迅速减小，加之血液流入左心室后有反冲作用，使二尖瓣前叶处于半关闭状态。

EF 斜率：代表二尖瓣舒张期后移速度，反映左心室快速充盈期间经过二尖瓣口的血液速度和血流量，间接反映瓣口的大小与瓣膜的柔韧度等指标，此外还受左心室顺应性、心排血量的影响，正常值为 70～160mm/s。

A 峰：左心室舒张末期左心房收缩，左心房压＞左心室压，血液流入左心室使半关闭状态的瓣膜重新开放而形成。心房颤动时，A 峰消失。

C 点：是二尖瓣前叶曲线的最低点，在心电图 R 波后与第一心音同时出现，为左心室收缩，左心室压力迅速超过左心房，而使二尖瓣完全关闭时的前后叶合拢。

CD 段：收缩期平直、徐缓向前的一条回波线，是左心室射血、短轴缩小、二尖瓣关闭随瓣环缓慢前移所致。当心功能差、CD 平直、二尖瓣关闭不全时，CD 段呈双条回声。CD 段反映二尖瓣前后叶处于关闭时的状态。

DE 段：为一快速上升支，最高点为 E 峰。为心室快速充盈早期，此时左心室压低于左心房压，左心房内血液冲开二尖瓣向左心室灌注，使二尖瓣前叶迅速前移所致。

DE 段＋E 点＋EF 段为左心室快速充盈期，FG 段为缓慢充盈期。

（三）二尖瓣前后叶波群 (2b 区)

探查部位在胸骨左缘第 3～4 肋间。取样线经过二尖瓣前后叶的瓣尖水平，所见解剖结构由前向后分别为右心室前壁、右心室、室间隔、左心室腔、二尖瓣前后叶、左心室后壁。

主要观察内容：

二尖瓣前后叶波群：收缩期二尖瓣后叶与前叶合拢，在曲线上形成共同的 CD 段；舒张期瓣口开放，后叶与前叶分离，形成单独活动的二尖瓣后叶曲线。正常人舒张期二尖瓣后叶与前叶的活动方向相反，形成倒影样曲线，舒张期形成向下的两峰，分别为 E′峰、A′峰。由于二尖瓣后叶较短，运动幅度较前叶为低。

（四）心室波群 (2a 区到 1 区)

一般在胸骨左缘第 3～4 肋间探及。所代表的结构由前向后依次为胸壁、右心室前壁、右心室腔、室间隔、左心室（及其内的腱索）和左心室后壁。

由于心室腔的大小、心室壁的厚度均在此测量，故命名为心室波群。

主要观察内容：

(1) 室间隔曲线：正常情况下，室间隔于收缩期向后运动、舒张期向前运动，即室间隔与左心室后壁呈逆向运动。左心室容量负荷增加时，室间隔于收缩期向前运动、舒张期向后运动，即室间隔与左心室波群心室后壁呈同向运动。

(2) 正常左心室后壁于收缩期向前运动，其幅度大于室间隔的运动幅度。

（五）三尖辩波群

在胸骨左缘第 3 ～ 4 肋间探查时，将探头内斜，可见一条活动幅度较大的双峰曲线，距体表较近，为三尖瓣前叶的反射。一般在探查正常人时难以获得连续完整的曲线，而在探查右心室扩大、有顺时针向转位的患者时易于观察。

三尖瓣前叶的曲线的形态及产生机制与二尖瓣相似，故曲线上各点也以相同的方式命名。

（六）肺动脉辩波群

可于胸骨左缘第 2 ～ 3 肋间探及。一般只能显示肺动脉瓣后叶的活动曲线。收缩期瓣叶开放，曲线向后；舒张期瓣叶关闭，曲线向前。

主要观察内容：

肺动脉瓣曲线：通常仅能探及后叶。

a 凹：右心房收缩后右心室舒张压稍高于肺动脉压，使瓣叶向后移动，形成 a 凹，或称 a 波，其深度取决于舒张末期肺动脉瓣上、下压差，正常值为 2 ～ 5mm。

当肺动脉高压时，a 波变平；肺动脉瓣狭窄时，a 波加深；房颤时，a 波消失。

二、二维超声心动图

二维超声心动图的原理是利用超声波从不同的角度进行"切割"，使声束穿过心脏不同的层次结构，从而实时、直观、动态地显示所扫描平面上的心脏和大血管切面的解剖轮廓、结构形态、空间方位、房室大小及各种解剖结构之间的连续关系，同时可显示其活动规律和功能形态。

二维超声心动图常用探查部位与切面如下：胸骨旁区域探头置于胸骨左缘第 3 ～ 5 肋间；心尖区域探头置于心尖冲动最强处；剑突下区域探头置于剑突下正中线；胸骨上窝区域探头置于胸骨上窝切迹处。

切面图用长轴切面、短轴切面与四腔心切面命名。长轴切面指二维超声平面与心脏长轴平行；短轴切面指超声平面与心脏长轴垂直；四腔心切面指超声平面与心脏长轴和短轴基本上垂直的水平长轴切面，接近人体的冠状切面，超声图像的尖端为心尖，远侧为心底。

（一）胸骨左缘左心室长轴切面

探头置于胸骨左缘第 3 ～ 4 肋间，探查平面大致平行于右胸骨关节与左乳头的连线，与左心室长轴平行。可显示右心室前壁、右心室腔、室间隔、左心室腔、主动脉根部及主动脉瓣、左心房、二尖瓣、左心室后壁、冠状静脉窦和心包膜等结构，是显示以上各解剖结构最常用、最重要的标准切面之一。

（二）胸骨左缘大动脉短轴切面

探头置于胸骨左缘第 2 ～ 3 肋间，通常在上述左心长轴切面的基础上顺时针旋转

90°，超声扫查平面穿过主动脉瓣，与左心长轴垂直。图像中央为主动脉根部的横切面。可显示右心室前壁、右心室流出道、主肺动脉、主动脉根部及主动脉瓣、左心房、房间隔、右心房、三尖瓣、左冠状动脉主干和心包膜等心血管结构。本切面最适合于观察主动脉根部的位置、形态、前后径和腔内结构，以及主动脉瓣的数量、位置、结构、活动状况和瓣口大小等，是分析主动脉根部的最佳切面之一。

（三）胸骨左缘二尖瓣水平左心室短轴切面

探头置于胸骨左缘第3～4肋间，探查方向与上述相似，在显示大动脉短轴切面后将超声探头向左下倾斜即可。超声扫查平面向心尖方向稍偏斜，横切二尖瓣口，主要显示左心室壁和室间隔构成的圆形声环，中央有随心动周期活动的鱼口状二尖瓣口。可显示右心室前壁、右心室腔、室间隔、左心室腔、二尖瓣、左心室前侧壁和后壁、心包膜等心血管结构。该切面是显示以上各解剖结构最常用的标准切面。

（四）胸骨左缘乳头肌水平左心室短轴切面

探头置于胸骨左缘第3～4肋间，探查平面也与上述切面相似，但探测平面更向心尖偏斜，达乳头肌水平，与左心室长轴垂直。可显示右心室前壁、右心室腔、室间隔、左心室腔、乳头肌、左心室前壁、侧壁和后壁及心包膜等心血管结构。

（五）胸骨左缘心尖水平左心室短轴切面

探头置于胸骨左缘第5肋间，靠近心尖部，超声扫查平面更向心尖偏斜穿过乳头肌以下的心尖部。一般已经观察不到右心室，显示的唯一结构通常是左心室心尖部，呈环形图像，左心室腔也很小，可观察心尖部左心室壁的结构和功能。

（六）心尖部四腔心切面

探头置于心尖冲动处，由心尖部指向心底部，沿心脏长轴且与左心室长轴切面基本垂直，使图像的扇形尖端位于心尖部，扇面指向心底部，心脏十字交叉一般位于图像中央，同时显示4个心腔，二尖瓣和三尖瓣处于左右排列方向。该切面是显示心脏主要解剖结构最重要的标准切面之一。

该切面可显示心脏的四个心腔及其心壁、乳头肌，左、右心房室瓣，房、室间隔，肺静脉，冠状静脉窦和心包膜等心血管结构。一般可显示心室全貌，是显示左心室最长径的最好切面之一。

（七）心尖部五腔心切面

探头放置部位及其指向基本与心尖四腔心切面相似，但稍将探头向上偏斜，在四腔心切面的图像中央十字交叉处出现左心室流出道和近端主动脉根部图像，即出现第5个心血管腔。

该切面显示的主要结构基本上与心尖四腔心切面相似，但可以观察左心室流出道、主动脉根部及其主动脉瓣，左心室流出道一般比较清晰，这有利于观察左心室流出道近端的结构。

（八）胸骨左缘右心室流出道长轴切面

在胸骨旁左心长轴切面的基础上，将探头向上倾斜，指向受检者左肩方向，即可出现此图像。该切面可观察右心室流出道、肺动脉瓣、主肺动脉及其分支（左、右肺动脉）起始部。

胸壁之后为右心室流出道前壁，随后的无回声为右心室流出道腔。本切面对观察右心室流出道和肺动脉瓣有重要作用，可测量右心室流出道、主肺动脉内径和肺动脉瓣开放幅度等。

（九）胸骨左缘肺动脉长轴切面

在检查右心室流出道长轴切面的基础上，进一步将超声扫查平面轻度偏斜。类似于右心室流出道切面，但主要显示右心室流出道、肺动脉及分支、主动脉，而不显示右心室和左、右心房。

本切面能清晰显示右心室流出道远端，肺动脉瓣，整个主肺动脉、肺动脉分叉处和左右肺动脉的长轴切面图像，对观察肺动脉瓣和整个肺动脉系统具有重要的作用，是显示肺动脉系统的最佳切面之一。另外，可分别测量肺动脉分叉处、左右肺动脉内径。

（十）心尖两腔心切面

探头置于心尖冲动处，指向右侧胸锁关节，并将探头逆时针旋转60°左右，使其与室间隔平行，心尖部仍在扇尖，心底部在扇面，可显示左心房、左心室和二尖瓣等结构。

（十一）剑突下四腔心切面

探头放置于剑突下，指向心底部，与胸骨左心室长轴切面基本垂直，扇形图像尖端和右侧出现肝脏，随后为近心尖部右心室。本切面显示的是心脏长轴结构，因此有人称之为剑突下心脏长轴切面。

心脏的十字交叉一般位于图像中央，但呈"X"形，与胸骨左缘四腔心切面和心尖部四腔心切面均有差异。由于探测部位不同，因而有助于全面检查四个心腔各部位的结构、空间位置关系和功能。

与其他四腔心切面相似，本切面可显示心脏的四个腔及其心壁、乳头肌、左右心房室瓣、房间隔、室间隔、肺静脉和心包膜等心血管结构。其特别之处是由于超声束与房、室间隔基本垂直，最适合于观察分析室间隔、房间隔的位置、厚度和连续性，心脏间隔与房室瓣之间的相互连接和位置关系等。

（十二）胸骨上窝主动脉弓长轴切面

探头放置于胸骨上窝，指向后下方心脏方向，探测平面基本与主动脉弓长轴平行，该切面介于人体矢状切面与冠状切面之间一定的角度，以清晰显示主动脉弓及其主要分支为标准。该切面可显示升主动脉、主动脉弓及其主要分支、降主动脉起始部、右肺动脉和上腔静脉等心血管结构,是显示主动脉弓常用的标准切面。

三、多普勒超声心动图

多普勒超声心动图是目前最主要的超声检查之一,是利用多普勒效应原理,主要通过多普勒超声仪器探测心血管系统内血流的方向、速度、性质、时相、途径等,为临床诊断和血流动力学研究提供极有价值的资料。此外,随着新技术的发展,多普勒也能对心肌等组织结构的运动状况进行探测分析,在心肌组织成像等方面发挥作用。

常规多普勒检查主要分为彩色多普勒血流成像和频谱多普勒技术两大类,频谱多普勒又包括脉冲多普勒和连续多普勒两种。频谱多普勒仪器对所接收的多普勒频移信号一般通过快速傅里叶(Fourier)转换等频谱分析处理,以音频和频谱两种方式显示结果。

(1)音频:显示人耳可听范围的声音,通过音频信号的变化反映血流的流速、性质等。通常音调高低反映音频信号的频率,声音的响度反映频移振幅的大小。高速血流产生高调尖锐的声音,低速血流产生低调沉闷的声音。

(2)频谱:是主要的显示方式,其中脉冲多普勒以中空频带频谱图像显示血流信息,连续多普勒则以充填型频谱图像显示血流信息。

彩色多普勒血流显像将声波频移的大小和方向用彩色编码显示为色彩不同、明暗差异的图像。采用高速相控阵扫描探头,其平面扫查、发射过程与普通超声类似,但接收信号分为两路:一路经放大处理后按回声强弱形成二维灰阶图像;另一路对扫描线全程多点采样,进行多普勒检测,其信号经过复杂的自相关技术处理后,用红、绿、蓝三原色进行编码,显示二维超声切面内全部血流信号。一般规定朝向探头运动的血流为红色,背离探头运动的血流为蓝色,而湍流为绿色,且速度越高,色彩越亮。彩色多普勒能直观地显示心内血流的方向、速度、范围、有无血流紊乱及异常通路等,但它也受尼奎斯特频率限制,超出此值即出现色彩倒错,而且无法进行定量测量。

心脏内循环血流的状态也比较复杂,为了更好地了解心血管的超声多普勒频谱或血流图像,依据多普勒原理及血流动力学特点,可将各种血流状态分为层流和湍流两类。

(1)层流:具有黏滞性的血液在管道中出现分层流动,各层之间只是相对滑动,互不混合,若以流线代表管腔内各处某一瞬间的血流速度,可见横截面上相邻流线互相平行,各行其道,无干扰回旋现象,在速度分布剖面图上显示为中心靠前、两侧在后的抛物线状,此即层流。在多普勒频谱图上,由于取样容积内红细胞运动速度较一致,离散度较小,故形成较窄细且与基线间有一空窗的频谱。彩色多普勒血流图上呈现颜色单纯、中心鲜亮、旁侧依次变暗的清晰图像。层流主要见于管径一致的血管(如主动脉、腔静脉等)及心腔内正常的瓣膜口。

(2)湍流:当血流通道有严重狭窄或阻塞时,其内血流流线将发生改变,狭窄处流速集中,当进入宽大的管腔时流线将会扩散:一些流线继续向前,速度较快;一些流线偏向旁侧,流速减慢;在边角处,部分流线出现回旋现象。这种紊乱血流由于取样容积内各点的血流速度相差悬殊，因而频谱多普勒显示频谱明显增宽，与基线之间的空窗消失。彩色多普勒血流图上该区色彩明亮，正向血流呈现红中带黄、负向血流呈现蓝中带青，由于方向基本相同，因而呈现五彩镶嵌现象。如各个瓣口狭窄、关闭不全时，常出现这种血流改变。

（一）正常血流多普勒图像

1. 二尖瓣血流

(1) 主要切面：心尖四腔心、二腔心切面。

(2) 脉冲多普勒：取样二尖瓣下，显示窄带双峰正向频谱出现于心室舒张期。成人最大流速 0.6 ～ 1.3m/s。

E 波：左心室快速充盈波，上升支频谱较窄，下降支频谱较宽。

A 波：波幅较低，与左心房收缩加速血流有关，同样上升支频谱较窄，下降支频谱较宽。

(3) 连续多普勒：显示为心室舒张期充填型正向双峰频谱，分别称为 E 波和 A 波，同脉冲多普勒。

(4) 彩色多普勒：主要显示为心室舒张期红色血流。

2. 三尖瓣血流

(1) 主要切面：心尖四腔心切面。

(2) 脉冲多普勒：取样三尖瓣右心室侧，其形态类似于二尖瓣频谱，但速度较低。

(3) 彩色多普勒：主要显示为右心室舒张期红色血流，因三尖瓣血流速度受呼吸影响较大，吸气时流速增高，呼气时流速减低，三尖瓣血流频谱也随呼吸出现相应变化。

3. 主动脉血流

(1) 主要切面：心尖五腔心、心尖部长轴切面。

(2) 脉冲多普勒：取样于主动脉瓣上，显示频谱为基线下方的单峰波型，上升支频谱较窄，到达顶峰及其下降支，频谱增宽。成人最大流速 1.0 ～ 1.7m/s(平均流速 1.3m/s)。

(3) 连续多普勒：显示与脉冲多普勒相似的填充图。

(4) 彩色多普勒：收缩期起源于左心室的宽带明亮的蓝色血流束经左心室流出道、主动脉瓣口流入主动脉。

4. 主肺动脉血流

(1) 主要切面：胸骨旁大动脉短轴、胸骨旁或剑突下右心室流出道长轴切面。

(2) 脉冲多普勒：取样于肺动脉瓣上，探测最大流速。显示心室收缩期窄带负向单峰、基本对称的圆钝频谱曲线，上升支频谱较窄，到达顶峰时及下降支频谱增宽。成人最大流速 0.7 ～ 0.9m/s(平均流速 0.75m/s)。

(3) 连续多普勒：与脉冲图像相似且呈填充图。

(4) 彩色多普勒：为心室收缩期蓝色血流图像，从右心室流出道经肺动脉瓣口到主肺动脉内，直至左、右肺动脉。以肺动脉瓣口处最亮。

5. 肺静脉血流

(1) 主要切面：心尖四腔心切面。

(2) 脉冲多普勒：取样于靠近左心房入口处的肺静脉管腔中央，可获得肺静脉血流频谱，其特征为三相波，第一峰为收缩期 S 波，第二峰为舒张期 D 波，两者均为正向波，基部较宽。心电图 P 波后有一负向波称 A 波，是左心房收缩时其内血液少量反流入肺静脉所致。正常是 S 波稍大于 D 波，A 波速度较低，当左心室舒张功能减低时，其频谱可出现异常。

(3) 彩色多普勒：在心尖四腔心切面，可显示左心房后面三支肺静脉汇入左心房的红色血流信号，其中右上肺静脉色彩最为明亮。肺静脉回流在整个心动周期中均存在，收缩期二尖瓣关闭，左心房腔内仅见肺静脉入口处有少许暗淡血流信号显示，舒张期二尖瓣开放，可探及一束红色血流信号明显从右上肺静脉进入左心房。

6. 下腔静脉血流

(1) 主要切面：观察下腔静脉血流时，可采用剑突下下腔静脉长轴切面。

(2) 脉冲多普勒：取样于下腔静脉开口在右心房处，可获得下腔静脉血流频谱，其特征是呈连续的起伏波形，心室收缩时产生第一个脉冲波 (S 波)，舒张期产生同向脉冲波 (D 波)，右心房收缩时产生反向脉冲波 (称 A 波)，以上各波受呼吸的影响较大，表现为深吸气时血流速度增高，深呼气时血流速度降低。

(3) 彩色多普勒：显示为暗蓝色的血流自下腔静脉进入右心房。

(二) 异常血流多普勒观察内容

在多普勒超声检查中，血流异常主要表现在以下几个方面：

1. 血流速度异常

是指血流速度高于或低于正常范围。大多数心脏疾患可导致心腔或大血管内血流速度异常。例如，二尖瓣狭窄时舒张期二尖瓣口血流速度明显升高。在频谱多普勒中，通过测量流速的大小可识别流速的高低。在彩色多普勒血流显像中，通过观察色彩明亮的变化也可检出流速的异常。

2. 血流时相异常

是指血流持续时间长于或短于正常或者出现不该出现的时相。例如，主动脉瓣狭窄使主动脉血流时间延长；充血性心力衰竭使主动脉血流时间缩短。通过观察血流频谱与心动周期之间的关系，即可明确有无血流时相异常。

3. 血流性质异常

是指血流失去层流状态而变为湍流等异常状态。脉冲多普勒检查时，湍流表现为双向充填频谱；彩色多普勒血流显像时，湍流表现为绿色斑点或多色镶嵌的图形。

4. 血流途径异常

是指血液流经正常心脏结构中不存在的血流通道。例如，左心房血液经过房间隔缺损流入右心房，左心室血液经过室间隔缺损流入右心室。在脉冲和连续多普勒超声技术中，血流途径异常表现为正常情况下无血流信号的部位探测到明显的湍流或射流信号。在彩色多普勒血流显像中，血流途径异常表现为穿过心腔或管腔见异常通道的彩色血流束。

四、超声心动图新技术

（一）经食管超声心动图

超声心动图能够动态观察心脏及其大血管的形态结构，并且直观地显示其内血流动力学变化，在心血管疾病的诊断和治疗中发挥着极其重要的作用。但是，部分患者因肥胖、肺气肿和胸部畸形等原因在经胸超声检查时难以获得满意的图像，因而经食管超声心动图(TEE)的问世为心血管超声检查开辟了一条新的途径。由于超声探头置于食管内，可以从心脏的后方向前近距离探查心脏结构，避免了胸壁、肺气等因素的干扰，故可显示出清晰的图像，提高对心血管疾病诊断的敏感性和可靠性，也便于进行心脏手术中的超声检测与评估。

1.经食管超声心动图的优势

(1) 由于探头位于食管内，超声束不受胸骨、肋骨和肺组织等的遮挡，因而肺气肿、肥胖、胸廓畸形和肋间隙狭窄等患者可获得经胸探查难以比拟的清晰图像。

(2) 经胸探查时，心脏深部结构处于声束的远场，图像显示不清。经食管检查时，此类结构位于声束的近场，分辨力高。

(3) 经胸探查时，由于肺的气体遮挡，部分心内结构难以显示。经食管检查时，肺组织处于远场，上腔静脉和左心耳不受干扰，显示较为清晰。

(4) 经食管探查时，房间隔位于近场并且与声束垂直，不产生假性回声失落现象，心房水平有无分流信号一目了然，故可以准确判断有无房间隔异常。

(5) 经胸多普勒超声检查时，心脏深部结构的血流信号不易显示。经食管探查时，由于距离短、声能增强，使彩色多普勒和频谱多普勒信号增强，便于判断。

2.经食管超声心动图的局限性

(1) 食管上段与心脏之间夹有气管，TEE检查时，由于气管的遮挡，其前侧的心底结构(如升主动脉等)不能显示。

(2) 食管超声探头频率高而超声换能器面积较小，检查时中远场声能衰减、声束扩散，分辨力降低，故TEE检查时右心室流出道和肺动脉瓣等结构显示欠佳。

(3) TEE检查有一定的创伤性。目前使用的食管探头直径较粗，给受检者带来不适、痛苦甚至潜在的危险，使临床应用受到一定的限制。

（二）对比超声心动图

是指向血管中注射某种可使血流或心肌增加回声特性的造影剂，使心脏腔室显影或者增加心肌的回声密度的技术。超声场内微泡的存在产生了超声"对比"，在低的超声能量输出下，探头可以接收微泡的超声散射产生的强信号。

探头发射的声波通过心脏时，组织对其回波与探头发射频率相同，而通过含有微泡的血液后的回波含有与探头发射频率相同的回波及发射频率增加 2 倍的回波——二次谐波。利用微泡的这种二次谐波的特性，在接收回波时有意抑制基波，重点显示 2 倍于发射频率的二次谐波后散射信号，故微泡造影剂的回波明显增强，而周围组织的回波甚弱，使微泡灌注正常区成像清晰而缺血区成像不甚明显，这种利用灰阶图像显示心肌灌注状况的方法称为二次谐波成像。

如果微泡的直径大于肺毛细血管直径，则微泡被截留在肺循环不能进入左心系统。右心造影可以检测右向左的分流，其特征是右心出现造影剂 1～2 个心动周期之后左心出现造影剂。卵圆孔未闭时，右向左分流可能仅在 Valsalva 动作之后才会出现。

市场上销售的左心声学造影剂的主要成分是空气或者低溶解度的氟碳气体，它们被包裹在变性白蛋白、单糖或者其他制剂成分的壳内，形成稳定的微泡。对于图像质量差的患者，不管是静息状态下的检查还是在负荷超声心动图检查中，左心室造影均能提高节段性室壁运动异常和左心室整体收缩功能的识别能力。

（三）多普勒组织成像 (DTI)

多普勒组织成像 (DTI) 又称组织多普勒超声心动图，是一种新近开发的无创性室壁运动检测技术。它在传统的探查心腔内血流基础上，通过改变多普勒滤波系统，除去心腔内血流产生的高速、低振幅的频移信号，保留心肌运动产生的低速、高振幅的频移信号，并经相关系统处理，以彩色编码显示出来，能定量测量室壁运动速度。

它具有以下特点：

(1) 可以直接从心肌组织提取信号。

(2) 不受组织反射回来的信号幅度的影响。

(3) 不受前方组织对超声吸收衰减的影响。

因其对心功能的评估不依赖对心内膜的勾画，可以直接从心肌组织中提取频移信号，定量测量室壁运动速度，因而可以更精准、直观地分析室壁运动。

自其问世以来，人们就不断利用该技术来评估心功能，并取得了初步的成效。近几年来的研究发现，多普勒组织成像技术不仅能定量评估冠心病节段性室壁运动的异常，在左、右心室收缩与舒张功能的评估上也具有很大的优势。目前，在 DTI 技术基础上开发了一些新的技术，如定量组织速度成像 (TVI)、心肌超声组织定征 (MUTC)、组织追踪技术、应变显像、曲线解剖 M 型等，进一步拓宽了 DTI 技术的应用领域。

（四）实时三维超声心动图

三维超声技术经历了较为成熟的静态和动态三维重建阶段，现已走向实时三维的发展时期。三维重建阶段即在二维图像的基础上，对图像进行数字化处理，最后计算机将各层结构自动叠加，显示其三维形态。重组的三维图像按不同时相建立动态三维图像。观察者通过控制切面的位置，从三维数据库内调集数据，以同一时相的 4 个不同的剖面图像同时显示。三维超声心动图能够从不同的方位显示心血管各种剖面的立体结构及其活动状态，以及内部血流的分布和流向。实时三维超声用三维矩阵容积探头，单一发射可有多条接收线，这样在平行的连续发射和连续接收中得到与发射方向垂直的平面，连续平面被叠加后就形成金字塔样的容积结构。因此，实时三维超声能够实时采集图像、同步显示，较重建三维超声节约了大量的时间，并且操作方便，可以任意选定及移动检查位置，而不受空间和时间的限制。

具体临床应用如下：

(1) 左心室容积评估：扩张型心肌病、缺血性心肌病和心肌炎等患者，由于心室腔明显扩大、变形，常规的二维超声检查无法正确地评估其容积，应用实时三维超声检查，并与磁共振结果做比较，结果发现，实时三维超声检查结果较二维超声与磁共振有很好的一致性。

(2) 右心室功能评估：由于右心室的结构复杂，常规的二维超声心动图很难正确地评估右心室功能，而三维超声心动图不受心腔结构的限制。

(3) 瓣环运动的分析：二尖瓣、三尖瓣的瓣环运动是随心动周期进行三维方向的运动。应用实时三维超声心动图对其运动做分析，发现瓣环沿长轴方向运动的距离与心室收缩功能相关。运动距离越大，心室收缩功能越好。

(4) 室壁瘤：由于室壁瘤的存在，左心室重构，常规的二维超声检查对瘤体形态、结构及左心室功能很难做全面评估；而三维超声则能对室壁瘤做更全面的测定，评估左心室功能。

(5) 心导管及起搏器电极位置的判断：是临床常见的问题之一。常规的二维超声心动图很难准确地判断其位置，而实时三维超声心动图则可方便、快捷地做出判断。

(6) 肥厚性梗阻型心肌病：实时三维超声可直观地观察左心室流出道在不同心动周期的动态改变，因而可实时、动态地观察到梗阻部位及其程度，为临床诊断、治疗提供第一手资料。

(7) 先天性心脏病的诊断：实时三维超声能更准确、直接地观测心脏发育异常的部位或缺损、房室连接及心腔的关系，给外科医师一个逼真的心脏模型。

（五）彩色室壁运动显像 (CK)

是一种利用自动边缘检测技术的原理，在超声背向散射基础上建立的声学定量技术。该法可由计算机自动分析对比所分析区域内各像素的散射回声来自组织还是血液，在整个心动周期内追踪组织和血液的分界面，将这些追踪所得的像素按照时间的顺序进行彩色编码。

该方法具有很多优点：

(1) 它不仅反映室壁运动的空间幅度，而且反映其时相变化，能从空间和时间两个方面定量分析室壁运动的能力。这一优点克服了室壁运动判断过程中由于操作者之间的经验和熟练程度等主观因素的差异所造成的误差，为冠心病的诊断、负荷超声心动图的评估，以及冠状动脉介入治疗前后心肌存活节段的评估提供了客观的依据。

(2) CK 图像所显示的多层色带中，每一时相的位移均以一种鲜明的色带表示，各层次之间的边界清晰，易于分辨识别。

(3) 由于它能使一个心动周期中室壁运动的变化在同一幅图像中显示出来，因而不仅使室壁运动的半定量分析变得更直观，还使联机的室壁运动定量测量变得容易。

就目前研究而言，CK 在心肌缺血的诊断方面具有很大的潜能。它不仅可以评估心室的收缩与舒张功能，还可以节段性分析室壁运动的幅度和时间，从而提高负荷超声的敏感性，是评估心肌存活的定量方法。

（六）应变率显像

应变率显像 (SRI) 是一种新的超声成像技术，用于评估心动周期中心肌长度随时间的变化情况，即它是对局部心肌组织受力后形变能力的反映。

"应变"是一物理名词，指在外力作用下物体的相对形变。心肌在一个心动周期内收缩和舒张变形的性质与应变的概念相符合，因此可用应变来研究局部心肌功能。心肌局部组织受力后产生形变，与作用力及心肌本身的组织特性有关。应变率 (SR) 是指物体形变发生的速度，是单位时间内的应变，相当于单位纤维长度的缩短速度，即速度梯度，因此可以通过组织速度梯度来计算。

在心动周期中，心肌发生形变，其形变率就等同于速度梯度，可以通过组织多普勒技术来评估，这种方法就称为应变率显像 (SRI)。SRI 技术主要分析纵向心肌运动，相对不受心脏摆动和牵拉的影响。SRI 有彩色二维显像及彩色 M 型显像两种显像方式。前者应变率的显示可用彩色图表示，即对心肌形变的大小和方向进行编码。蓝绿 - 蓝色编码表示正向应变率 (伸展模式)，黄 - 红色编码表示负向应变率 (压缩模式)，低应变率或无应变率用绿色编码。颜色的深浅与应变力的大小一致，即颜色越深，应变能力越大。SRI 也可用 M 型超声模式来显示，其可显示心肌空间与时间分布的关系，同时得到心肌不同阶段的应变率，按照 M 型的应变率进行彩色编码。在收缩期，形变指向心尖为负值，以黄到红表示；在舒张期，形变背向心尖为正值，用蓝色表示。

SRI 技术可以从时间和空间两个方面反映心肌本身的组织特性，可用心肌速度的空间梯度来评估，其测量结果不受心脏整体运动、心脏旋转及相邻心肌节段运动或限制效应的影响。通过 SRI 的应用，可以准确反映心肌纤维应变的程度，科学地定量评估室壁运动和心肌供血。

（七）速度向量成像技术

速度向量成像 (VVI) 技术基于二维灰阶成像原理，应用超声像素的空间相干成像和斑点追踪、边界追踪等技术，采集超声回波信号中原始二维像素的振幅和相位信息，自动追踪二维图像中每帧图像上像素点的运动轨迹，并以矢量方式叠加在二维图像上，获得带有心肌运动方向和速度大小的动态向量图。通过对向量大小及方向进行分析，可得到大量详尽地反映心肌生物学特性的数据，包括速度、位移、应变、应变率及其时间参数等。

VVI 有别于一般的斑点追踪显像，它以斑点追踪为核心，利用相干成像、最佳模式匹配技术、特殊参照点设置，以及专门的运算软件追踪二维灰阶动态图像中回声斑点从前一帧到下一帧的位移，并以动态向量显示，使其对心内膜及心肌组织的追踪更为精确，图像更为直观，且操作分析更为简便。

VVI 技术在心脏研究方面的应用如下：

(1) 可以提供心脏室壁运动的方向及大小，追踪室壁运动的箭头表示运动向量的方向，箭头的长短表示室壁运动速度的大小。当心肌局部缺血，导致局部运动速度降低甚至消失时，可以确定室壁运动减弱或消失的区域，达到迅速定位的目的。

(2) 可以依靠速度向量的箭头及曲线，直观地展示心室间及心室内的不同步，这是在结构力学上显示的不同步。

(3) 可以显示跨室壁中各层运动的速度方向。心肌由不同层次的肌纤维所组成，每一个心动周期中，均会发生朝各自方向的运动。VVI 可以显示出这种运动的方向、大小，对心肌病、非透壁心肌梗死的研究有很大的价值。

(4) 除了可以研究左、右心室结构力学之外，还可以评估心房的结构力学改变。这是一个新的领域，也会从结构力学的水平对心脏的舒张功能进行研究。

(5) 可以显示心肌的扭转 / 旋转，包括扭转 / 旋转的速度和角度。在心脏外科手术时，能清晰地看清心脏的扭转 / 旋转运动及其大小。

(6) 在评估心脏功能方面，其新的技术方式优于以往的计算方法。

第三节　风湿性心脏瓣膜病

风湿性心脏瓣膜病是由风湿性心肌炎所引起的单个或多个瓣膜 (包括瓣叶、瓣环、腱索及乳头肌) 的器质性损害，导致瓣膜狭窄和 (或) 关闭不全。瓣膜病变最常累及二尖瓣，其次为主动脉瓣，也可同时累及多个瓣膜。

一、二尖瓣狭窄

(一) 适应证

(1) 既往有风湿热、风湿性关节炎或风湿性心脏病病史，查体发现第一心音亢进、二尖瓣开放拍击音以及心尖区隆隆样舒张期杂音。

(2) X 线检查发现左心房和右心室增大，肺动脉段突出或肺淤血。

(3) 二尖瓣闭式分离术、直视二尖瓣瓣膜成形术、二尖瓣球囊瓣膜成形术术前指征和术后疗效的评估。

（二）检查方法

常规系列切面，重点观察胸骨旁和心尖左心室长轴切面、胸骨旁二尖瓣水平左心短轴切面、心尖四腔心切面和心尖五腔心切面。

（三）检查内容

(1) 用 M 型超声记录二尖瓣前后叶活动曲线，观察二尖瓣前后叶回声强度和厚度、前叶关闭斜率以及前叶开放幅度等。

(2) 用二维超声观察二尖瓣环、瓣体、瓣尖、前后叶交界处、腱索、乳头肌的回声强度、厚度、活动度、舒张期前后叶开放形态以及左心房内有无血栓，测量左心房、左心室、右心房、右心室和肺动脉内径以及二尖瓣瓣口面积。

(3) 用彩色多普勒观察舒张期二尖瓣瓣口反流束的起源、色彩、宽度和方向以及其他瓣口的血流色彩。

(4) 用频谱多普勒连续波多普勒记录舒张期二尖瓣瓣口反流频谱，测量最大和平均跨瓣压差，以压差减半时间法估测二尖瓣瓣口面积。以连续多普勒记录收缩期三尖瓣反流频谱，测量最大反流压差并估测肺动脉收缩压。

（四）注意事项

(1) 超声心动图检查可明确有无二尖瓣狭窄、左心房血栓和其他瓣膜病变，对二尖瓣狭窄的程度可做出定量判断，有助于手术方式的选择和疗效的评估。

(2) 经胸超声心动图对判断左心耳血栓有一定局限性，在拟行二尖瓣闭式分离术和二尖瓣球囊瓣膜成形术的患者，需进行或建议到有条件的医院进行经食管超声心动图检查以明确诊断，排除左心耳血栓。

二、二尖瓣关闭不全

（一）适应证

(1) 既往有风湿热、风湿性关节炎或风湿性心脏病病史，查体发现第一心音减弱，心尖区吹风样全收缩期杂音。

(2) X 线检查发现左心房和右心室增大，左心室搏动增强。

(3) 二尖瓣人工瓣膜置换术前指征的评估。

（二）检查方法

常规系列切面，重点观察胸骨旁和心尖左心室长轴切面、心尖四腔心切面和心尖五腔心切面。

（三）检查内容

(1) 用 M 型超声记录二尖瓣前后叶活动曲线，观察二尖瓣前后叶回声强度和厚度以及收缩期 CD 段形态等。

(2) 用二维超声观察二尖瓣环、瓣体、瓣尖回声强度、厚度、活动度，收缩期前后叶闭合线有无缝隙，测量左心房、左心室、右心房、右心室和肺动脉内径以及左心室射血分数。

(3) 用彩色多普勒观察收缩期二尖瓣口反流束的起源、色彩、宽度、方向和分布，测量二尖瓣反流束最大面积与左心房最大面积的比值，估测反流程度。

(4) 用频谱多普勒连续波多普勒记录收缩期二尖瓣口反流频谱，测量最大反流压差，以肱动脉收缩压减去二尖瓣最大反流压差估测左心房和左心室舒张末压。

（四）注意事项

超声心动图检查可明确有无二尖瓣反流和合并的瓣膜病变，对二尖瓣反流程度和左心室收缩功能可做出半定量判断，有助于手术指征的选择。

三、主动脉瓣狭窄

（一）适应证

(1) 既往有风湿热、风湿性关节炎或风湿性心脏病病史，查体发现主动脉瓣区粗糙的收缩期杂音，向颈部和心尖区传导。

(2) X 线检查发现升主动脉扩张，可有主动脉瓣钙化。

(3) 主动脉瓣人工瓣膜置换术前指征的评估。

（二）检查方法

常规系列切面，重点观察胸骨旁左心室长轴切面、胸骨旁大动脉短轴切面和心尖五腔心切面。

（三）检查内容

(1) 用 M 型超声记录主动脉瓣叶活动曲线，观察右冠状动脉瓣与无冠状动脉瓣叶的回声强度、厚度、活动度和收缩期开放幅度等。

(2) 用二维超声观察主动脉瓣瓣环、瓣体、瓣尖回声的强度、厚度和活动度以及收缩期三个瓣叶的最大开放间距，图像清晰者，可测量主动脉瓣瓣口面积，测量升主动脉、左心房、左心室、右心房、右心室和肺动脉内径、室间隔和左室后壁的厚度以及左心室射血分数。

(3) 用彩色多普勒观察收缩期主动脉瓣瓣口射流束的起源、色彩、宽度和方向。

(4) 用频谱多普勒连续波多普勒记录收缩期主动脉瓣瓣口射流频谱，测量最大和平均跨瓣压差，在左心室收缩功能减退的患者以连续性方程法估测主动脉瓣瓣口面积。以脉冲波多普勒记录舒张期二尖瓣血流频谱，测量舒张早期 E 波与心房收缩期 A 波最大流速的比值。

（四）注意事项

(1) 超声心动图检查可明确有无主动脉瓣狭窄和合并的瓣膜病变，对主动脉瓣狭窄程度和左心室收缩功能可做出定量判断，有助于手术指征的选择。

(2) 经胸超声心动图图像不清晰时，有条件者可采用经食管超声心动图技术测量主动脉瓣瓣口面积。

四、主动脉瓣反流

（一）适应证

(1) 既往有风湿热、风湿性关节炎或风湿性心脏病病史，查体发现主动脉瓣区高频哈气样舒张期杂音，向心尖区传导。

(2) X 线检查发现升主动脉扩张，左心室扩大，搏动增强。

(3) 主动脉瓣人工瓣膜置换术前指征的评估。

（二）检查方法

常规系列切面，重点观察胸骨旁和心尖左心室长轴切面、胸骨旁大动脉短轴切面和心尖五腔心切面。

（三）检查内容

(1) 用 M 型超声记录主动脉瓣叶活动曲线，观察右冠状动脉瓣与无冠状动脉瓣叶的回声强度、厚度、活动度和舒张期闭合线有无缝隙，室间隔和二尖瓣前叶有无舒张期震颤等。

(2) 用二维超声观察主动脉瓣瓣环、瓣体、瓣尖回声强度、厚度和活动度以及收缩期三个瓣叶的闭合线有无缝隙，测量升主动脉、左心房、左心室、右心房和右心室内径以及左心室射血分数。

(3) 用彩色多普勒观察舒张期主动脉瓣瓣口反流束的起源、色彩、宽度、长度、范围和方向，估测反流程度。

(4) 用频谱多普勒连续波多普勒记录舒张期主动脉瓣瓣口反流频谱，测量舒张末期最大反流压差，以肱动脉舒张压减去主动脉瓣舒张末期最大反流压差估测左心室舒张末压。

（四）注意事项

超声心动图检查可明确有无主动脉瓣狭窄和合并的瓣膜病变，对主动脉瓣反流程度和左心室收缩功能可做出定量判断，有助于手术指征的选择。

五、三尖瓣关闭不全

（一）适应证

(1) 既往有风湿热、风湿性关节炎或风湿性心脏病病史，查体发现三尖瓣区吹风样全收缩期杂音，吸气增强。

(2) X 线检查发现右心房和右心室增大，肺动脉扩张。

(3) 三尖瓣瓣环成形术指征的评估。

（二）检查方法

常规系列切面，重点观察心尖四腔心切面和心尖五腔心切面以及胸骨旁右心室流入道长轴切面。

（三）检查内容

(1) 用二维超声观察三尖瓣环、瓣体、瓣尖回声强度、厚度、活动度，收缩期隔叶和前后叶之间的闭合线有无缝隙，测量右心房、右心室和肺动脉内径。

(2) 用彩色多普勒观察收缩期三尖瓣口反流束的起源、色彩、宽度、方向和分布，测量三尖瓣反流束最大面积与右心房最大面积的比值，估测反流程度。

(3) 用频谱多普勒连续波多普勒记录收缩期三尖瓣口反流频谱，测量最大反流压差，估测肺动脉收缩压。

（四）注意事项

在大多数风湿性心脏瓣膜病患者中，三尖瓣反流是继发于二尖瓣病变和右心室扩大的功能性反流，超声心动图检查可明确有无三尖瓣反流，对三尖瓣反流程度和肺动脉收缩压可做出估测，有助于病情的判断和手术指征的选择。

第四节　非风湿性心脏瓣膜病

一、二尖瓣腱索短裂、二尖瓣脱垂与马方综合征

（一）适应证

(1) 感染性心内膜炎、胸部顿伤、急性心肌梗死病史，心尖区突然闻及全收缩期杂音 3 ～ 4 级，杂音向左腋下传导或向心底传导。

(2) 青年女性无心脏病史，无冠心病、结缔组织疾病，肥厚型心肌病、先天性心脏病及大量心包积液等病理状态，心尖区发现收缩期中晚期咔嚓音及收缩晚期杂音。

(3) X 线心脏大小正常，肺野为急性肺水肿的表现。

(4) 马方综合征，常染色体显性遗传家族史。

（二）检查方法

(1) 首先进行经胸二维超声心动图检查，腱索断裂可发生于腱索三级结构中的任何部

位，二尖瓣脱垂的病因较多，脱垂的部位不同，因此应进行多个切面的扫查。包括左心长轴切面、心尖二腔切面、心尖四腔切面、二尖瓣及腱索水平短轴切面，观察二尖瓣及腱索的结构及功能改变。马方综合征患者应扫查胸骨上窝主动脉弓长轴切面。

(2) 在二维超声基础上行彩色多普勒检查，显示二尖瓣反流。将探头置于心尖部，取心尖二腔心切面和四腔心切面，在左心房、左心室明显扩大的患者，选择胸骨旁左心长轴切面和胸骨旁四腔心切面显示二尖瓣反流束更为清晰。在上述切面，改变探头的位置和角度从多个切面和不同角度连续扫查，以显示最大的异常反流束。利用彩色多普勒 M 型显示，观察反流束的时相变化。

(3) 频谱多普勒超声检查，取心尖二腔心切面或心尖四腔心切面，根据彩色多普勒血流显像二尖瓣五彩反流束的方向，应用连续波多普勒测量二尖瓣反流的最大速度。

（三）检查内容

(1) 观察二尖瓣叶与腱索的连续情况，有无中断，二尖瓣前后叶运动方向、对位状况、闭合点，尤其瓣尖及腱索的活动。

(2) 二尖瓣叶的形态、有无瓣叶延长、弯曲、折叠，二尖瓣叶收缩期有无左心房移位及其与瓣环连线之间的距离。

(3) 房、室大小，升主动脉及弓降部的宽度。

(4) 观察左心房内有无收缩期起自二尖瓣口的反流束，反流束的起源、血流方向、途径、止点及范围。根据反流面积评估二尖瓣反流的严重程度。

(5) 测量二尖瓣反流速度。

（四）注意事项

(1) 三级腱索断裂，而且只有 1～2 根腱索受累，不一定产生反流。

(2) 由于二尖瓣环并非一平面，三维形态为马鞍状，因此诊断二尖瓣脱垂时应进行多切面观察。

(3) 马方综合征诊断时，尚需注意结合其他临床资料和检查结果综合判断。

(4) 当经胸超声心动图检查对二尖瓣反流显示不满意或病因难以明确时，在有条件的情况下，可行经食管超声心动图检查。

二、主动脉瓣脱垂

（一）适应证

(1) 先天性主动脉瓣畸形、主动脉瓣黏液性改变、高位室间隔缺损、主动脉瓣退行性变以及结缔组织疾病患者，主动脉瓣区出现舒张期杂音。

(2) 马方综合征：胸骨左缘主动脉瓣听诊区发现舒张期哈气样杂音。

(3) 感染性心内膜炎：主动脉瓣区突然出现心的舒张期杂音或杂音性质改变。

（二）检查方法

（1）行经胸二维超声心动图检查。将探头置于胸骨旁第二肋间，取胸骨旁左心长轴切面或心底短轴切面，在心尖部位，取心尖左心长轴切面、心尖五腔心切面，观察左心室流出道、主动脉瓣环和瓣叶、主动脉窦和升主动脉的形态及功能。胸骨上窝主动脉弓长轴切面显示主动脉、主动脉弓及降主动脉近端图像。

（2）在二维超声检查的上述切面行彩色多普勒检查，从不同切面及角度观察主动脉瓣反流。

（3）行频谱多普勒超声检查。根据彩色多普勒主动脉瓣反流束方向，应用连续波多普勒超声技术，测量主动脉瓣反流的最大速度。

（三）检查内容

（1）观察主动脉瓣叶的数目、长度、松弛性，瓣叶厚度、回声强度，是否有赘生物。

（2）舒张期主动脉瓣关闭点的部位及对合情况，主动脉瓣三个瓣叶于舒张期有无超过主动脉瓣环水平脱向左室流出道。

（3）左侧心腔大小，尤其左心室，升主动脉根部和瓣环扩张情况。

（4）左心室收缩功能指标射血分数。

（5）彩色多普勒超声观察左心室流出道是否存在舒张期起自主动脉瓣的反流束，观察反流束的起源、宽度、长度、方向和分布。判断反流的严重程度。

（6）连续多普勒测定反流速度。

（四）注意事项

（1）主动脉瓣脱垂患者，当病因为主动脉瓣黏液性变时，主动脉瓣可松弛过长或出现打折，易被误诊为赘生物。多切面及多角度扫查可清晰显示。

（2）当主动脉瓣脱垂反流束为偏心性，贴附于二尖瓣前叶时，如果合并二尖瓣狭窄，两种血流束可无明显界限。可根据彩色血流的起始部位、时相进行区别。

（3）当经胸超声检查不能确诊时，有条件者可行经食管超声心动图检查。

三、感染性心内膜炎

（一）适应证

（1）器质性心脏病患者，原因不明的发热，出现新的杂音或杂音性质的变化。

（2）心脏手术后的患者，出现原因不明的发热或心的杂音或难治性心力衰竭。

（3）拔牙、扁桃体摘除、支气管镜检查、气管插管、泌尿道操作等手术后，出现败血症表现，心脏出现新的杂音。

（4）滥用静脉麻醉药品，不明原因发热者。

（二）检查方法

（1）首先进行二维超声心动图检查，常规心脏系列切面扫查，包括左心室长轴切面、心尖四腔心切面、二尖瓣短轴切面、心底短轴切面、心尖五腔切面、右心室流入道切面。重点观察各瓣膜区及瓣环周围结构，有无赘生物，注意主动脉壁及心内膜面上的异常团块状回声。

(2) 在二维超声检查的基础上应用彩色多普勒超声显示各瓣膜区、心腔及大血管内有无异常血流。

(3) 应用脉冲波多普勒和连续波多普勒测量异常血流的压差、瓣口面积等。

（三）检查内容

(1) 观察心脏各瓣膜、心腔及血管壁内膜面上有无异常回声团块，赘生物的部位、大小、形态及回声强度。

(2) 赘生物与邻近组织的关系及活动度。

(3) 观察瓣膜损害情况，例如腱索或乳头肌断裂、瓣膜穿孔、瓣膜脱垂及连枷样瓣膜。

(4) 心脏化脓性并发症，例如瓣环、瓣周部、室间隔部及大动脉根部的脓肿。注意化脓性心包炎。

(5) 心腔及大血管的大小。

(6) 彩色多普勒超声观察有无瓣膜反流、瓣周漏及异常分流，估测反流程度。

(7) 连续波多普勒测量瓣口面积及异常血流压差。

(8) 诊断原有的器质性心脏病和大血管病。

（四）注意事项

(1) 直径＜ 2mm 的赘生物或低回声的赘生物易被忽略或难以辨认。

(2) 赘生物应与风湿性心脏病瓣膜纤维化、钙化团块鉴别。人工瓣膜置换术后赘生物应与缝合环的碟瓣的"U"形铰链的强回声相鉴别。

(3) 赘生物与瓣膜黏液性变、肿瘤相鉴别。

(4) 经胸超声心动图不能确诊而临床高度怀疑感染性心内膜炎患者，在病情及条件具备的情况下可行经食管超声心动图检查。检查中，应进行多切面的连续扫查。

第五节　人造瓣膜

一、适应证

(1) 人造瓣膜置换术后患者出现心慌、气短、呼吸困难、持续发热等。

(2) 人造瓣膜置换术后的定期检查。

二、检查方法

(1) 经胸超声心动图观察二尖瓣位人造瓣膜主要采用心尖四腔心切面，辅以胸骨旁四腔心切面及胸骨旁左室长轴切面。主动脉瓣位人造瓣膜采用心尖五腔心切面及胸骨旁左室长轴切面。三尖瓣位人造瓣膜采用心尖四腔心切面及大血管短轴切面。肺动脉瓣位人造瓣膜采用大血管短轴切面。

(2) 应用二维超声心动图观察人造瓣膜支架、瓣叶及其周围组织回声，瓣叶启闭运动。M 型超声心动图观察瓣叶运动幅度。彩色多普勒血流图观察人造瓣膜瓣上、瓣下血流情况及支架与瓣周有无血流通过。频谱多普勒测量人造瓣膜血流速度等。

三、检查内容

1. 二维超声

(1) 人造瓣膜支架与瓣叶上有无异常回声附着，异常回声是否运动。通常人造瓣膜血栓回声无运动，而感染性心内膜炎赘生物运动较大。

(2) 人工瓣膜瓣叶启闭运动是否自如，开放是否正常。

(3) 生物瓣叶有无增厚、回声增强及脱垂等。

(4) 支架之强回声与周围瓣环组织之间有无间隙。

2. M 型超声

(1) M 型超声心动图取样线通过人工瓣膜瓣叶处扫描观察瓣叶运动幅度。

(2) M 型超声心动图于支架处扫查观察有无支架运动过度或减低。

3. 彩色多普勒

(1) 心尖四腔心切面观察二尖瓣位人造瓣膜瓣下方血流束有无明显变窄及五彩镶嵌，以判断是否存在狭窄。

(2) 心尖五腔心切面观察主动脉瓣位人造瓣膜下方有无五彩镶嵌的血流束反流入左心室。

(3) 胸骨旁左室长轴切面观察二尖瓣位人造瓣膜置换术后，左心房内有无五彩镶嵌反流束及主动脉瓣位人造瓣膜置换术后主动脉内有无收缩期五彩镶嵌射流 (用此切面观察主要目的是避开人造瓣膜的影响，但由于此切面多普勒声束与射流角度较大，仅适用于较明显湍流的观察)。

(4) 观察人造瓣膜支架与周围瓣环组织有无反流束通过进入相应心腔。

4. 频谱多普勒

(1) 心尖四腔心切面脉冲多普勒取样容积置于人造瓣膜下方，观察血液流束的频谱，测量流速及压力阶差。

(2) 心尖五腔心切面连续多普勒取样线通过主动脉瓣位人造瓣膜记录频谱，测量流速及压力阶差。

四、注意事项

(1) 由于人造瓣膜的金属支架、金属或碳质瓣叶对超声的反射和吸收，影响了瓣膜远场的组织结构和多普勒血流成像。但从人造瓣膜近场可以观察支架及瓣叶光滑与否，并可根据启闭运动状态间接判断瓣膜功能。

(2) 对人造瓣膜近场侧较大血栓及赘生物可以结合临床体征做出初步诊断，较小者诊断有一定困难。

(3) 彩色多普勒对瓣周漏的诊断具有明确的意义，对人造瓣膜反流的诊断具有参考意义。明显的高流速湍流频谱 (二尖瓣、人造瓣下流速 > 2m/s，主动脉瓣瓣上流速 > 3m/s) 对诊断人造瓣膜狭窄具有一定的临床意义。但由于人造瓣膜的血流速度因选用的瓣膜类型、型号大小及个人血流动力学状况而异，应结合临床指征而定。

(4) 如有换瓣术后短期内超声心动图血流动力学资料作为基础值，则对超声心动图远期随访有较大帮助。

(5) 有条件者可进行经食管超声心动图检查。

①四腔心切面观察二尖瓣位人造瓣膜左心房侧有无异常回声物附着。

②四腔心切面观察左心房内有无二尖瓣位人造瓣膜的五彩镶嵌反流束及瓣周反流束。

③五腔心切面观察主动脉瓣人造瓣膜有无回声附着、五彩镶嵌反流束及瓣周反流束。

第六节　非发绀型先天性心脏病

一、继发孔房间隔缺损

(一)适应证

(1) 于胸骨左缘第 2 ～ 3 肋间及收缩期杂音，肺动脉第二音亢进。

(2) X 线片可见肺血增多者或待排除本病者，应行综合性超声心动图检查确诊。

(二)检查方法

常规的系列切面，主要观察胸骨左缘心尖四腔心、双室流入道及大动脉短轴切面，尤其应注意剑突下双心房切面、四腔心切面，心房矢状切面，显示房间隔的连续性，并注意心腔的容量改变。

(三)检查内容

(1) 房间隔缺损的部位及区域大小，并判断缺损所累及的周边部位。

(2) 如需做房间隔封堵术，应测量房间隔缺损残端长度及房间隔的总长度。

(3) 彩色多普勒成像显示像，观察心房水平分流的状态、分流束的宽度、分流方向、分流束扩展的范围。

(4) 观察比较左右心的大小与容积改变、室间隔的运动状态，以评估右心功能。

(5) 测定肺动脉内径及压力。

（四）注意事项

(1) 房间隔中部回声脱失，但断端模糊者，需避免假阳性，必要时加做声学造影，有条件者可选择经食管超声检查。

(2) 检查时应注意缺损的数目，多发缺损之间的间距长度，并分别测量各缺损的大小。

(3) 注意检出伴发的畸形。

二、心内膜垫缺损

（一）适应证

(1) 自幼胸骨左缘闻及收缩期杂音，全心增大。

(2) X线片显示肺血增多，肺动脉段突出，患儿发育较差。

（二）检查方法

主要扫查主动脉长轴、大动脉短轴、双室流入道、左心室短轴、四腔心等切面，并应注意剑突下各切面的扫查，尤其是要考虑完全型心内膜垫缺损时，应注意二尖瓣环水平短轴切面的扫查。

（三）检查内容

(1) 房间隔和（或）室间隔回声脱失的部位及大小。

(2) 观察二、三尖瓣发育的状况及瓣裂的程度，包括左右心房室瓣隔侧瓣叶的附着关系，共同房室瓣形态及瓣下腱索所附着的部位。

(3) 房室腔内径扩大的程度。

(4) 血流观察心房与心室水平有无分流，分流方向、流速；房室瓣有无反流，反流束的方向与范围，估测反流量。

（四）注意事项

(1) 本病的类型较多，应注意心内各部结构的改变，以便做出正确的分型诊断。

(2) 如为完全型应注意所形成的共同房室瓣口的形态，及其腱索的附着部位，确定其类型，注意大动脉与心室的连接关系，除外或检出合并的心内畸形。

(3) 诊断左心室右心房通道时，应注意与累及三尖瓣隔瓣根部并有少量分流进入右心房的室间隔缺损相鉴别。

三、室间隔缺损

（一）适应证

(1) 胸骨左缘第3～4肋间可闻及粗糙的全收缩期杂音，并向心前区广泛性传导，可触及收缩期震颤，心脏增大。

(2) X 线肺血增多，左心室肥厚者。

（二）检查方法

常规系列切面，从多方位多切面探测不同的部位，多角度全方位地观察室间隔回声连续中断的部位。重点扫查左心室长轴切面，大动脉短轴、胸骨左缘四腔心切面及剑突下双心室长轴、右心室流出道长轴等各切面。

（三）检查内容

(1) 多切面观察室间隔回声连续中断的部位，并确认其真实性，测定缺损大小，显示缺损周边与三尖瓣、肺动脉瓣、主动脉瓣及室上嵴的关系，以便做出分型诊断。

(2) 彩色多普勒血流显像观察心室水平分流状态，分流方向，测量分流血流起始部的宽度，观察分流量的大小。

(3) 连续多普勒测量分流的速度与跨室间隔压差，以便评估右心室压力。

(4) 观察双心室的大小，尤其是左心室大小，评估左心容量负荷状态。

(5) 测量右心室流出道与肺动脉的内径、血流量等。

(6) 确定有无其他的心内畸形并存。

（四）注意事项

(1) 如出现室间隔回声连续性中断，应确认其真实性，排除假阳性。

(2) 多发性缺损，检出一处缺损后，避免遗漏其他处缺损，尤其是肌小梁部的缺损。

(3) 缺损较小，二维超声不能显示出明确的断端，而仅能依靠多普勒检出血流时，应注意与右心室双腔心相鉴别。

(4) 合并心内的其他畸形，例如较大的室间隔缺损，务必检查主动脉弓，以除外合并主动脉缩窄或主动脉弓离断等畸形。

四、动脉导管未闭

（一）适应证

(1) 自幼胸骨左缘第 2 ~ 3 肋间可闻及连续性机器样粗糙杂音，多起于第一心音之后，分流量大者，多伴有震颤。

(2) X 线片显示肺动脉段突出，肺血增多，左心房室增大。

（二）检查方法

常规系列切面，主要的切面为胸骨左缘标准或高位大动脉短轴，右心室流出道切面，胸骨上窝主动脉弓非标准长短轴切面，以充分显示动脉导管所在部位。

（三）检查内容

二维超声观察主肺动脉及左右肺动脉的内径，肺动脉分叉部及左右肺动脉与降主动脉峡部的关系，确认是否存在降主动脉与肺动脉远端分叉部的通道，显示其形态、直径与长度。另外，应观察各心腔内径的大小，并测定左心房室内径，室间隔与室壁厚度及运动幅度，评估左心容量负荷状态，以估计分流量，评估心脏功能。

（四）注意事项

(1) 重度肺动脉高压时，分流时相与血流频谱形态失去典型形态，应避免误诊及漏诊。

(2) 注意与肺动脉瓣狭窄偏心性血流造成的旋流（朝向探头）相鉴别。

(3) 注意观察主动脉弓降部发育情形，避免漏诊合并的主动脉缩窄。

五、主动脉窦瘤破裂

（一）适应证

(1) 胸骨左缘第 3～4 肋间或胸骨中段附近出现往返性连续性杂音，或连续性机器样杂音，一般较响亮粗糙，多伴有震颤。

(2) X 线片显示肺血增多、左心房室增大、窦部扩张者。

（二）检查方法

常规系列切面，主要应注意观察左心室长轴、大动脉短轴、心尖五腔心及剑突下各切面。

（三）检查内容

(1) 主动脉各窦部大小，有无明显的膨凸与窦壁变薄，膨凸的方向及破口的部位，确定所破入的心腔及破口大小。

(2) 有无继发性的主动脉瓣脱垂及其关闭不全的程度。

(3) 是否同时伴有室间隔缺损及室间隔缺损的大小。

(4) 测定各房室腔的大小和容量负荷改变及肺动脉内径的改变。

(5) 应用彩色多普勒血流显像观察分流的水平、部位、状态及分流量；连续多普勒频谱测量分析分流时相、分流速度与压差；并同时判断是否存在主动脉瓣反流。

（四）注意事项

(1) 主动脉右窦破裂入右心室者，应注意检出有无室间隔缺损，并应与室间隔缺损合并主动脉瓣脱垂相鉴别。

(2) 经超声图像显示不佳者，可考虑进行经食管超声检查。

六、肺静脉畸形引流

（一）适应证

(1) 患儿发育极差，发育不良，多出现呼吸困难，经常出现呼吸道感染。

(2) 胸骨左缘可闻及收缩期杂音，肺动脉第二音亢进，部分患者可闻及连续性杂音，多提示肺静脉引流部位存在狭窄病变。

(3) 病程的早期即出现肺动脉高压，并出现发绀者。

(二) 检查方法

胸骨左缘左心室长轴、大动脉短轴、四腔心切面及胸骨上窝的常用系列切面。重点切面为四腔心，主动脉弓长轴与短轴；剑突下腔静脉矢状切面。

(三) 检查内容

(1) 四支肺静脉与左心房的连接关系，是否形成共同肺静脉干。

(2) 异常肺静脉的引流途径及回流的连续方式，包括测量上下腔静脉与冠状静脉窦的宽度，观察是否存在垂直静脉及肺静脉的引流，观察肝静脉与门静脉的宽度，并注意回流途径的狭窄与梗阻。

(3) 检出伴发的房间隔缺损，观察缺损的大小及位置。

(4) 测定心腔与肺动脉内径，评估右心容量负荷增加的程度，注意左心是否存在发育不良，尤其是左心房的内径。

(5) 用彩色多普勒超声观察心房水平的分流方向、分流量，及共同肺静脉血流引流的部位，注意检出三尖瓣与肺动脉瓣反流，以便利用反流压差评估肺动脉压力。

(四) 注意事项

(1) 检出一条回流途径后，要注意发现同时存在的其他回流途径。

(2) 未形成共同静脉干而分别引流右心房者容易漏诊。

(3) 判断心房水平的分流方向时，应尽可能采用剑突下双心房切面，便于准确判断分流方向。以左向右分流为主的患者，可排除完全性肺静脉畸形引流的可能性。

(4) 房间隔缺损患者左心房内径明显减小者，应考虑到本病的可能性。

(5) 超声对肺静脉畸形引流的诊断有一定的局限性，必要时需结合其他影像学资料综合进行诊断。

第七节　发绀型先天性心脏病

一、法洛四联症

(一) 适应证

(1) 发育差，胸廓畸形，活动后出现蹲踞症状，唇、指 (趾) 甲等部位发绀，杵状指 (趾)，呼吸局促，胸骨左缘抬举感。

(2) 胸骨左缘收缩期杂音。

(3) X 线片显示肺门血管影减少，搏动不明显，心影可呈靴形。

(4) 心电图示右心肥大。

（二）检查方法

(1) 重点观察胸骨旁左心室长轴、心底短轴和心尖四腔心等切面。

(2) 儿童要特别观察剑突下方位的各种切面。注意心脏形态、各房室腔大小、大血管腔径与瓣膜形态及各结构的连续关系等。检查主动脉骑跨时，探头位置和方向应恰当调整改变，以便于清晰显示有无连续性中断。

(3) 在声学造影时，应注意造影剂出现的部位、起始时间、先后时间顺序和造影剂分布的范围及密度，判断心室水平分流方向、分流量和程度等。

(4) 应用彩色多普勒观察时，应注意分流的部位、方向、范围和所处的时相。并观察肺动脉狭窄所致的收缩期异常血流的宽度和起始部位等。

（三）检查内容

(1) 主动脉根部内径、主动脉骑跨及其程度，主动脉瓣有无脱垂。

(2) 室间隔缺损部位、大小。

(3) 观察右心室流出道、肺动脉瓣环及瓣膜、肺动脉主干和左右肺动脉分支等部位有无狭窄以及其程度。

(4) 观察各房室大小，测量右心室壁厚度，从多个切面扫查其合并畸形。

(5) 进行彩色多普勒检查并显示室间隔缺损及其他畸形所致的异常血流信号。频谱多普勒测量异常血流的流速与压差。

(6) 经外周经脉注射声学造影剂，观察主动脉内是否出现造影剂回升。

（四）注意事项

(1) 注意与法洛三联症、法洛五联症、较大的室间隔缺损合并艾森曼格综合征等相鉴别。

(2) 经胸超声检查显示不清晰的患者，有适应证并有条件时可行经食管超声检查。

(3) 部分患者肺动脉及其分支的狭窄超声技术不能清除显示，此时需建议行磁共振成像、心血管造影等检查。

二、右室双出口

（一）适应证

(1) 发育差，有或无发绀与杵状指（趾），并活动能力受限，胸前区有抬举性搏动。

(2) 胸骨左缘有收缩期杂音或伴有震颤，或胸骨右缘可闻及响亮的收缩期杂音。

(3) X 线片显示心影增大，右心室增大，肺动脉增粗。

（二）检查方法

(1) 变换患者体位，寻找好的透声窗。主要扫查左心长轴切面，大动脉短轴与长轴切面、四腔心切面、心尖左心长轴切面、左右心室流出道切面、胸骨上窝方位切面等。

(2) 应从多个方位显示主动脉与肺动脉的起源以及排列关系，判断心房、心室、大动脉的连续与空间方位。

(3) 应用彩色多普勒显示心腔内与大血管腔内的异常血流信号。用频谱多普勒测量异常血流的流速与压力差。

(三)检查内容

(1) 对心房、心室、大动脉依次进行观察，判断其连接关系。

(2) 观察主动脉与肺动脉是否同时起源于右心室，并对主动脉与肺动脉进行正确的判断。显示主动脉与肺动脉的排列关系与空间位置。观察主、肺动脉瓣结构与活动是否正常。测量主、肺动脉内径。

(3) 显示室间隔是否连续性完整，观察室间隔回声中断的部位、大小以及与大动脉的位置关系。

(4) 观察各心腔的大小，特别是左心室的大小。

(5) 注意观察半月瓣与房室瓣的关系。

(6) 注意观察心脏与大血管的其他合并畸形。

(7) 应用彩色多普勒显示心房与心室水平有无分流，特别注意主动脉与肺动脉瓣部位有无高速血流信号，以及动脉导管部位有无分流信号。

(8) 频谱多普勒测量异常血流速度与压差，若存在动脉导管未闭，则频谱多普勒有特征性的频谱。

(9) 声学造影检查时主动脉与肺动脉腔内同时出现造影剂回声。左右心腔内也可出现造影剂。

(四)注意事项

1. 正确判断主、肺动脉的起源

特别是在一只大血管发生骑跨时，应注意判断血管主要起自哪个心室腔。

2. 注意检出合并的心脏与大血管畸形

如房间隔缺损、动脉导管未闭、心内膜垫缺损、单心室、二尖瓣畸形、冠状动脉起源及走行异常、主动脉缩窄、左位上腔静脉、右位主动脉弓等。

3. 注意与下列疾病相鉴别

(1) 巨大室间隔缺损。

(2) 法洛四联症。

(3) 完全性大动脉转位。

4. 注意部位大血管显示困难者

对部位大血管显示困难者，应建议磁共振成像与心血管造影检查。

三、大动脉转位

（一）适应证

(1) 发绀，呼吸急促，活动能力差。心前区有杂音，心音响亮。

(2) X 线片显示心底大血管影狭窄，升主动脉、主动脉结与肺动脉主干影重叠分辨不清。肺血增多或减少。

(3) 心电图示电轴右偏和右心室或双心室增大。

（二）检查方法

(1) 注意观察左心长轴切面、心尖四腔心与五腔心切面、大动脉短轴与长轴切面。

(2) 在剑突下扫查时，不仅能观察心脏结构，还可以显示内脏方位，并可同时显示大动脉及其与相应心室的连接关系。

(3) 胸骨上窝和高位胸骨旁切面可追踪主动脉起源直至主动脉弓及其分支；心底短轴切面可显示大动脉空间方位及冠状动脉的开口和主干。

(4) 在扫查过程中，要依次显示与判断心房、心室与大动脉的结构及其相互连接关系，判断大动脉转位的类型。

(5) 彩色多普勒观察心腔、大血管以及瓣膜部位的异常血流，频谱多普勒测量异常血流的流速与压力差。

(6) 经外周静脉注射声学造影剂可明确心内异常血流的分流方向、途径与时相。

（三）检查内容

(1) 确定内脏的位置关系，确定左、右心房的位置。

(2) 多个方位显示房室瓣形态与结构，明确二尖瓣与三尖瓣，确定解剖学左心室与解剖学右心室。

(3) 通过大动脉短轴、长轴切面及胸骨上窝等部位扫描，明确主动脉与肺动脉及其位置关系。

(4) 显示大动脉与解剖心室的连接关系，明确大动脉转位的类型。

(5) 观察房室腔大小，房室瓣与半月瓣的形态结构及活动、房间隔与室间隔是否回声中断。

(6) 观察是否合并有其他心脏与大血管畸形。

(7) 应用彩色多普勒显示心腔、瓣膜以及大血管部位异常血流的彩色多普勒信号。

(8) 应用频谱多普勒探测异常血流的部位、测量异常血流的流速与压差。

(9) 注射声学造影剂观察异常血流的方向与途径。

（四）注意事项

(1) 在超声检查过程中，应该按照三节段分析法，正确区分心房、心室及大动脉的连接关系，明确大动脉转位为矫正型还是完全型。

(2) 大动脉转位往往合并多个心脏与大血管畸形，例如房间隔缺损、室间隔缺损、动脉导管未闭、左右心室流出道途径梗阻、房室瓣异常及右位心等，应仔细检查，避免漏诊。

(3) 对经胸透声窗不理想，不能明确主动脉与肺动脉时，应结合心血管造影、磁共振成像等其他检查明确诊断。

(4) 注意与右心室双出口等病变相鉴别。

四、单心室

（一）适应证

(1) 发育差，活动能力受限，气促，反复发生心力衰竭。发绀，活动和啼哭时加重，杵状指（趾）。胸骨左缘收缩期杂音并可伴有震颤。

(2) X 线见肺血增多但无左心缘突出的肺动脉段，或肺血减少。

（二）检查方法

单心室患儿发绀与心力衰竭出现较早，超声检查时应注意从剑突下，胸骨旁多个切面进行。变换患者检查体位，寻找恰当的透声窗，并调整探头声束的扫描角度与方向，以清晰显示心脏结构为原则。正常室间隔易在胸骨旁短轴切面、心尖四腔切面、剑突下长轴或短轴切面中显示，这些切面同样适用于复杂先天性心脏病确认或排除室间隔的存在与否。

（三）检查内容

(1) 二维超声探测单心室结构时突出表现为一个大心室腔，心室正常室间隔结构回声缺如是单心室的主要图像特征。无正常的室间隔与大动脉之间的连续关系。通过观察附属腔的方位和心室的形态学特征，包括肌小梁、调节束、乳头肌数目等，有助于确定单心室为形态左心室或右心室。

(2) 附属心室，又称为附属腔，可发出大血管。少部分患者找不到附属心室。

(3) 房室瓣可为两组瓣、共同房室瓣或单组房室瓣伴另组房室瓣闭锁。

(4) 大血管是单心室畸形的重要改变之一。其病理变化多种多样，但大致可分为以下 4 类：正常心室 - 大动脉连接、大动脉转位、双出口、单出口。

(5) 超声心动图检查有助于确定流出道梗阻的类型（狭窄或闭锁）及部位（瓣上或瓣下）。

(6) 合并畸形，例如心房反位或体、肺静脉畸形引流。

(7) 彩色多普勒显示心腔、瓣膜及大动脉腔等部位的异常血流。频谱多普勒可探及狭窄处的收缩期湍流频谱，测量异常血流的流速与压力阶差。

(8) 周围静脉注射声学造影剂后，首先于三尖瓣口见云雾状反射，随心室舒张，立即进入巨大的心室内，心室腔全部充盈，说明为一共同心室。

（四）注意事项

在对单心室检查过程中应特别注意以下几个方面。

(1) 正确判断残存室间隔存在与否及残留程度。注意大心室内单个或多个巨大乳头肌可具有类似室间隔残端的外貌，使单心室误诊为巨大室间隔缺损。

(2) 附属心室的存在与否及其位置。

(3) 房室瓣的数目及功能状态。

(4) 流出道特别是肺动脉血流有无梗阻及其严重程度。

(5) 有无合并其他心血管畸形。

五、永存动脉干

（一）适应证

(1) 发育差，婴儿期有发绀，呼吸急促，反复发生心力衰竭。胸骨左缘触及收缩期震颤。

(2) 有第二心音分裂及舒张期杂音。

(3) X 线显示心影增大，肺血增多但肺动脉干不突出，或肺血减少。

（二）检查方法

常规胸骨旁、心尖或剑突下等切面进行检查。由于动脉干的病变部位较高，应在胸骨上窝声窗部位进行重点观察。例如，在胸前探测时未能清晰显示右心室流出道或肺动脉者，应高度警惕本病的存在。通过多个切面仔细寻找大动脉的数目，并注意大动脉的分支情况。利用多普勒超声对异常血流进行显示并测量。

（三）检查内容

1. 检查共干动脉

单支动脉骑跨于室间隔缺损之上为其特征性病变。测量共同干的宽度，探测其分支。观察共同瓣的形态与活动。

2. 检查右心室流出道及肺动脉

右心室流出道缺如，肺动脉未从心底部发出。发育良好的肺动脉一般起自动脉主干的近半月瓣处，或以短小的主肺动脉干形式从后壁起源，或以独立的左右肺动脉从两侧壁或后壁起源。少数永存动脉干患者肺动脉缺如，在胸骨上窝探测时，可见主肺动脉干上形成弓部并分出三支头臂动脉后，再分出粗大的支气管动脉，借此向肺部输送血液。

3. 检查主动脉弓

右位主动脉弓较多见。常伴主动脉弓发育不良、离断、缩窄等，或合并存粗大的动脉导管。

4. 检查冠状动脉

观察有无冠状动脉起源异常。

5. 检查房室腔大小

常规测量房室腔大小。

6. 检查合并畸形

共同动脉干多合并多个心血管畸形。

7. 超声多普勒检查

彩色多普勒心尖四腔心切面上显示为两股蓝色血流汇合后通过动脉干瓣进入动脉干，在心室水平可观察到跨隔的双向分流。观察动脉干瓣与房室瓣的功能状态。显示是否存在肺动脉或冠状动脉狭窄、动脉导管未闭、主动脉弓缩窄或离断等异常血流。

（四）注意事项

(1) 永存动脉干有多种亚型，超声检查有时难以准确显示，此时应结合心血管造影，磁共振成像等检查进行综合判断。

(2) 注意与室间隔缺损合并肺动脉瓣闭锁相鉴别。

六、三尖瓣下移畸形

（一）适应证

(1) 发育差，活动受限，发绀、气短、心悸，反复发生心力衰竭。肝静脉与颈静脉怒张。

(2) 三尖瓣区闻及收缩期杂音。

(3) X 线片显示肺血减少，肺动脉干部突出，心影增大而两根大动脉偏小，右心房影明显增大。

(4) 阵发性房性心动过速、心房扑动、心房颤动、P 波高电压。

（二）检查方法

(1) 常规切面探测，特别在心尖与胸骨旁四腔心切面，直接显示三尖瓣和二尖瓣附着点。

(2) 重点观察三尖瓣隔叶与二尖瓣前叶附着点之间的距离，三尖瓣的形态、活动度以及右心房、右心室的大小。

(3) 在心底短轴切面上注意观察三尖瓣瓣叶附着位置。在左心长轴切面观察室间隔和左心室后壁的运动情况。

(4) 视病情需要，可以进行右心声学造影，注意观察有无右向左分流、三尖瓣反流和下腔静脉内的收缩期造影剂显像现象。

（三）检查内容

(1) 观察三尖瓣叶的形态与附着部位。心尖四腔心切面或胸骨旁四腔切面可满意显示三尖瓣隔叶和前叶的附部位、形态与活动。正常情况下，三尖瓣隔叶附着点略低于二尖瓣前叶的附着点，但两者相距不会 > 1.0cm。在 Ebstein 畸形的情况下，其下移距离往往超过一个限度，若达 1.5cm，则有肯定的诊断价值。这是目前较为公认的诊断标准。

可出现隔叶发育异常、缺如等。三尖瓣前叶冗长、下移。右心室流入道切面可显示三尖瓣后叶。

(2) 检查三尖瓣闭合点，可见三尖瓣闭合点有明显的缝隙。

(3) 观察部分右心室房化状态。三尖瓣闭合点位置下移，部分右心室腔被房化，与固有右心房合并形成巨大的右心房腔。观察右心房腔内是否有血栓。

(4) 观察合并畸形，如房间隔缺损等。

(5) 用彩色多普勒显示三尖瓣反流与心腔内的异常分流，频谱多普勒测量异常血流的流速与压差。

(6) 用声学造影术观察房间隔水平的分流方向。

(7) 测量各房室腔大小与评估心功能。

（四）注意事项

(1) 典型的三尖瓣下移较易明确诊断，对不典型三尖瓣下移病例，在检查过程中要仔细观察三尖瓣的附着点。

(2) 注意与其他病因所致的三尖瓣重度关闭不全相鉴别。

七、三尖瓣闭锁

（一）适应证

(1) 发育差，活动受限和劳力性呼吸困难、蹲踞。

(2) 发绀，气促，多汗，反复发生心力衰竭。

(3) 胸前区突出，胸骨左缘闻及粗糙响亮的收缩期喷射性杂音。

(4) 杵状指（趾），肺血减少或增多。

（二）检查方法

(1) 检查时应注意观察有无三尖瓣叶回声，是否为异常的活动幅度甚小的光带所代替。

(2) 注意各房室大小、形态、房室间隔有无缺损。

(3) 剑突下扫查可在较为广泛的区域获取诊断信息，且可细致观察位于近场的右心房室口与三尖瓣的改变。

(4) 在经周围静脉注射造影剂后，应注意造影剂的出现部位、造影剂流经途径，特别注意其先后时间顺序。

(5) 彩色多普勒与频谱多普勒能协助诊断，并了解血流途径。

（三）检查内容

1. 瓣膜形态与活动

(1) 在右心房室口三尖瓣的位置探测不到正常三尖瓣瓣叶及其活动，而是一纤维组织的增厚的带状强回声带，有时在其中央有一缝隙；有些患者三尖瓣位呈薄膜样的光带，或非常罕见地呈无孔的、异常短小的瓣膜，其腱索应注意与纤维肌束相区别。

(2) 二尖瓣与主动脉瓣，多呈正常形态与活动。

(3) 肺动脉瓣可呈正常形态、狭窄、闭锁等不同改变。

2. 心脏形态

(1) 右心房常有扩大，房壁增厚，与右心室间有一强回声光带分隔。

(2) 根据室间隔缺损的有无及大小，右心室有不同程度的发育不良。

(3) 左心房、左心室的形态大小。

3. 大血管起源与相互关系

大血管起源与相互关系对于三尖瓣闭锁畸形的病理改变非常重要，并形成分型基础。肺动脉血液自流出道是否梗阻，梗阻部位可位于室间隔缺损部、漏斗部、肺动脉瓣部，或合并存在；体循环血流受阻也常见，如主动脉瓣下狭窄、主动脉发育不良、主动脉缩窄与离断等。

4. 观察房间隔缺损的部位、大小

观察室间隔缺损是否存在以及缺损的大小与形态。

5. 超声多普勒检查

(1) 三尖瓣口有无血流信号通过。

(2) 房间隔水平由右向左分流。

(3) 室间隔水平或大动脉水平由左向右分流。

(4) 主动脉或肺动脉血液流出受阻。

(5) 显示伴发畸形，例如左位上腔静脉、肺静脉畸形引流的异常信号。

6. 声学造影

这是显示异常血流信号的途径。

（四）注意事项

(1) 本病的诊断应结合病史、体征、症状、心电图、X 线片、超声心动图及心导管造影等综合进行。

(2) 要注意患者由于心房扩大可压迫食管，经食管超声检查插入食管探头时应格外慎重，动作轻柔，并严格掌握适应证。

(3) 本病常与多种畸形同时存在，诊断时要分节段分析。

第八节　重症心脏超声评估冠心病

超声心动图是评估冠状动脉疾病、胸痛及急性心肌梗死最常用也是最实用的影像技术。患者一旦出现心肌缺血，心肌灌注和收缩即刻出现异常，而灌注缺损以及节段性室壁运动异常 (KWMA) 通过超声心动图很容易识别，甚至早于其他缺血征象的出现。没有及时的诊断及外科手术干预，急性心肌梗死机械并发症常常是致命的。超声心动图包括 TEE 能够发现大多数急性心肌梗死机械及功能性并发症以及评估不稳定的血流动力学状态。

一、心肌的室壁运动

心肌缺血的即刻表现是心肌收缩力 (收缩期增厚率) 减弱或丧失，甚至可以早于心电图 ST 段的改变或症状的出现。通常左心室游离壁收缩期室壁厚度增加超过 40%。一般情况下正常人间隔室壁增厚率低于心室游离壁。室壁运动减低定义为收缩期室壁增厚率低于 30%，若收缩期室壁增厚率低于 10% 则定义为无运动。矛盾运动定义为收缩期室壁向外运动，同时常伴有室壁变薄。

通过多切面成像，二维超声可以显示所有的左心室室壁节段。常把左室分为若干节段。美国超声心动图学会推荐的是 16 段分段法。有时候把心尖部作为第 17 个节段，则为 17 节段分段法 (图 2-1)。依据目测观察对每一个节段收缩性进行评分：运动正常＝ 1，运动减低＝ 2；无运动＝ 3，矛盾运动＝ 4，室壁瘤形成＝ 5。依据这种室壁运动分析方法，室壁运动分数指数 (WMSI) 是通过对异常的室壁运动节段进行评分计算得出。WMSI ＝室壁运动评分总和 / 观察的室壁运动节段数，收缩正常的左心室 WMSI 为 1，心肌梗死范围越大，室壁运动异常越严重，则 WMSI 越高。

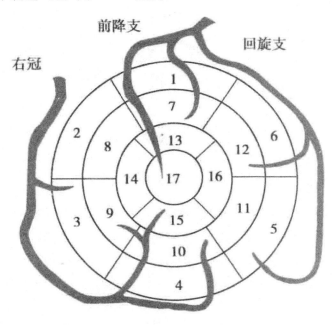

图 2-1 左室分为 17 节段，前降支、回旋支及右冠脉分别支配相应的节段

超声心动图对室壁运动异常的分析是带有主观性并依赖于对收缩期室壁厚度降低的判断，而其并非与梗死的范围或缺血组织的多少成比例，因此 WMSI 与心肌梗死实际的梗死范围或灌注缺损范围并不具有很好的一致性。ST 段抬高性急性心肌梗死的患者，WMSI 与灌注缺损总体上相关性良好。前壁心肌梗死患者的相关性优于小面积下壁心肌梗死的患者，也可以出现灌注缺损而心肌收缩功能相对正常的情况。反之亦然，需要根据临床实际情况进行判断。既往无缺血发作的患者，小范围心内膜下心肌缺血而没有出现明显的室壁运动异常也是可能的。此外，即使冠状动脉行再灌注治疗，其后一段时间内心肌仍然可以无运动。了解冠状动脉疾病患者的心肌收缩性及心肌灌注，对于治疗至关重要。

连续从心尖四腔心切面到心尖长轴切面再到心尖两腔切面能够全部显示左心室所有的 17 节段，同时应用左室短轴切面可更准确地判断异常运动的室壁节段 (图 2-2)。有慢性阻塞性肺疾病或肥胖的患者低频探头 [(2.0 ～ 2.5)MHz] 有助于心内膜的识别，同时剑突下切面也能够充分显示左心室节段。自然谐波成像及静脉注射声学造影剂能够提高心内膜的显像。

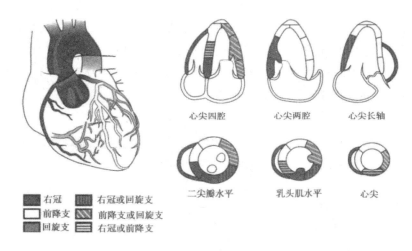

图 2-2　左心室 17 节段及相应的冠脉支配

二、胸痛症状

并非所有心肌缺血或心肌梗死引起的持续性胸痛患者都有典型的心电图改变。超过 50％的心肌梗死患者在最初发病时没有特异性心电图改变。胸痛发作 4 ～ 6h 快速检测肌酸激酶同工酶 (CK-MB) 可以可靠地检测心肌梗死。但是如果检测是在发病 4h 以内，CK-MB 的敏感性就不令人满意。肌钙蛋白 T 或 I 作为坏死心肌组织标志物更为敏感。

由于心肌缺血或梗死即刻可造成心肌收缩力的减低或丧失，表现为节段性室壁运动异常 (RWMA)，因此对于有持续性胸痛且心电图无诊断性发现的患者，RWMA 作为心肌梗死的标记有较大的意义。没有 RWMA 通常可以排除心肌缺血。尽管 RWMA 对于检测心肌梗死有很高的敏感性，其阳性预测价值只有 30％，因为 RWMA 对于急性心肌梗死并不特异，一些不稳定型心绞痛患者可以没有心肌损害。有时候超声心动图有助于发现胸痛综合征中致命性病因，例如肺栓塞、主动脉夹层或心脏压塞。如果对这些患者进行抗凝或溶栓治疗可能带来灾难性临床后果。

即使对于有典型胸痛和心电图 ST 段抬高的患者，二维超声 RWMA 的分析仍然有临床和诊断意义。通过计算 WMSI 可以估计濒危心肌的数量。WMSI > 1.7 意味着灌注缺损的范围超过 20% 并且并发症发生率增加。如进行再灌注治疗则可以逆转室壁运动的异常。再灌注治疗数天后，局部室壁运动分析可以用于评估其功能的恢复，对比超声心动图可以更早地预测再灌注治疗功能的恢复。心肌梗死后负荷超声检查中双相反应预示存活心肌。

犯罪血管影响的心肌范围决定患者接受急诊介入治疗的获益程度。心肌受累面积大（常常是前壁心肌梗死）的患者较心肌受累范围小的患者再灌注治疗获益更大。ST 段抬高心肌梗死患者受累，心肌常表现为无运动或矛盾运动。在恰当的时间内（通常 4h 内）接受成功的再灌注治疗，二维超声可发现受累心肌收缩力明显改善。如果缺血时间很短，急性心肌梗死则可能就不会发生。室壁持续性无运动并不意味着再灌注的失败。持续无运动的存活心肌可以通过小剂量多巴酚丁胺或声学造影超声心动图来判断其心肌的存活性。左心室扩大或重构是心肌梗死后心脏事件最强预测因子之一。

应变是心肌变形的能力，测定应变可以用于识别急性心肌缺血，可以作为急性缺血的标记之一。

三、急性心肌梗死

直接经皮冠状动脉介入治疗已成为急性心肌梗死的首选治疗，急性心肌梗死的死亡率也明显降低。超声心动图在急性心肌梗死治疗中的角色发生了改变，现主要用于：

(1) 对于持续性胸痛而心电图无特异性改变患者的诊断。

(2) 濒危心肌数量以及再灌注治疗后最终梗死范围的估计。

(3) 评估不稳定的血流动力学状态。

(4) 发现心肌梗死的并发症。

(5) 评估心肌存活性。

(6) 进行危险分层。在心肌梗死的不同阶段，超声心动图可以提供有关解剖、功能以及血流动力学的重要信息。

四、机械并发症与心源性休克

心源性休克的心肌梗死患者除非病因得到纠正，否则预后不良，因此需要迅速识别潜在的病因并给予及时的治疗。一项国际注册研究发现急性心肌梗死合并心源性休克患者中严重左心衰竭占 85%，机械并发症占 8%，右心室梗死占 2%，其他合并情况占 5%D 二维及彩色血流多普勒对迅速识别这些患者的病因，特别是并发症价值很大。心肌梗死和心源性休克后尽快行超声心动图检查表明，二尖瓣反流严重性与左心室射血分数是患者生存的独立预测因素。如果在重症监护病房 TTE 检查不能进行或者图像显示不清，应尽快行 TEE 检查。对收缩功能正常的重症或血流动力学不稳定患者，应即刻考虑有无机械并发症。心肌梗死急性和慢性并发症见表 2-1。

表 2-1　心肌梗死的并发症

	并发症
急性期	左心室收缩功能异常
	心脏破裂
	游离壁破裂
	室间隔穿孔
	乳头肌断裂
	心外膜下室壁瘤形成
	二尖瓣反流
	左心室扩张
	乳头肌功能障碍
	乳头肌断裂
	左心室血栓
	心包积液 / 心脏压塞
	右心室梗死
	左心室流出道梗阻
慢性期	梗死膨展
	室壁瘤形成
	真性室壁瘤
	假性室壁瘤
	左心室血栓

五、左心衰竭与重构

由于溶栓和介入治疗的广泛应用，如今首次心肌梗死患者因为左心室收缩功能障碍造成的心力衰竭和心源性休克明显减少。但心源性休克一旦发生，仍有很高的死亡率。最初左心室的机械性损伤与继发的神经体液调节引起进展性左心室重构，进展性左心室重构导致心力衰竭和预后不良。随着心室重构过程，左心室变大并出现球形变 (左心室沿短轴扩张更明显)、左心室射血分数减低、二尖瓣瓣叶向心尖部移位加重二尖瓣反流的程度，这些因素最终导致心力衰竭加重和死亡。超声心动图检查对这些患者非常重要，超声心动图可以提供局部室壁运动分析以及左心室大小与容积、心肌存活性、左心室充盈压、二尖瓣反流严重程度和肺动脉收缩压等详细信息。

六、右心室梗死

心肌梗死中右心室梗死并不少见，但有血流动力学意义的右心室梗死并不多见，常与下壁心肌梗死合并存在。如果患者因为右心室梗死造成心源性休克，那么患者死亡率与左心室造成心源性休克的死亡率一样高，血运重建治疗可以改善预后。右心室梗死患者颈静脉压增高而双肺听诊清晰。这些患者在给予硝酸甘油后出现低血压，或出现需要正性肌力药物并需要补液治疗的休克。心脏超声可发现右心室扩张，右心室室壁运动减低或无运动。右心室心尖部为左冠状动脉前降支供血，因而右心室梗死时右心室游离壁基部和中部受累而心尖部运动可能正常。同时右心房也可扩大，三尖瓣因为三尖瓣环的扩大而使反流加重。因右心室收缩压并没有增高，尖瓣反流的峰速度一般不快，通常不超过 2m/s。三尖瓣环组织多普勒成像有助于识别下壁心肌梗死患者右心室功能的下降。合并卵圆孔未闭 (PFO) 的右心室梗死患者可以表现出明显的右向左分流的临床状况，因为卵圆孔未闭患者当右心室顺应性下降时右房压明显增高。如果下壁心肌梗死的患者出现明显的低氧血症，应考虑合并右心室梗死和通过卵圆孔未闭出现右向左分流。可以通过静脉注射声学造影剂行声学造影超声检查确诊，可见右房显影后声学造影剂通过 PFO 进入左房。TEE 检查是评估这种情况的最佳方法。

七、游离壁破裂与假性室壁瘤形成

急性心肌梗死中约 1% 的患者发生致命性游离壁破裂的并发症，占心肌梗死患者死亡病因的 7%。典型的心脏游离壁破裂表现为急性心脏压塞 (血心包) 和电机械分离，突然发生血流动力学衰竭。大多数破裂发生在心肌梗死 1 周内，女性与老年患者多见。发生破裂的患者常常冠状动脉病变并不严重而且梗死面积不大。可能增加心脏破裂的原因是溶栓治疗，通常是在症状发作后超过 10h 溶栓，因为溶栓可能造成梗死区心肌内出血。

尽管梗死进展的心肌梗死患者发生心脏破裂的风险很高，但超声检查缺乏特异性预测这种高致命性并发症的特征。超声对心脏破裂的诊断依赖于医师临床警惕性，患者有的仅表现为晕厥、低血压、复发性胸痛、呕吐或是几种情况同时出现。如果发现局部心肌变薄或局限性心包积液，特别是发现局限性积液或血凝块，需要仔细查找可能的心脏破裂部位。发现游离壁破裂进行外科修补可使生存率超过 50%。

通常 TTE 检查不能显示破裂部位，仅显示局限性心包积液，伴或不伴心脏压塞的多普勒特征。单纯出现心脏压塞并不足以诊断游离壁破裂，因为心包积液在急性心肌梗死患者也比较常见。声学造影超声心动图检查和彩色血流显像有助于发现破裂部位，如果临床高度怀疑，超声检查结果阴性也不能排除心肌破裂的诊断，此时可考虑其他的成像技术 (如磁共振)。一些情况下游离壁破裂可以形成假性室壁瘤，表现为心包腔内局限性腔隙 (最多见于后壁，其次是侧壁和心尖部)。假性室壁瘤可发生于任何部位，后壁及侧壁多见。假性室壁瘤的特征是可见一个细长的颈连接左心室与瘤腔，入口与室壁瘤最大直径之比小于 0.5，可见其他心腔受压表现。一些假性室壁瘤也可看到宽颈。通常在破口用多普勒和彩色血流可以记录到往返血流。慢性假性室壁瘤的临床表现不特异，常常在偶然间被发现。一半患者的胸部 X 线检查显示团块影。有时游离壁破裂并非室壁全层的破裂，可能被心外膜包裹，称为心外膜下室壁瘤。这样形成心肌内腔隙或类似假性室壁瘤的心室壁瘤。此并发症需外科手术治疗。彩色血流成像或声学造影超声心动图对于交通口的定位有一定的帮助。

八、室间隔穿孔（破裂）

心肌梗死室间隔穿孔（破裂）发生率为 1%～3%，尤其易发生于心肌梗死早期 1 周内 K 与游离壁破裂一样，室间隔穿孔（破裂）易发生于既往无心肌梗死病史的老年女性患者。近 50% 的室间隔破裂的患者存在单支血管病变。典型的临床表现为新出现收缩期杂音，并出现进展性血流动力学障碍。新出现收缩期杂音时，应鉴别的几种情况包括室间隔穿孔、乳头肌功能不全或断裂、心包摩擦音、急性左心室流出道梗阻及游离壁破裂（表 2-2）。梗死相关的室间隔穿孔表现为室间隔连续性中断，并有左向右分流血流。缺损常发生在心肌最薄且有矛盾运动的部位。

TTE 可以确诊约 90% 的病例，图像不清晰的患者可能需要 TEE 检查。连续多普勒超声测定破口峰血流速度可以估测右心室收缩压。如破口在间隔下段，则可能有右室受累，患者的预后则更差。间隔下段的室间隔穿孔（破裂）可以是不规则的撕裂，而间隔心尖部的穿孔（破裂）常合并左室游离壁破裂。

室间隔穿孔（破裂）需要紧急外科手术治疗。未经修补常常是致命的。在等待手术治前，患者需要降低后负荷（硝普钠）和主动脉内球囊反搏稳定患者的状态。可以采用封堵的方法，但目前还缺乏较多的临床经验。

表 2-2　急性心肌梗死新出现杂音的鉴别诊断

鉴别诊断	室间隔穿孔（破裂）	乳头肌断裂	左心室流出道梗阻
梗死部位	前壁／下壁	下壁多于前壁	通常是前壁
体征	低心排	肺水肿	低血压
血流动力学	右房 - 肺动脉氧饱和差＞10%	肺毛细血管楔压描记可见 V 波	左室流出道压差
治疗	手术	手术	补液、β- 受体阻滞剂、α- 受体激动剂

九、乳头肌断裂

急性心肌梗死后二尖瓣反流很常见，13%～50%。出现早期二尖瓣反流是患者 1 年后心血管死亡的独立预测因子。只有不到 10% 的患者中可以听到二尖瓣反流的杂音。急性心肌梗死心源性休克的患者出现二尖瓣反流预示预后不良。

急性心肌梗死二尖瓣反流 4 个独立的病理生理机制包括：

(1) 左心室和二尖瓣瓣环扩张。

(2) 乳头肌功能障碍。

(3) 乳头肌断裂。

(4) 二尖瓣急性前向运动。必须准确地判断缺血性二尖瓣反流的确切病因，因为乳头肌断裂需要立即手术修复或二尖瓣置换，而因瓣环扩张或乳头肌功能不全引起的二尖瓣反流可以通过减轻后负荷和 (或) 冠状动脉血管重建术得以改善。收缩期前向运动引起的二尖瓣反流可以通过补液、β- 受体阻滞剂治疗，或偶尔用 α- 受体激动剂。

乳头肌断裂是最严重的二尖瓣受累的并发症。常因累及右冠状动脉或回旋支引起小面积梗死。后内侧乳头肌为单支冠状动脉供血，其发生断裂的机会是前侧乳头肌的6 ～ 10 倍。超声是诊断乳头肌功能不全或断裂的最佳办法。乳头肌断离可以是部分或完全性。可以用彩色多普勒血流显像评估二尖瓣反流严重程度。严重的二尖瓣反流通常血流动力学失代偿，TEE 有助于明确诊断和判断二尖瓣反流严重程度。一旦乳头肌断裂诊断确立后，需要行紧急二尖瓣置换术，可同时行或不行血管重建术。

十、缺血性二尖瓣反流

缺血性二尖瓣反流是指因为冠状动脉疾病引起的慢性二尖瓣关闭不全。和心肌梗死的急性期一样，慢性缺血性二尖瓣反流同样是患者预后重要的预测因子。即使是轻度二尖瓣反流也与患者死亡率增加相关。有效的二尖瓣反流孔径的主要决定因素是二尖瓣变形，即由收缩期二尖瓣膨起面积所决定。二尖瓣膨起面积是由乳头肌向心尖及后侧移位以及支持乳头肌的室壁运动异常所决定的。

十一、急性动力性左心室流出道梗阻

急性心肌梗死患者也可以出现急性动力性左心室流出道梗阻，当患者出现新的杂音、血流动力学不稳定或是两者同时发生时，应考虑左心室流出道梗阻的可能。急性动力性左心室流出道梗阻是因为后壁和下侧壁代偿性运动增强导致二尖瓣瓣叶收缩期前向运动造成的，同时引起二尖瓣反流。高血压造成间隔基部肥厚的老年女性患者发生前壁心肌梗死后出现急性动力性左心室流出道梗阻非常常见。但是，无心肌梗死的患者低血容量或接受正性肌力药物时也可以出现。约 1/3 的心尖气球样变患者可以观察到急性动力性左心室流出道梗阻。急性动力性左心室流出道梗阻的患者可以发生严重的包括休克或肺水肿在内的不稳定血流动力学状态。有效的治疗措施包括补液、β- 受体阻滞剂、α- 受体激动剂，避免使用血管扩张剂和正性肌力药物。

十二、心包积液与心脏压塞

无血流动力学意义的心包积液在心肌梗死特别是前壁心肌梗死患者中非常常见。治

疗主要是对症治疗，但是心脏破裂可能表现为心脏压塞，此时心包腔内充满黏稠的血凝块。需行紧急心外科手术。可先行心包穿刺引流术稳定患者的病情直至急诊外科手术。

十三、真性室壁瘤与血栓

室壁瘤的特征是室壁变薄，收缩期向外膨出。室壁瘤形成与透壁心肌梗死相关，可发生在左室的任何区域，最好发部位是心尖部，从左室基部向心尖左室腔径进行性增大，其次是下壁基部。心尖切面是显示心尖部室壁瘤最好的切面。而下壁基部室壁瘤最好通过胸骨旁长轴和心尖两腔心切面显示。室壁瘤是心脏膨展的结果，预示患者预后不良。室壁瘤容易形成血栓，并可以造成恶性心律失常。二维超声目前是最实用最可靠发现左心室血栓的方法，需要鉴别血栓是心尖部的腱索及伪影，任何血栓应在 2 个相差 90° 的切面上证实。血栓的特征是回声不均一，与无运动或矛盾运动的室壁边界清晰。带蒂的血栓较无蒂的或分层状的血栓栓塞概率明显增加。声学造影超声有助于心室内血栓的发现。

十四、鉴别应激性心肌病

急性心肌梗死应与应激性心肌病鉴别。应激性心肌病指严重精神或躯体应激下出现一过性左室功能障碍的疾病，也称为 Takotsubo 心肌病。其主要特征为一过性心尖部室壁运动异常，呈气球样变，故也称心尖气球样变综合征。应激距发病时间数分钟至数小时不等。本病多见于绝经后妇女，酷似急性心肌梗死，可出现胸痛、ST 抬高和肌钙蛋白轻度升高。临床诊断急性心肌梗死的患者中 0.7% ～ 2.5% 最后诊断为应激性心肌病。尽管患者存在严重左室功能障碍，但冠脉无严重病变。左室功能障碍可逆，在几天或几周内恢复，预后好。

本病可见发病前均伴有明显精神或躯体疾患，例如恐惧、支气管哮喘、癫痫发作、急腹症、严重内外科疾病等。进入重症监护室的 28% 患者并发应激性心肌病。约 50% 严重脓毒血症者可并发累及左、右心室的应激性心肌病。神经内分泌瘤（嗜铬细胞瘤）以及外源性儿茶酚胺的使用（如多巴胺、多巴酚丁胺、肾上腺素、β- 受体激动剂等）均可导致应激性心肌病。严重缺血性脑血管事件、蛛网膜下隙出血或脑外伤也可引起可逆性的心室功能障碍，称为神经源性应激性心肌病。

少部分患者可出现严重心力衰竭、肺水肿、心源性休克，游离壁破裂、左室心尖血栓、脑血管意外、室性心动过速、房颤、室颤、室间隔缺损、一过性左室流出道梗阻。

超声可以发现局部或整体的心肌功能异常，但心肌功能异常多在数天内恢复。室壁运动异常范围常常不能以某支冠脉支配区来解释。急性期多数患者左室中部和心尖部运动减低或消失，基底部运动增强，也有部分患者表现为中部运动减低和基底部运动减低，或仅中部运动减低。少数患者可出现左室流出道梗阻和二尖瓣收缩期前向运动 (SAM)。多数患者室壁运动异常短期内恢复。神经源性应激性心肌病以心室中部和基部或整个左室壁运动减低多见。某些严重的内科疾病（如脓毒血症），也可出现整个左心室运动异常。

左室壁系列超声心动图检查可评估室壁运动恢复情况，指导治疗。

应激性心肌病的急性期治疗主要为支持治疗。因患者存在儿茶酚胺的过度释放，β-受体阻滞剂将发挥重要的作用（嗜铬细胞瘤需先用α-受体阻滞剂）。如以左室流出道梗阻为特征，可用静脉液体同时谨慎应用短效β-受体阻滞剂，以期降低左室收缩力和增加左室腔大小。应激性心肌病出现低血压时，需判定是左室功能不全引起还是因左室流出道梗阻引起。

十五、舒张功能

心肌缺血改变左心室的舒张功能。绝大多数舒张功能减低是因为缺血造成心肌松弛延迟与延缓。暂时性心肌缺血和冠状动脉疾病的患者可出现典型的舒张功能异常二尖瓣血流频谱，表现为二尖瓣血流频谱 E 峰减低，A 峰升高，E 峰减速时间（EDT）延长和 E/A 减低。心肌梗死患者二尖瓣血流频谱是由多个因素相互作用所决定的。尽管多种因素影响二尖瓣跨瓣血流速度。左房压增加是最主要的决定性因素，并形成限制性舒张功能异常的血流频谱（E 峰升高，A 峰减低，EDT 缩短和 E/A 升高）。二尖瓣血流频谱表现为限制性舒张功能障碍的急性心肌梗死患者，更易发生严重左心室收缩功能障碍或严重潜在冠脉疾病所致的心力衰竭。二尖瓣减速时间是急性心肌梗死左心室重构和存活强有力的预测参数。另一个左心室充盈压舒张指标 E/E'（E' 指组织多普勒测定的舒张早期二尖瓣环运动速度），也被认为是急性心肌梗死存活强有力的预测因子。

十六、危险分层

心肌梗死后对预后最有预测价值的预测因子包括：收缩功能减低程度、左室容积、冠脉疾病的范围、二尖瓣反流、舒张功能以及是否存在心力衰竭。因此毫无疑问节段性室壁运动异常的程度越严重预示着患者发生心脏事件的风险越高。

表现为限制型充盈障碍的二尖瓣血流频谱参数与梗死后心力衰竭以及左心室充盈压相关性好。E/E' 是一个估测肺毛细血管楔压非常可靠的指标，并且是急性心肌梗死后患者长期预后强有力的预测指标。左房容积反映慢性舒张功能异常和慢性左房压增高，也是急性心肌梗死预后的强有力预测因子。受充盈压影响的超声指标（如 EDT 和 E/E'）决定患者的短期预后，而反映心脏慢性改变的超声指标（如左心室容积和左房容积）则决定患者的远期预后。负荷超声心动图是检测心肌梗死后残余缺血、心肌存活性、多支血管病变非常敏感的方法。许多研究证实多巴酚丁胺负荷试验可以在急性心肌梗死后短期（3～5日）安全地进行，并可预测心脏的负荷能力。

总之，反映急性心肌梗死后远期心脏事件风险增加的因素包括：

(1) 收缩功能异常（LVEF < 40%）。

(2) 梗死面积（WMSI ≥ 1.7）。

(3) 限制性舒张充盈障碍（EDT < 140ms，E/E' ≥ 15）。

(4) 左室增大。

(5) LA 增大（ $\geqslant 32mL/m^2$）。

(6) 二尖瓣反流伴有效二尖瓣反流孔$\geqslant 0.2cm^2$。

(7) 负荷超声检查异常。

第三章 胎儿超声心动图

第一节 胎儿超声心动图检查指征

目前报道的活婴先天性心血管畸形（简称先心病）的发生率为8‰～12‰，是最常见的主要器官畸形之一，也是导致胎儿宫内死亡及流产以及婴儿死亡的主要原因。约50%先心病可以通过外科手术或介入治疗获得矫治，50%复杂严重畸形尚难得到满意疗效。然而，通过产前胎儿心脏超声检查识别那些复杂严重致命性的先心病，有利于及时干预及合理咨询，减少出生后对社会、家庭造成的不利影响。

一、胎儿心脏超声的检查指征

胎儿超声心动图指征基于先心病的亲代及胎儿危险因素。然而，大多数病例并没有明确的已知的高危因素。胎儿超声心动图的普通指征（也不局限于此）：胎儿心脏超声检查适应证包括母体因素、胎儿因素和家族因素三个方面。

（一）母体因素

(1) 高龄孕妇，孕妇年龄大于35岁时，胎儿心血管发育异常的发生率增高。

(2) 孕妇患有先心病，其胎儿患先心病的风险增加5%～20%。

(3) 孕妇曾有妊娠异常史，例如胎死宫内、流产、羊水过多或羊水过少等。

(4) 孕妇在孕早期有服用过致畸可疑药物（如类视黄醇、氧化锂、苯妥英钠等）或孕期内有接触可疑致畸物质（如放射线、放射性核素、有害化学物质、有害气体等）。酗酒可致胎儿酒精综合征，易发生先天性心脏病。

(5) 孕妇患有各种类型代谢性疾病（如糖尿病和苯丙酮尿症）、结缔组织病、感染性疾病（如孕早期感染风疹、流感、腮腺炎、弓形虫病等，其胎儿心血管异常发生率为10%左右）、妊娠高血压。孕妇抗Ro或抗La抗体阳性。

（二）胎儿因素

(1) 胎儿染色体异常：染色体异常胎儿的心血管发育异常的发生率很高，平均为30%～40%。

Down综合征，即21-三体综合征（唐氏综合征），先天性心脏病发生率约50%，以完全性心内膜垫缺损多见。Edwards综合征，即18-三体综合征，先天性心脏病发生率可高达99%。Patau综合征，即13-三体综合征，胎儿伴发先天性心血管畸形高达84%。Schachenmarm综合征，即猫眼综合征，往往伴有复杂的先天性心脏病，最常见的是完全性肺静脉畸形引流。Wolf-hirschhorn 综合征，约 50％ 的患儿伴有心脏缺损。Cri-du-chat 综合征，又称猫叫综合征，30％～50％ 的患儿有先天性心脏病，以室间隔缺损及产后动脉导管未闭常见。Turner 综合征，即先天性卵巢发育不良综合征，为显性染色体异常，30％～50％ 合并心脏畸形，以主动脉缩窄常见。

(2) 试管婴儿。

(3) 胎儿产科超声筛查提示可疑心脏畸形。

(4) 胎儿心律失常。

(5) 胎儿心脏以外器官畸形，例如结构异常 (包括脑积水、小脑畸形、前脑无裂畸形、胼胝体未发育、食管闭锁、十二指肠闭锁、空肠闭锁、脐膨出、肾积水或发育不全、膈疝等)、遗传综合征及相关异常、非免疫性水肿 (可由胎儿心血管异常所致心功能不全引起)、羊水过多或过少、颈项透明层增厚。

(6) 羊水过多、过少，多胎妊娠、双胎妊娠 (双胎输血综合征及无心双胎畸形)，单脐动脉，宫内胎盘异常，胎儿宫内发育迟缓等。

(三) 家族因素

(1) 先天性心脏病家族史是先天性心脏病的高危因素，患有先心病的孕妇，其胎儿患先心病的风险增加 5％～20％，患有先心病的父亲，其胎儿患先心病的风险增加 3.33％ (1/30)。有先心病胎儿或患儿妊娠史者再次妊娠时胎儿患先心病的危险为 1％～5％，如果第 2 胎也患有先心病，第 3 次妊娠胎儿患先心病的危险增至 10％～20％。

(2) 某些常染色体显性遗传性疾病常合并有先天性心脏病，如 Noonan 综合征，又称先天性侏儒痴呆综合征，为常染色体显性遗传，50％ 可合并心血管畸形，常见肺动脉狭窄、房间隔缺损、室间隔缺损等。

二、胎儿心脏超声检查的最佳时机

早期做检查诊断胎儿是否畸形是必然的趋势，已遍布全球范围内的颈项透明层筛查，对早期诊断胎儿心外畸形的诊断发挥着重要作用，同时超声清晰度和四维超声技术的卓越进展迅速促使在孕早期评估胎儿心脏解剖是否可行并且成功，推动了超声早期评估胎儿心脏的飞速发展。

(一) 孕早期胎儿心脏检查

胎儿心脏畸形的筛查主要采用胎儿超声心动图，筛查时窗已从传统的 18～22 周提前到 18 周前的孕早期，当前先进的高频阴道探头不仅能在孕 12～15 周评估胎儿心脏，同时也能在心脏发生完成时观察到器官发育期的变化。另一个重要因素是胎儿颈项透明层增加与正常染色体核型的胎儿先天性心脏病发生率为 20％～30％。

专家及操作者在孕早期胎儿超声心动图培训时面临的第一个问题就是选择经阴道超声还是经腹超声。经腹超声唯一不理想的状况是母体肥胖，这也是真正的问题，这种情况下，经阴道超声检查可能也不容易，因为感兴趣区域可能非常深，从而需要高频凸阵探头来保障感兴区域在扫描视野之内。系列研究显示孕 12 ～ 13 周时经阴道超声可能更有效，在 14 周以后经腹超声则更方便。最后一个重要的因素是探头的质量：如果没有好的高频经阴道探头，经阴道扫查则难以进行。然而，不论选择哪种扫查方式，大多数专家认为在孕 13 周后进行超声心动图检查其分辨率、结果及组织机构细节比在孕 12 周要清晰，这也是共识。

将中孕期常规技术应用于孕早期，与获得的整个容积数据相比，其中心脏的容积数据是非常小的。一般认为在中孕期图像质量最好，与其相比，早孕图像质量欠佳。在中孕期操作规范基础上进行两个改变可以使孕早期图像质量得到优化。

(1) 选择 20° 的扫查角度和 12.5s 的扫查时间。然后确定心脏的一端为初始切面 (OPA)。

(2) 当扫描到与 OPA 位置相吻合一致时，你必须按下按钮停止采集。手动停止所采集的容积数据是在到达采集的中点即约是 11°，但只有大约 7s 扫描用于采集图像，这样可减少胎动对图像的影响。

时间空间相关成像技术在早孕期评估胎儿心脏结构不仅可行而且具有临床诊断价值，应注意：

(1) 不论分辨率如何，事实上在此孕期的心血管结构非常小，应用彩色多普勒容积会增加灰阶成像看不到的细节。

(2) 从四腔心切面开始获取比在主动脉弓矢状面获取需要更长的时间 (角度偏大)。因此，对导管弓和主动脉弓的评估，从矢状面获得容积数据更合适。

(3) 这种技术的另一个关键点是胎动的问题，在孕早期胎儿结构更小而且胎动更频繁。请记住：孕早期胎儿超声应在胎儿不动时操作，而不必非要打到一个完美的轴向或矢状切面；因为每一步对子宫的操作都可能唤醒胎儿，这对操作者来说是不利的。

(4) 对于弓部及体循环回流的评估在长轴上应用彩色多普勒 (HD- 血流) 或 B-Flow 模式获取容积是最好的选择，它可以在孕早期 12 周及孕晚期显示弓部及颈部血管也可以评估体静脉回流。

前面已经指出，经阴道高频探头分辨率明显增加，超声诊断检查的孕周更加提前了。值得一提的是，在不久的将来超声很可能在心脏器官发生阶段得到重要实时信息，以及在胚胎期心脏功能及形态相互作用方面得到重要信息。

（二）孕中晚期胎儿心脏检查

孕妇在中期妊娠时，必须进行一次系统的常规彩色多普勒超声检查，包括评估胎儿位置、大小、羊水量、胎盘的位置及胎儿各系统的发育情况。胎儿心血管检查包括基本的心脏切面、血流的观察及测量，以排除严重的先天性畸形。孕中期是进行胎儿心脏超声检查的最佳时机。一般从妊娠 16 周即可进行，20 ～ 24 周最适宜，妊娠晚期因羊水减少，胎儿活动受限制等因素影响，检查有一定困难。但目前多数 16 ～ 40 周的胎儿通过将不同用途的探头置于不同部位，均能够获得较为理想的声窗，完成胎儿心脏超声检查。

三、胎儿心脏超声检查的安全性

标准的胎儿心脏超声检查包括二维、M 型彩色多普勒血流显像及频谱多普勒等技术。当检查胎儿心脏时，需要运用各种形式的超声波，超声输出能量随着模式的变化而变化，当彩色血流显像应用于较小的感兴趣区，超声能量输出随之增加，在检查发育中的胎儿时超声能量应该给予特别的考虑。尽管理论上存在超声对胎儿损害的可能，但尚未证实有损害的发生。在进行胎儿超声心动图检查时应避免损害胎儿，限制超声的输出功率，限制单次检查时间。

（一）诊断超声的安全性

"尚无已知的因诊断超声辐照而导致人类受损的病例报告"。人人都认为超声很安全。那么为什么我们必须认识超声的生物物理以及生物效应呢？

1880 年，两位法国科学家 Jacques 和 Pierre Curie 发现了压电现象，它成为超声探头的基础。约 35 年以后，另一位名为 Paul Langevin 的法国科学家发明了超声的第一个用途：水下声波测距法探测水下目标，也就是今天大家熟知的声呐。在此过程中，他发现并报告了高强度超声对于小水生动物具有明确影响的现象。10 年后，科学家 Wood 和 Loomis 进行的实验证实了 Langevin 的观察。随后，1930 年，Harvey 发表了有关超声的物理、化学特性以及生物效应的报告，引起各种微生物、细胞、组织以及器官等的改变。亦即远在人们考虑使用超声进行人体成像的方法之前，就已经知道高强度超声具有危害性。因此，早期设计超声成像设备的工程师以及临床医师均已认识到超声具有危害生物机体的潜在可能。如此，在诊断超声设备不断发展的全部过程中，超声的潜在有害效应一直颇受关注。

当超声通过人体组织传播时，存在对人体的潜在危害。已有许多研究致力于认识和评估超声导致组织损害的可能性。通过这些研究，我们试图了解是什么因素引起超声生物效应以及如何应用这些信息进行诊断超声。很多研究属于剂量－效应研究。这些实验室研究包括两件事情：第一，他们使用比常规诊断超声高得多的剂量水平进行超声安全性的实际检测；第二，对于有可能导致生物效应的有关机制进行详尽的研究。

事实上，所有超声导致的不良生物效应都发生在这些非常高剂量的强度水平。随着医学设备用途的不断拓展以及更多应用领域和仪器的开发，为保证患者安全，已制定了许多规则和协议。1976 年，有关食品、药物和化妆品等医疗设施修正法令出台，要求诊断超声仪器生产商必须保证其仪器的输出声能低于 1976 年修正法令被制定时的商售仪器声能水平。生产厂家投放新产品进入市场时，必须与早前准入市场的超声仪器进行各种特性的比较，包括声能输出。

在这些条件"限制"下，超声在医学应用中成为安全有效的诊断工具。"诊断超声自 20 世纪 50 年代后期开始应用，其作为医学诊断工具的优点和有效性已得到证明，包括在妊娠人体中的应用。美国超声医学学会在此提出超声应用的临床安全性声明：未见肯定的、因现行诊断超声仪器的常规强度辐照而导致患者或仪器操作者产生生物效应的报道。尽管这种生物效应存在的可能性在将来有可能被确定，但目前的资料表明谨慎使用诊断超声对于患者的益处远远超过危害，如果危害存在的话。"

我们没探查到诊断水平的超声对人体的生物效应，但这并不意味着它不存在。我们知道存在潜在危险的可能。重要的是超声使用者应认识超声的生物物理特性和生物效应，如此才能在超声应用方面做出明智的选择并尽可能降低生物效应的发生。由于越来越多的应用被开发，以及技术上更为精密复杂的、可提供更多诊断信息的设备被生产，现在安全性的问题受到更广泛的关注。未来，仪器操作者将制定出越来越多的有关所使用超声的输出水平的决议。

（二）诊断超声的生物效应与生物物理

迄今为止，我们已推导出两种已知的可改变生物系统的机制。其一，称为"热机制"与软组织和骨骼发热有关。其二，为"非热机制"，包括如空化效应的机械现象，尽管非热机制远远不止是空化效应。您可以将空化效应理解为组织与液体中超声与微气泡之间的相互作用。

1. 热生物效应

超声可导致组织温度上升，最高的温升倾向于发生在声束进入组织与声束聚焦之间的部位。由于温升既与超声能量有关也与辐照组织的体积有关，我们必须了解超声检查是扫描型还是非扫描型，换言之，仪器是移动声束还是保持声束稳定。扫描成像模式，例如 B 型成像和彩色血流多普勒成像，能量分布于较大机体范围内。扫描成像模式非聚焦与聚焦超声场中，最高的温升常出现在声束进入机体的体表部位。非扫描成像模式，如频谱多普勒和 M 型，能量线状集中于患者体内，并且沿着恒定的超声束进行蓄积。能量分布在比扫描成像小得多的组织范围内。聚焦长度较大者，最大温升部位可能更接近体表，而对于聚焦长度较短者，最大温升通常更接近聚焦点。超声束聚焦会使声束的能量集中于一较小的区域，由此可提高成像的侧向分辨力，但同时也产生更高的声强以及引起更高温升的可能。

超声束影响温升的一个重要因素是时间。超声波可以脉冲波的形式发射。能量发射，随之有一段静止期，然后再发射另一个脉冲，再静止，如此反复。在脉冲发射时，声强度很高，而在静止期强度为零。如果我们计算全部的重复时间，包括脉冲期和静止期，并且在时间基础上平均超声强度，我们将得到一个时间平均强度，它将小于发生在脉冲期瞬时的或时间峰值强度的数千倍。温度增高导致的生物效应，部分程度上有赖于时间平均强度。最大时间平均强度部位的声强被称为空间峰值时间平均声强 SPTA，常用来表示超声的输出特征。另一个与温升有关的时间因素是超声辐照的持续间期，或超声检查中某一部位的扫描时间。组织温升需要时间，辐照间期越长，发生生物效应的可能性也越大。

　　另一个导致温度升高的因素是能量的吸收。在超声检查中，许多超声能量被机体组织吸收。如果某一特定区域蓄积能量的速度超过机体散热的能力，则局部将出现温度升高。超声能量可被组织吸收，至少部分，例如液体（羊水、血液，以及尿液）的吸收系数是几近于零。这些液体吸收的超声能量非常少。它意味着超声通过液体时能量衰减微小，同时意味着液体中极少出现温度升高。骨骼组织吸收能量最多。致密骨吸收能量非常迅速，导致温度升高也非常快。成人骨骼几乎吸收全部辐照它的声能。胎儿骨骼吸收系数根据其骨化程度不同有很大的变化。探头频率越高，吸收越大。对于操作者而言意味着较高频率的探头将不让我们"看"得到身体较远处。较高频率探头的超声能量比较低频率探头被吸收得更迅速，于是导致穿透力降低。部分病例中，此可导致接近体表皮肤处的温度增高。此外，由于较高频率超声能量的迅速吸收，也可发生另一非直接影响。如果我们探查深度不够，我们可能增加声能输出，于是增大的声能也会升高温度。

　　作为操作者我们如何使温升最小化？

　　温度升高依赖于声强、同一部位的辐照时间、探头聚焦区大小与部位，以及组织对能量的吸收等。总的说来，声强是可变的，并且有赖于我们所使用的仪器种类。作为操作者，我们能控制的是检查时间或辐照时间。探头在检查中应频繁地移动，如此自然可减少某一特定组织局部的辐照。

　　发射聚焦区和吸收。一个高度聚焦的声束其聚焦区位于羊水中将不会导致液体显著的变热，因为该部位吸收系数很低。如果聚焦于组织，其他情况类似的条件下，温升略强。但是，如果聚焦于骨骼，同样的声束将导致非常显著的温升，因为骨骼具有很高的吸收系数。局部温升的另一重要的决定性因素是兴趣区前方组织中超声能量的吸收。例如，腹壁较厚的患者进行产科检查时将比腹壁较薄的患者更不容易导致胎儿温度的明显升高。

　　2. 非热效应

　　非热效应即是不由温度升高引起的生物效应。非热效应不像热效应那样了解得比较透彻。有时它们和机械生物效应有关，因为它们似乎与超声波通过或接近气体时所导致的组织运动有关。非热反应绝大部分涉及组织内微气泡的产生、增大、振动以及可能的溃破。这种反应称空化效应。对于诊断超声，空化指的是超声引起的、发生在组织或体液内的气泡或含气体或蒸汽小囊的活动。这些气泡起源于组织内称为空化核的部位，其在复合介质如组织或血液中的准确特性和来源尚未完全清晰。声波具有正压和负压。正压也称为压缩压；负压也称为膨胀压。如果膨胀压足够大时，微气泡可能被产生，或现存的微气泡可能变大。

　　空化作用的发生及其特性有赖于许多因素，包括声波压力和频率、束聚焦或非聚焦、脉冲或连续波、声波的稳定程度、介质特性和状态以及介质的界面等。空化作用不是与时间平均声强 SPTA 相关，而是与压力相关，即空间峰值脉冲平均声强 SPPA 相关，但 SPTA 与空化作用也有着松散的联系。这种联系对我们有利，因为现存的很多超声系统均使用 SPPA 声强作为声强特征。

空化作用的发生需要膨胀压、超声频率，以及空化核的协同作用。大量科学依据提示瞬态空化是一种阈值现象，那么暴露于空化阈值水平以下的声压将不会导致空化效应发生，无论辐照时间有多长。理论上，如果空化核可获得的话，诊断超声的强度和频率也许有发生空化作用的可能。既然空化作用可能危及的是单个细胞，或极少数细胞，那么探查到不良生物效应是极其困难的，除非空化事件在组织内普遍发生。目前，没有诊断超声辐照导致人体发生空化效应的证据。此外，目前的仪器均限制了峰值声能输出。

（三）谨慎使用诊断超声

1. 诊断超声的利与弊

诊断超声的弊处是指热机制或空化现象等可能导致的不良生物学效应。迄今为止，尽管还没有诊断级超声导致人类明显生物学效应的报道，但我们知道有可能出现组织产热，有可能出现空化效应。诊断超声的益处就是可以提供有用的诊断信息。超声成像可为临床医师提供有用的资料，通过超声检查获取的信息，临床医师可以评估疾病的变化进程，选择最有效的治疗方法。

既往数十年的心脏超声应用中，诊断超声在心脏病中的应用明显增多。诊断超声有着极为良好的安全使用记录。鉴于许多心脏超声技术的特性，成像声窗的变化，以及心脏内部充满流动的血液的状况，事实上心脏区域的辐照已减少。

超声在产科中的应用是一关乎潜在生物学效应的关键领域。妊娠期间超声检查由于可提供相当丰富的信息而成为重要的检查手段。一方面，超声检查可以提供大量诊断帮助，可以替代其他检查程序，或同其他检查项目联合使用，且费用低廉，容易被广大患者接受，并能提供相当高质量的临床信息。另一方面，超声检查也有不利因素：热生物效应和非热生物效应。但另一种风险也必须考虑：不做超声检查的风险，或不获取信息，或通过其他不希望的，或创伤性方式获取信息的风险。

我们必须学会权衡超声检查的利与弊。我们已对生物效应有所了解：热效应，或组织产热；以及机械效应，例如空化现象等。我们认识到超声强度、辐照时间、聚焦特性，以及压力与危害和益处的关系。使用太大的声强会增加危险，但应用太小的声强可能导致成像不良或损失必要的诊断信息。当使用超声设备时，我们应关注其安全性。超声既不能毫无临床必要性地使用，也不能认为"绝对安全"。我们对超声的了解已经有 75 年的历史，在一定程度上，超声可以改变生物学系统，因此有必要持续关注未来的研究发现。但我们同时也知道，当诊断超声能带来临床益处时一定要毫不迟疑地进行超声检查。

未来的结果可能是不同的。如果现行的声能输出限制被取消，则声输出安全性的责任将从目前诊断超声的设计建造者身上转移到使用者的判断上。为提高超声的诊断性能，我们将必须在临床需要和不良生物学效应之间进行权衡。我们将必须全面了解热机制和机械机制、超声生物效应、所使用的超声输出水平，以及声输出水平同成像质量的关系。

2. ALARA 原则

我们有一个简单地使用超声能量的原则，称为"ALARA"，就是超声辐照应"尽可能合理地低"的原则。遵循这一原则意味着我们保持总体超声辐照尽可能合理地低，同时能获取最适当的诊断信息。使用新的超声设备，声能显示允许我们明确可能引起生物效应使用者控制患者的总体辐照的辐照水平。对于没有声能显示的仪器，我们将依赖其他的声能输出信息，例如声强、dB，或系统提供能量的百分数来控制。由于诊断超声的生物效应阈值不能确定，控制患者的总体辐照成为我们的责任。检查需要的声输出水平取决于患者和临床需要。并非所有的超声检查都能在低声能水平进行。事实上，应用太低的声能可能导致信息不够而必须进行重复检查。应用太高的声能可能提高信息质量，但会使患者接受不必要的超声辐照。

（四）执行 ALARA 原则

1. 控制声能输出

不论诊断超声系统有无输出显示，相同类型的控制键用于获取必要的诊断图像。我们应该了解这些控制键如何影响声能输出水平，如此才能在最少的辐照条件下取得最好的图像质量。本节中，我们将关注在大多数超声仪器中可获得的调节控制。

有几个外部系统控制键，操作者可进行调节以在最小化输出声能条件下改善图像质量。为了理解这些控制键与 ALARA 的关系，让我们将它们分为三大类：第一类，直接影响强度的控制键；第二类，间接影响强度的控制键，这些控制（如模式、脉冲重复频率和其他因素），当你改变其中的任一设置，就会改变声能强度；第三类，控制键并不影响强度，我们将其称为"接收控制键"，这些控制键可影响从机体反射回的声波的信号处理。

这些不是"正式"的分类，但它们能够帮助我们去理解这些旋钮如何影响 ALARA。事实上，每一个设备制造商提供的控制旋钮都不同。我们可通过阅读设备的操作指南来确定本文描述的功能控制旋钮。

首先看一下直接影响强度的控制键。主要是应用选择和输出强度。应用选择使我们可以在外周血管、心脏、眼科、胎儿成像等应用中进行选择。基于这些应用将会产生不同"范围"的强度输出，选择适当的应用是首要该做的。例如，心脏强度水平不适宜推荐做胎儿扫描。直接控制强度的控制键是输出强度。这种控制也可以称为发射、功率或输出。一旦适当的应用范围被确定，发射强度控制键可在已确定的范围内增加和减少输出。大部分仪器只允许你选择低于最大值的强度水平，例如 25% 或 50%。ALARA 提示您选择可获得满意图像质量的最低输出强度。

控制键主要改变发射声场而不是强度。系统模式，即 B 型、M 型，或 Doppler 模式的选择，确定了声束是静止的或运动的，它将极大地影响组织对能量的吸收。如果声束是运动的，那么每一靶组织容积仅在某个时间瞬间经历声束（扇扫探头近场部分除外）。如果声束为静止的，在声束中靶组织容积的时相在接收超声时是增加的。一秒内声脉冲的个数，即称为脉冲重复频率（PRF）。PRF 越高，每秒输出脉冲越多，则时间平均声强增大。在一些超声设备中，如果减少聚焦范围，系统将自动增加脉冲重复频率。聚焦时声束变窄从而可获得较好的侧向分辨率，并提高时间平均声强。大部分仪器通过调整输出来抵消聚焦的影响，由此可保持同等的声强不变。

第三类为接收控制键。我们应用其改善图像质量。它们对输出无影响；仅影响声波的接收和处理。控制键包括增益、时间增益补偿(TGC)、视频动态范围和后处理。为了获得较好的诊断信息，我们需要较高的回波信号振幅。这既可以通过增大输出(类似于大声谈话)，也可以通过加强接收增益(类似于使用音量助听器)来达到目的。增益的需求主要由组织衰减所决定，就是说，由声波通过组织反射界面回到探头的损失量决定。在部分情况下，我们通过设定增益控制和TGC来控制接收增益。注意，接收增益过低可能不得不使用高输出，或导致不理想的图像质量。

选择正确的探头，在较低的输出水平开始检查，通过应用聚焦、接收增益和其他成像控制来获取高质量图像。如果还达不到诊断目的，可以增加输出水平。我们可以通过减少总体超声辐照时间进一步执行ALARA。就是说凭借我们的技能、经验和临床知识，快速寻求和获取有用的图像信息来进行检查。录像和回放部分或全部检查图像可以进行后测量和分析，此可进一步缩短辐照时间。

2. 输出显示标准

当今，超声设备技术的新进展中之一就是引进与超声生物效应有关的输出显示标准。主要显示两类指数：热指数(TI)，可提供对温升的评估；机械指数(MI)，提供发生非热效应或机械生物效应(如空化效应)潜在可能性的指示。指数越高，潜在可能性越大。然而，即便MI＝1，或在任何水平，都并不表明生物效应在实际发生。

根据检查区不同的骨或软组织的结合条件，有三种热指数被使用：软组织热指数(TIS)，主要提供均质软组织内的温升信息；颅骨热指数(TIC)，指示位于或邻近体表的骨骼的温升，如可发生在颅骨检查中；骨骼热指数(TIB)，提供声束穿软组织后位于或接近聚焦区域的骨骼的温升信息，例如中晚期妊娠检查中，声束聚焦胎儿骨骼时适于以TIB做指示。热指数是温度升高的相对标志。因此，TI读数为2表示的温升比TI读数为1时要高，然而TI为1时并不表明实际温度上升1℃，依此类推。患者的实际温升与多个因素有关，例如组织类型、血液灌注情况、操作模式、辐照时间等。那些建立输出显示标准的人有意选择了"指数"这一术语，目的是避免将TI读数与实际的温升产生字面上的联系。然而，TI确实为使用者提供了重要信息：它指示着温升存在的可能性，并能提供相对定量的指标，可使我们更好地执行ALARA。

需遵循的最基本的原则是：检查开始时，确定我们显示的指数是否为合适的指数。三种指数中，哪一种热指数最适合你所进行的检查？TIS、TIC，还是TIB？软组织成像时，TIS最适合，如在早孕的胎儿和心血管检查中。TIC应用在经颅骨检查。TTB应用在聚焦点位于或接近于骨骼时，如中晚期妊娠的胎儿检查或一些新生儿脑实质的检查。

高的指数值并不总是意味着高风险，也并不意味着生物效应真正地发生。可能存在许多指数未考虑的影响因素。但是，高读数总是应该认真对待。在保证诊断质量的前提下，应该采取尽可能的措施降低指数。

这些指数并没有将时间因素考虑进去，辐照时间是一重要的因素，使用者应该时刻注意，尤其是指数处在较高范围时。辐照时间是指特定组织区域暴露于超声的时间。在所有的病例中，减少辐照时间均有助于降低风险。有很多方法可以缩短辐照时间，如在冻结状态下，从患者身上移去探头，进行后测量和分析工作，此时系统并不增加辐照；一旦获取必要的诊断信息，不要重复在产科患者身上扫查，可显示冻结图像给患者或家属观看；只扫描必要的身体部位；以及不要使用额外的模式（如多普勒或彩色等）进行成像，除非对诊断有益。

另外，存在一些需校正的因素可能产生高估或低估的显示数值。这些校正因素包括液体、骨骼、血流的位置，如果存在一低衰减通道，例如大片的羊水，导致局部温升大于 TT 显示；另外一种例子就是灌注良好的组织区域可能因血流从组织带走热量而使温升低于显示的指数。例如，心脏脉冲多普勒检查，TIS 是合适的热指数。心脏血流的冷却效应是重要的校正因素。心脏的实际温升低于 TIS 所指示的。

3. 胎儿心脏超声检查的能量指标

随着新技术（如组织多普勒、实时三维超声等）的发展，超声生物效应对胎儿的影响需要继续关注。对胎儿超声心动图检查的输出功率，目前还没有明确的限制，但应该遵循其原则，就是使用能完成该检查的最小超声能量。

胎儿心脏超声检查的能量指标：

(1) 声能量：$94mW/cm^2$。

(2) TI：早孕期进行胎儿超声心动图检查时 TI < 0.5，当 0.5 < TI < 1.0 时，检查时间应 < 30min。

(3) MI：当存在气体时，MT 应 < 0.4，不存在气体的情况下，MI 可以根据需要增加但尽可能保持较低的水平。

经过 30 多年的应用，医学超声设备尚无损害患者或操作者的报告。我们应保持超声领域的安全记录。过去，使用特定的声能输出限制以及用户对仪器控制与患者身体的了解就意味着最小化辐照。现在，则可获得更多的信息。机械指数和热指数的信息能指导用户更好地执行 ALARA。机械指数和热指数值可无须猜测地提供指示，表明患者体内实际可能发生的变化，以及仪器条件改变时可能发生的变化。这些可使用户在遵循 ALARA 原则的前提下获取最佳的成像，由此，可最大限度地提高利弊比。

第二节　正常胎儿超声心动图规范化操作流程及图示

先天性心脏病 (CHU) 居 23 种先天性出生缺陷之首，严重影响新生儿的生命及生活质量。所以，产前胎儿超声心动图检查是一项必要的检查项目，同时对从事胎儿超声心动图的检查者及诊断者提出更高的要求和挑战。为了保证最低的漏诊率及误诊率，提倡行胎儿超声心动图检查时遵循规范化操作流程。

一、胎儿超声心动图检查指征

大多数先天性心脏病的胎儿并没有明显的危险因素，尽管如此，对于有明确先天性心脏病危险因素的胎儿，都要求行胎儿超声心动图检查。先天性心脏病的危险因素包括胎儿危险因素、母体因素、家族因素。

（一）胎儿危险因素

1. 产科超声检查异常

常规产科超声检查时可疑心脏畸形是先天性心脏病最严重的危险因素之一。其中 40%～50% 的孕妇证实存在胎儿的先天性心脏病。早孕晚期或者中孕初期胎儿颈项透明层增厚与遗传综合征及大多数胎儿畸形有关。心脏畸形的发生危险随着颈项透明层厚度的增加而增加，但与先天性心脏病的具体类型没有特别关系。

2. 心外畸形

心外畸形伴随心血管畸形的概率很高，检出特殊的心血管畸形或心外畸形也构成胎儿超声心动图的指征。包括：脐膨出、膈肌疝、食管闭锁、十二指肠闭锁、空肠闭锁、气管食管瘘、肠膨出、肾盂积水、肾发育不全、马蹄形肾、胆囊囊肿、特发性脑积水、小脑畸形、胼胝体未发育、非免疫性积液及单脐动脉、Cantrell 五联征、Bechwith-Wiedemann 综合征等。超过一个器官的畸形会增加胎儿先天性心脏病的发生风险且经常伴随着染色体异常。因此，若发现胎儿存在上述情况，均应进行胎儿超声心动图检查。

3. 染色体异常

胎儿染色体异常也是引起胎儿心脏病的主要原因之一。

4. 单绒毛膜胎盘

先天性心脏病的发病率在单绒毛膜胎儿中明显增加。

5. 胎儿心律失常

胎儿心脏节律的紊乱可能与潜在的心脏结构异常有关，总的来说，约 1% 的胎儿心律失常与先天性心脏病有关。

（二）母体因素

1. 母亲患有先天性心血管畸形

母亲患有先天性心脏病可增加胎儿患结构性心血管畸形的风险。然而，增加风险的概率不同程度取决于母亲先天性心脏病的类型。例如，一个患有房室间隔缺损的母亲，其子（女）有 10%～12% 的概率罹患某种先天性心脏病；一位患有法洛四联症的母亲（无合并 22q11 的缺失），生一个先心病小儿的概率为 2%。

2. 妊娠早期接触心血管致畸因素

母体接触明确的致畸因子可影响胎儿心血管系统的发育。母体病毒感染将导致结构异常，母体应用抗惊厥药、吲哚美辛、血管转换酶抑制剂、选择性 5- 羟色胺重摄取抑制剂、酒精和锂可能增加新生儿心血管异常的发生率。慢性酒精中毒者其胎儿中 25%～30% 患"胎儿酒精综合征"，可伴发室间隔缺损，房间隔缺损等。但并非每个接触致畸因素的胎儿都会发生心脏畸形，畸形发生与否尚与下列因素有关：

(1) 胎儿有发生畸形的遗传倾向。

(2) 有对某种特定致畸原发生不良反应的遗传倾向。

(3) 致畸原需在胚胎器官发生发育的易损期作用于该器官，才能导致畸形，人类心脏发育的易损期为妊娠第 2～8 周，在此期间如胚胎暴露于致畸原，最易引起心血管畸形。在易损期内，致畸原作用的时间不同，所致的畸形类型也不同。

(4) 与致畸原的作用剂量有一定关系，称为"剂量效应"。

(5) 畸形的发生与致畸原的种类有关，少数致畸原作用较强，在胚胎发育易损期一旦接触即可引起部分胎儿畸形，例如药物反应停、风疹病毒等。更多的致畸原作用较弱，有时尚需与其他因素如营养不良、缺氧等相互作用才具有致畸性。

3. 代谢性疾病

糖尿病是最常见的母体代谢异常导致胎儿心血管畸形风险增高的因素，估计，患有糖尿病母亲的胎儿，患结构性先心病的风险将增加 2～5 倍。

4. 结缔组织疾病

母亲患有结缔组织疾病（如系统性红斑狼疮、风湿性关节炎、Rh 溶血病等）有导致胎儿房室传导阻滞或心肌病的可能性。

5. 人工辅助生育技术

系统性回顾研究及大量流行病学资料发现人工辅助生育［体外受精和（或）精子卵浆内注射技术］的胎儿出生畸形的发生率增加 30%～40%。研究显示，体外受精新生儿先天性心脏病发生率是对照组的 4 倍，心脏畸形主要为房、室间隔缺损。精子卵浆内注射技术胎儿先天性心脏病的发生率也为对照组的 4 倍。

6. 母体肥胖

有研究认为与体重正常孕妇相比，肥胖的孕妇其胎儿发生先天性心脏病的危险性增加，这种危险性增加相对较小，在增加的危险中以房、室间隔缺损为主。

7. 母亲焦虑症及高龄孕妇

如果母亲过度焦虑，胎儿可能出现心脏异常，正常的胎儿超声心动图检查结果可以使孕妇得到安慰。孕妇年龄大于 35 岁，其胎儿患先天性心血管畸形的概率增大。

（三）家族因素

如果家族中有特定的基因缺陷基础或其他潜在的母体因素，先天性心血管畸形在后代中再发的风险约高于自然人群。如已生育 1 个先天性心脏病小儿，再发生先天性心血管畸形的概率为 2%～5%；如已出生 2 个先天性心脏病小儿，再发生先天性心血管畸形的概率可达 10%～15%。父母有先天性心脏病，其子女的先天性心脏病发生率为 12%。在发生的先天性心血管畸形病例中，大多数为相同的缺陷重现。然而，即使在有确定单基因缺陷的家族中，外显率及表型的表达也可能十分不同。前一胎伴有其他出生时的畸形同样会产生较高的心血管畸形再次发生率。

二、胎儿超声心动图新技术

胎儿超声心动图新技术的发展主要在 3 个方面：胎儿心脏解剖结构成像；胎儿循环血流成像；胎儿心脏功能的检测。

（一）胎儿心脏解剖结构成像

1. 谐波成像 (HI)

谐波成像与基波成像 (FI) 原理不同，HI 是通过发射一定频率超声进入人体组织，换能器则接收谐波回声信号，通过过滤器对其进行处理，仅提取谐波成分产生图像。由于 HI 接收的波束宽度较 FI 的波束更为细窄，所以 HI 能显著改善侧向分辨率，提高微细结构的显示率，在观察胎儿卵圆孔、室间隔、主动脉弓、动脉导管弓等结构时显示更清晰。

2. 时间空间关联成像 (STIC)

STIC 技术采用容积探头进行连续扫查得到包含空间和时间的信息数据，将这两种数据进行处理、重建后，显示心脏在心动周期内的动态图像。它能显示二维模式的心脏各个切面，也可显示表面成像的心内立体动态图：空间信息由探头扫查过程中的空间位置决定，时间信息由胎儿心率决定，处理系统就根据胎儿心率对不同心动周期中与时间点对应的心脏结构进行重建。因此，采集的容积体积越小，采集时间越长，则重建的图像就越清晰。

3. 三维成像

胎儿三维超声心动图采用特殊容积探头收集胎儿心脏信息，经计算机处理得到一个容积数据库后进行三维重建，从而获取立体三维图像。近年来，一些新技术正逐渐应用于临床诊断，例如 STIC 技术结合表面模式、反转模式、玻璃体模式、超声断层扫描、高分辨力血流成像等。这些技术对显示胎儿心脏内结构及毗邻关系、对诊断胎儿先天性心脏病有很大帮助。三维超声心动图是二维超声心动图的必要补充。

4. 多平面断层超声成像

断层超声成像 (TUI)，是一种多平面图像显示模式，多个平行的二维图像同时显示容积内某区域一系列解剖图像。显示平面的数量、层间距离以及每层解剖区的厚度可以进行调节。能够提供心脏解剖的整体图像。但它是多个平面的重建，因此成像缺乏实时性。

（二）胎儿循环血流成像

1. 二维灰阶血流成像 (B-flow) 技术

B-flow 是根据数字编码对血流回声进行观察的一种检测技术。是不依赖于多普勒效应的血流成像模式。这项技术可以直接显示血细胞的反射回声，由于无角度依赖，因此可以在声束与血管垂直时成像。B-flow 能更好地显示低速血流的小血管如肺静脉等，同时能检测出细小血管的异常如肺静脉异位引流等。

2. 能量多普勒成像 (PDI) 技术

PDI 是收集血流中单位面积下红细胞的通过量和信号振幅的大小后进行彩色编码成像，PDI 能显示低速、低流量的血流信号，对高速血流不会产生信号的混叠。但其不能显示血流方向、性质和速度。PDI 对观察早孕时血管内血流情况有一定的优势，特别是对应用传统彩色速度血流图血流方向发生改变时出现的 "血流缺失" 优势明显。PDI 可以作为诊断胎儿复杂血管畸形的补充。

3. 高分辨力血流成像 (HDFI) 技术

具有双向能量多普勒特性，对血管显示更灵敏，减少了普通彩色多普勒的混叠伪像。

4. 增强型血流成像 (e-Flow) 技术

e-Flow 的接收技术采用宽带接收的同时，自相干成像中加入运动伪像抑制，使彩色血流信号与二维信号区分开，提高其敏感性的同时，避免了传统彩色多普勒技术引起的血流外溢，同时采用高速声束提高了帧频速度，从根本上改善血流的空间分辨率和时间分辨率，能够真实地反映微细血液循环的灌注情况，并有效控制了高灵敏度下血流外溢现象。与传统 CDFI 相比，胎儿超声心动图检查中应用 e-Flow 技术能显著提高肺静脉及静脉导管的血流成像，减少彩色血流外溢，显示微小血管和低速血流信号，同时能清晰显示室间隔缺损时心室水平分流信号，有助于诊断胎儿肺静脉畸形引流、室间隔缺损及静脉导管血流异常等心脏畸形。

（三）胎儿心脏功能的检测

1. 组织多普勒成像 (TDI) 技术

可以获得低频率、高振幅的多普勒频移信号，实时显示不同节段心肌运动的时间、方向和速度，为定量分析心肌运动功能提供了新方法。

2. 组织速度成像 (TVI) 技术

组织速度成像是 TDI 技术的一种，可以在同一时相对心脏各部位的速度波形进行比较，也可对胎儿不同时期心肌 TVI 中的心肌取样，将其运动曲线进行对比，从而迅速诊断胎儿心律失常。

三、超声心动图规范化操作流程及标准切面

胎儿超声心动图检查过程中，会受到孕妇体形、胎位、羊水、胎动等多方面因素的影响而不能一次完成。故对胎儿进行多方位、多切面、顺序检查就非常必要。因此，根据美国超声心动图协会推荐的胎儿超声心动图规范化指南对胎儿进行顺序检查。

（一）解剖位置

确定胎儿数目，胎方位，胃泡及内脏位置，脐动脉、静脉的数目，心脏位置及心脏轴等。

（二）基本胎儿参数测量

双顶径、股骨长度等，以判断胎龄。

（三）腹部横观及冠状观

腹部降主动脉及下腔静脉的横轴观和冠状观：主动脉位于脊柱的左方，有搏动感；下腔静脉位于脊柱右方，与主动脉相比略偏前。超声可清晰地显示胃泡位于左上腹部，心脏的下方。当胎儿内脏反位时，上述结构可改变。同时观察胆囊与脐静脉的位置关系，正常情况下胆囊应位于脐静脉的右侧，当胆囊位于脐静脉的左侧，胃泡的右侧，为持续性右脐静脉。

（四）胸腔横观

测量心胸比例。

（五）心房心室及大血管连接

观察心尖朝向，静脉与心房的连接，心房与心室的连接，动脉与心室的连接关系。同时观察胎儿期的两个特殊结构——卵圆孔及动脉导管的情况。

（六）心脏及大血管基本切面

1. 四腔心切面

标准的四腔观可清晰地观察心脏的四个腔室及左、右房室瓣膜。左心房靠近脊柱，可以显示左右肺静脉连接于左心房，左心房的后方可见降主动脉的横断面。左右心房大致相等，心房之间有心房间隔，卵圆孔开放，卵圆瓣漂向左房侧。左右心室大致相等，但在妊娠晚期，有时可见右心室略大于左心室，左心室内壁较为光滑，可见两组乳头肌附着于左室壁右心室呈三角形，内壁较粗糙，右心室内可见调节束，这是形态学右心室的重要标志。

此切面是比较重要的切面，可以诊断或排除多种常见心脏畸形，如左心室或右心室发育不良、房室瓣膜闭锁、三尖瓣下移、大的房室间隔缺损、心脏肿瘤、先天性心肌肥厚等。

彩色多普勒可以观察二尖瓣及三尖瓣的流入道血流状况，并发现房室瓣膜的反流。

脉冲多普勒可以测量房室瓣口的流速。

2. 左心室流出道长轴切面

在四腔心切面基础上扫查出左心室流出道切面，可显示升主动脉，其前壁与室间隔相连续，其后壁与二尖瓣前叶通过纤维组织延续。可以观察主动脉瓣膜的形态及活动，彩色多普勒观察主动脉血流及异常反流此切面通过脉冲多普勒测量左心室流入道及流出道血流，判断心律失常的类型。

3. 右心室流出道长轴切面

以四腔心切面为基础可以得到右心室流出道长轴切面，此切面可见主动脉横断面位于中央，呈圆形结构，肺动脉环绕于中央的主动脉，可见肺动脉瓣回声及开放情况，同时可显示左右肺动脉及动脉导管、降主动脉。

右、左心室流出道切面可显示左、右室流出道与主动脉及肺动脉的连接关系及两条大动脉的交叉关系，同时可以显示流出道室间隔的情况。

4. 三血管－气管切面

三血管－气管切面是产前胎儿超声心动图常规筛查中的重要切面之一。正常胎儿三血管从右向左排列分别为上腔静脉、主动脉及肺动脉，从前后位置上看上腔静脉靠后，肺动脉靠前，主动脉位于两者之间，管腔内径从右向左逐渐增宽。主动脉与上腔静脉之间的管状回声是气管，正常情况下气管在主动脉弓右后方及上腔的左后方。

5. 主动脉弓切面

主动脉弓切面显示主动脉、主动脉弓及降主动脉构成"手杖状"，主动脉弓部发出三支头臂动脉分支，该切面可显示伴行的下腔静脉长轴。

6. 动脉导管弓切面

动脉导管弓切面形似"曲棍球杆状"，可清晰显示动脉导管与肺动脉及降主动脉连接关系。应用 STIC 技术可探查到主动脉弓与动脉导管弓双弓图。

7. 双心室短轴切面

双心室短轴切面可显示不同水平段的双心室短轴切面，可测量左右心室内径，同时可显示室间隔肌部缺损。

8. 双心房切面

双心房切面主要显示左、右心房及房间隔、卵圆孔、卵圆瓣结构，卵圆瓣附着于房间隔的下部，向左心房上部开放。

9. 腔静脉长轴切面

腔静脉长轴切面显示上腔静脉与下腔静脉与右心房相连，形似海鸥，故称之为"海鸥征"，该切面是辨认右心房的可靠切面。

10. 冠状静脉窦

冠状静脉窦位于左房室沟内，当存在永存左上腔静脉及肺静脉异位引流入冠状静脉窦，引起冠状静脉窦增宽时，可显示扩张的冠状静脉窦。

11. 静脉导管

静脉导管位于胎儿肝脏内，近乎于肝左、右叶之间，起源于脐－门静脉窦，终止于下腔静脉入右心房处。超声显示方法：取胎儿上腹旁正中切面矢状切面或斜切面，清晰显示脐静脉长轴并向胎儿头侧追踪，在脐静脉转向门静脉左支前可探及一细小管状结构连接下腔静脉，彩色多普勒显示为明亮血流信号。

（七）彩色多普勒血流显像

房室瓣、半月瓣、卵圆孔、主动脉弓、动脉导管、脐动脉、肺静脉、上腔静脉、下腔静脉、肝静脉、脐静脉、静脉导管等血流。

（八）参数测量

胸廓横径，心脏横径，心房、心室大小，半月瓣环内径，升主动脉、主动脉弓、峡部及降主动脉内径，肺动脉主干及左、右肺动脉内径，动脉导管内径，卵圆孔大小，室壁厚度；房室瓣、半月瓣、主动脉弓、动脉导管、静脉导管及脐动脉流速等。

（九）心律及心率

应用心房及心室壁的 M 型曲线或房室瓣频谱观察胎儿的心律及心率。

第三节　超声新技术在胎儿超声心动图中的应用

1972 年，Winsberg 首次应用超声心动图对胎儿心脏进行诊断并确定了其临床应用价值。伴随着科学技术的快速发展，出现了 M 型超声 (M-mode)、二维超声（二维 E）、频谱多普勒 (PWD)、彩色多普勒 (CDFI)、组织多普勒成像 (TDI)、组织速度成像 (TVI)、谐波成像 (HI)、能量多普勒成像 (PDI)、时间－空间关联成像 (STIC)、高分辨率血流成像 (HDFI)、二维灰阶血流成像 (B-flow)、三维成像 (3DE)、增强型血流成像 (e-Flow) 等，使胎儿超声心动图检查技术日趋成熟，对胎儿心脏结构、血液循环、心脏功能的评估起了很大的作用。

目前，胎儿超声心动图已经成为诊断胎儿心血管异常的最重要的非侵袭性技术之一。胎儿心脏畸形的早期诊断、早期治疗可以提高新生儿先天性心脏畸形的预后，并对提高出生人口的素质有着重要意义。

一、时间空间关联成像 (STIC) 技术

传统二维超声是诊断胎儿心脏畸形的最主要技术，但是不能进行虚拟再扫描。高帧频（高时间分辨率）是胎儿超声心动图的必要条件，而传统的三维超声很难达到像二维超

声的高帧频基于这种情况，门控和重建技术，即时间空间关联成像技术是采集胎儿心脏的三维和四维容积数据非常可行的方法。由于胎儿心电图采集困难，因此 STIC 技术是首次不需外部设备，门控采集数据的超声心动图技术。

STIC 技术高帧频采集时应用容积探头的电子阵列自动进行单向容积数据的采集，单帧二维图像的帧频达到 150 帧 /s。一个容积数据包含约 1500 幅二维图像，为后续数据处理提供了充足的信息基础。在完成数据采集后，系统根据心脏收缩峰出现的时相重新组合图像，按照扫描顺序排列，从而形成一个心动周期的三维容积数据，并以无限循环的电影回放方式显示。一个 STIC 容积数据包含了一个心动周期的任意时刻、任意平面的信息。

STIC 技术可以自动采集容积数据，采集过程中可保持较高的二维和彩色帧频，具有较好的时间分辨率和空间分辨率，能够缩短胎儿超声心动图的检查时间。原始数据采集后，可进行离线和在线的容积数据分析，丰富的信息资源提供任意切面及立体图像并且成像模式丰富，能够充分利用三维原理及空间效果，直观显示胎儿心脏的空间关系。同时，STIC 容积数据的传输可用于远程会诊。

二、时间空间关联成像 (STIC) 和立体渲染模式

STIC 技术结合立体渲染模式可提高正常和异常心脏的解剖结构和功能的视觉效果，提供清晰、易于理解的超声图像。在灰阶模式下，血液为无回声，例如同胎儿的羊水，同样我们可以对心腔内壁和瓣膜进行表面成像，显示其形态和随心动周期的变化过程，可以从心腔内观察瓣膜及房室间隔。反转模式是在二维灰阶基础上的高、低回声进行翻转，即"黑白颠倒"无回声的液体变成有回声，有回声的结构变成无回声。因此，成像的结构仅为心腔或大血管内腔，不包含管壁和心肌结构。

三、时间空间关联成像 (STIC) 和高分辨率血流成像 (HD)

STIC 技术结合 HD 技术可从新的视角观察正常和异常心血管的空间结构及其在心动周期中的动态变化，从而帮助超声科医师更好地评估不同心腔内心脏循环的血流动力学变化。

四、时间空间关联成像 (STIC) 和灰阶血流成像 (B-flow)

B-flow 技术是采用数字编码对血流信号进行成像的一种技术 STIC 技术结合 B-flow 在识别和追踪细小、低速血流的血管时，具有较好的优势。同时，由于 STIC 技术的三维结构的构建，对其他结构异常，尤其是血管结构、走行的诊断很有帮助。

五、时间空间关联成像 (STIC) 和断层超声成像 (TUI)

TUI 是一种新的显示模式，在同一屏幕上，可同时显示相互平行的图像。TUI 技术与 STIC 技术结合，容易获取标准胎儿超声心动图切面。TUI 可以帮助超声医师在四腔心切面基础上，快速获取流出道切面。两种技术结合同屏显示多个不同层次的切面，层间距

离最小可达 1mm，即使是早孕期胎儿心脏检查时，也能够获得足够的研究信息。

六、增强型血流成像技术 (e-Flow)

增强型血流成像 (e-Flow) 技术是一种彩色血流成像技术，采用复合脉冲发射技术，滤除噪声，同时采用宽带接收，加入运动伪像抑制技术，克服了彩色多普勒技术引起的血流信号外溢，从而改善了血流空间和时间分辨率，能够反映低速血流的充盈情况，能够控制血流信号的溢出，从而提高了空间和时间分辨率，血液和组织同时显示时无混叠显像出现。胎儿期肺静脉内径细小，管腔内血流速度低，e-Flow 技术较传统的彩色多普勒血流成像技术在胎儿肺静脉血流成像方面具有一定的优势，尤其对于早、中孕期胎儿肺静脉的血流成像。

综上所述，超声新技术在胎儿心脏畸形的诊断中具有重要作用：在二维超声的基础上，能够为超声医师提供更为丰富、优质的图像信息及数据信息。STIC 技术结合各种成像技术可以获取不同切面的图像，可以立体显示血管和心脏腔室的空间关系，有利于异常空间关系的诊断。

第四节　胎儿心律失常

胎儿超声心动图是诊断胎儿心律失常的唯一方法。通过二维引导的 M 型超声心动图扫描来观察房室壁运动、瓣膜活动曲线评估心律失常，心电图是通过心脏电活动的异常来诊断心律失常，超声心动图则是通过胎儿心脏机械活动的异常来诊断心律失常，包括通过多普勒超声分析心内及外周血流的运动异常来认识心律失常。

一、胎儿房性期前收缩或室性期前收缩

(一) 胎儿房性期前收缩

为最常见的胎儿心律失常，可分为传导型和非传导型。偶发性房性期前收缩，甚至是频发性下传性房性期前收缩多呈间断发生，如无诱发心动过速，一般无须临床特殊处理均有较良好的预后。非传导型房性期前收缩如发作频繁可由于持续而明显的心动过缓而导致胎儿血流动力学异常胎儿房性期前收缩的诱发因素多与母亲吸烟及饮用含咖啡因等兴奋剂类的饮品有关，少见有由于胎儿房间隔卵圆孔瓣发育过于冗长，活动时撞击左房壁产生机械刺激所致；胎儿房间隔缺损、房间隔膨出瘤等其他的房间隔发育异常也偶见伴发房性期前收缩。

超声诊断主要依据：

1. 二维超声

(1) 二维超声显示心房和心室，将 M 型扫描线同时穿过心房及心室壁，可显示心房和

心室壁的运动，当房性期前收缩下传时可见一小的、提前出现的心房收缩波，其后伴随一提前收缩的心室运动波。

(2) 期前收缩后伴有一不完全性的代偿间期。

(3) 未下传型房性期前收缩在提前出现的心房收缩之后未见相继出现的心室收缩运动，这种情况临床易误诊为房室传导阻滞而视为胎儿危象。多普勒超声检查可将多普勒取样容积置于心室的流入道、流出道或其交界处，记录血流频谱，以区别房性期前收缩有无传导。

2. 多普勒超声

(1) 多普勒超声检查可将多普勒取样容积置于心室的流入道、流出道或其交界处，记录血流频谱，以区别房性期前收缩有无传导。

(2) 外周血流多普勒（如肺静脉、静脉导管）可显示异常的心房提前收缩波。

（二）室性期前收缩

胎儿较少出现室性期前收缩且多不合并心脏器质性病变，M 型超声可鉴别期前收缩性质，与房性期前收缩最简单的鉴别方法是观察期前收缩后的代偿间期，室性期前收缩后伴随一完全性代偿间期；与房性期前收缩后伴随一不完全性代偿间期不同。在 M 型扫描线穿过心房壁时未见提前出现的心房收缩波，在扫描心室时可探及心室提前出现的形态轻度异常收缩波。此外，室性期前收缩代偿间期后第一个心动周期的收缩波时相较正常增宽。

1. 超声报告书写

(1) 胎儿心律失常。

(2) 频发或偶发房性期前收缩（或伴房性期前收缩未下传）。

(3) 偶发室性期前收缩或频发室性期前收缩。

(4) 伴有或不伴有三尖瓣反流。

2. 超声诊断价值

胎儿超声心动图是唯一可明确诊断胎儿心律失常性质的检查手段。房性期前收缩在胎儿期很常见，且多为良性预后，临床上一般无须特殊处理，超声诊断根据房性期前收缩后伴随的不完全性代偿间期可确诊，诊断时应注意排除有无期前收缩未下传。但是房性期前收缩呈联律或连发（如出现短阵房性心动过速）时应密切观察及严格围生期管理便于及时发现期前收缩变化可能出现的重症心律失常 —— 室上性心动过速。

二、胎儿快速型心律失常

室上性心动过速（包括房性、交界性）、心房扑动及心房颤动：为胎儿高危心律失常，常可由室上任何部位一个或两个异位兴奋点而引发。室上性心动过速心率为 200 ～ 325 次 /min，其心率快而规则，多呈 1:1 或 2:1 下传；心房扑动和心房颤动的心室率为 210 ～ 310 次 /min，心室传导比率不同，心房颤动房颤时其心率快而不规则，心房扑动时心室率相对规律。

（一）超声诊断主要依据

1. 二维超声

(1) 超声检查方法同上。

(2) 此类重症胎儿心律失常常可探及心胸比例增大甚至出现（胎儿水肿）胸、腹腔积液及心包积液等。

(3) 多普勒超声可探及中度以上的二尖瓣、三尖瓣反流。

2. 超声多普勒

(1) 外周血流也会出现相应改变：如外周静脉频谱显示连续增强的心房波，持续顽固的快速室上性心动过速可由于胎儿心排血量下降，器官血供不足导致胎儿心力衰竭，此时脐静脉可出现搏动性血流频谱。

(2) 外周动脉血流的峰值速度降低及搏动指数变化，心内三尖瓣反流速度由高速转为低速，此时如不进行转律处理，胎儿将很快死亡。

（二）超声报告书写

(1) 胎儿重症心律失常。

(2) 胎儿（室上性心动过速、心房扑动及心房颤动）。

(3) 胎儿二尖瓣、三尖瓣反流。

(4) 胎儿右心衰或心功能降低。

(5) 胎儿水肿情况。

（三）超声诊断价值

胎儿室上性心动过速的宫内诊断方法同上，心室率＞ 200 次 /min 可诊断本病，同时胎儿室上性心动过速目前已是胎儿宫内心律失常治疗最成熟和成功的类型。其宫内治疗原则也是根据胎儿孕周、SVT 发作的持续时间、心力衰竭程度，包括心脏肥大、心包积液、胎儿水肿、三尖瓣反流及异常的外周血流频谱。

三、窦性心动过速

窦性心动过速是指胎儿心率＞ 180 次 /min，＜ 200 次 /min。心脏传导兴奋点由窦房结发出。通常与母亲患甲状腺功能亢进有关，应建议母亲查甲状腺功能，有部分因胎动过频引发短暂心动过速，以上原因一般预后良好。此外部分宫内窘迫和胎儿心力衰竭时也可出现窦性心动过速。

（一）超声诊断主要依据

心动过速是指胎儿心率＞ 180 次 /min，＜ 200 次 /min，律齐。M 型扫描线同时穿过心房及心室壁，可显示心房和心室壁的运动，表现为 1:1 下传。

(二)超声报告书写

(1) 胎儿心律失常。

(2) 窦性心动过速。

(3) 结合病因综合描述。

(三)超声诊断价值

超声诊断可明确心律失常类型和性质及对胎儿循环功能的影响，必要时可进行常压氧疗法干预。

四、胎儿房室传导阻滞

(一)完全性房室传导阻滞

胎儿先天性房室传导阻滞常伴发于复杂重症的先天性心脏病中，例如完全性心内膜垫缺损、大血管转位等症之中，因此首先应排除先天性心脏病的存在的可能。胎儿房室传导阻滞最常见的原因还是与母亲结缔组织病有关，包括 SSA/SSB 抗体阳性及 Sjogren 综合征，母亲为系统性红斑狼疮者，其胎儿多有先天性房室传导阻滞，并随妊娠期的进展而加重。这类胎儿自妊娠中期开始即可出现心功能下降。

1. 超声诊断主要依据

(1) 二维超声

1) 超声检查方法是用二维引导 M 型扫描线斜穿室间隔及心房壁或斜穿房壁及室间隔以观察房、室传导比例；也可将心房、心室壁运动分别进行测量，分析传导方式。

2) 心室率明显减慢，通常心室率为 50 ~ 70 次 /min。心房率正常或略减慢。

3) 心胸比例增大 (心脏显著肥厚扩大)、心包积液、严重时胎儿将出现非免疫性水肿。

(2) 超声多普勒

1) 全收缩期三尖瓣反流及二尖瓣反流。

2) 外周血流也可见明显改变，脐动脉舒张期血流相明显降低或消失甚至出现舒张期反向血流，而此时脐静脉也出现搏动性血流，其他外周动脉血流表现为峰值速度及搏动指数降低。

2. 超声报告书写

(1) 胎儿重症心律失常。

(2) 先天性完全性房室传导阻滞 (心室率)。

(3) 胎儿三尖瓣反流及二尖瓣反流。

(4) 胎儿水肿及右心衰。

(5) 建议。

3. 超声诊断价值

胎儿先天性房室传导阻滞的预后不佳，其宫内药物干预效果也不能持久。对这类胎儿应进行密切监视，必要时建议终止妊娠。宫内诊断本病应明确房室传导形式及下传比例，并与窦性心动过缓、期前收缩未下传鉴别。

（二）二度房室传导阻滞

二度房室传导阻滞又分为二度Ⅰ型和二度Ⅱ型。二度Ⅰ型又称文式型阻滞，是二度房室传导阻滞的常见类型，其阻滞部位基本都在房室结，其阻滞多为暂时性且多数可逆；二度Ⅱ型是较少见类型，阻滞部位较低多在房室结以下，其阻滞容易进展至三度房室传导阻滞，且一般是不可逆的。

1. 超声诊断主要依据

(1) 显示心动过缓或心律不齐。典型的文式现象是 P-R 间期逐渐延长，直到一个心动周期脱落。超声检查方法是用二维超声引导Ⅲ型扫描线斜穿室间隔及心房壁或斜穿房壁及室间隔以观察房、室传导比例；也可将心房、心室壁运动分别进行测量，分析传导方式。

(2) 心室率减慢或不齐，通常心室率 ≥ 100 次 /min。

(3) 心胸比例增大或正常、少量心包积液。

2. 超声报告书写

(1) 胎儿心律失常。

(2) 二度房室传导阻滞（二度Ⅰ型或二度Ⅱ型）。

(3) 超声多普勒胎儿三尖瓣反流；外周血流通常无明显变化。

3. 超声诊断价值

胎儿二度Ⅰ型房室传导阻滞通常发作较短暂，进展为三度房室传导阻滞的可能性低，可无须特别处理。但需密切观察，持续发作应注意胎儿宫内缺氧等外周血流动力学变化。二度Ⅱ型预后差，随孕周进展可能发展为完全性，其宫内药物干预效果欠佳。对这类胎儿应进行密切监视，必要时建议终止妊娠。宫内诊断本病应明确房室传导形式及下传比例，并与窦性心动过缓、期前收缩未下传鉴别。

（三）一度房室传导阻滞

一度房室传导阻滞是指心脏激动传导从心房到心室的过程中，传导速度减慢或延迟。胎儿期原因严重的房室传导阻滞已被证实其病因除少数与先天性心脏病有关外多与母亲患自身免疫性疾病有关，例如 SSA/SSB 抗体阳性 (Sjogren 综合征) 或母亲患红斑狼疮等自身免疫性疾病。在此类病例中有部分病例早期可表现为窦性心动过缓或一度的房室传导间期延长的窦房结、房室结传导系统损害，同时有可能进一步发展为高度房室传导阻滞。

1. 超声诊断主要依据

(1) P-R 间期测量从二尖瓣 A 波开始至主动脉收缩期波峰起始点，相当于心电图的P-R 间期。

(2) 胎儿 P-R 间期延长 > 130ms 提示胎儿房室传导时间轻度延长、> 150ms 可诊断一度房室传导阻滞。

2.超声报告书写

(1) 胎儿心脏房室传导时间延长或一度房室传导阻滞。

(2) 其他现象描述。

3.超声诊断价值

当胎儿先天性心脏病、心律失常等各类疾病的胎儿的窦房结、房室结传导功能易损性明显高于正常组胎儿。需要强调的是当胎儿在任何情况下出现 P-R 间期＞ 150ms 要立即检测母亲自身免疫性抗体并定期监测，而多普勒超声心动图对临床早期评估胎儿房室传导功能及降低高度房室传导阻滞的发生有重要意义。

五、房性期前收缩未下传及窦性心动过缓

持续性房性期前收缩未下传导致心动过缓与窦性心动过缓听诊相似，其心室率小于 110 次 /min 不同之处仅在于前者多为短阵及阵发性。二维超声、M 型及多普勒超声检测均可分辨两者不同的改变，通常无须特殊处理均可恢复。持续性房早未下传二联律可出现明显心室率过缓，心室率 60 ～ 80 次 /min，发作持续 12h 以上可出现脑微效应及心脏房室瓣反流，胎儿心功能出现轻度改变。

（一）超声诊断主要依据

二维超声：

(1) 显示心动过缓或心律不齐。超声检查方法也可用二维超声引导 M 型扫描线斜穿室间隔及心房壁或斜穿房壁及室间隔以观察有无提前出现的心房收缩波，分析传导方式及比率。

(2) 窦性心动过缓心率较规则，部分患者因操作者探头压迫所致的短暂性心动过缓。

（二）超声报告书写

(1) 心律失常 — 频发房性期前收缩伴房性期前收缩未下传。

(2) 心室率过缓。

(3) 其他现象描述及建议复查。

（三）超声诊断价值

房性期前收缩在胎儿期很常见，且多为良性预后，临床上一般无须特殊处理，超声诊断根据房性期前收缩后伴随的不完全性代偿间期可确诊，诊断时应注意排除有无期前收缩未下传。但是，房性期前收缩呈联律持续出现未下传时应密切观察及注意因心室率过缓产生胎儿宫内缺氧及持续性的二联律、三联律转变为重症心律失常 —— 室上性心动过速。

第五节 胎儿心内－心外畸形相关综合征

很多胎儿畸形是与心脏畸形相伴随存在的，如果按照一定的规律分类，则可分为综合征（如 Down 综合征、13- 三体综合征）、序列征（如 Potter 序列征）和联合征（如 VAETER 联合征）等。

一、综合征

综合征是指一群或几种畸形，常共同出现在一个个体中，常为同一病因，可为染色体数目异常（如 21- 三体综合征），也可为部分染色体缺失 (22q11 微缺失综合征)，单（多）基因病变。

（一）染色体数目异常综合征

1. 21- 三体综合征 (Down 综合征)

Down 综合征又称先天愚型，50％伴有先天性心脏病。典型的心外异常包括：严重的智力低下，最低 IQ < 25。小头畸形、眼距宽、外眼角上斜、内眦赘皮；耳朵小或畸形、耳位低；鼻根低平、张口伸舌，又称伸舌样痴呆；手指短而宽，小指只有一个指节且呈镰刀形向内弯曲，60％患者有双手通贯掌。

产科超声检查时，早孕期颈项透明层厚度增加、十二指肠闭锁引起的双泡征、肠管回声增强、鼻骨缺如或短小等可作为可疑 21- 三体综合征的软指标。

心脏畸形：50％的心脏畸形为完全性心内膜垫缺损，室间隔缺损占 35％，房间隔缺损占 21- 三体的心脏畸形易于发展为艾森曼格综合征，发病早且重，是 2/3 的 21- 三体患者死于 1 岁以内的原因。21- 三体综合征所伴随的心脏畸形多为单一的损害，30％为复杂畸形。胎儿期的发育基本正常。胎儿心率有轻度增加。

除了心脏结构的异常，21- 三体的患者也可出现右心比例增大、心包积液，以及三尖瓣反流等心脏功能的改变。Devore 等研究者通过结合胎儿心脏功能的异常以及孕早期产科超声的软指标（如肠管回声增强、颈项部褶皱厚度增加等），对 21- 三体综合征进行以下危险分层：

(1) 仅有一项异常的超声表现，例如心包积液，则 21- 三体综合征的危险性为 1/28。

(2) 有两项独立的超声表现，如三尖瓣反流和肠管回声增强，21- 三体综合征的危险性为 1/8。

(3) 有两项非独立的超声表现，如右心增大和颈项部皱褶厚度增加，则 21- 三体综合征的危险性为 1/2。

(4) 如果没有任何一项上述超声的异常表现，则 21- 三体综合征的危险性为 1/900。

2. 18- 三体综合征 (Edwards 综合征)

新生儿发病率为 1/5000 ～ 1/3500，主要体征为生命力严重低下，多发畸形，严重智力发育不全。头面部和手足严重畸形，头长而枕骨突出，眼距宽，眼裂小，内眦赘皮，耳廓畸形低位，唇裂或腭裂；全身骨骼发育异常，脐疝或腹股沟疝等；特殊的握拳姿势，即第 2、第 5 指压在第 3、第 4 指上，互相叠盖，指甲发育不全，手指弓形纹增多，约 1/3 患者为通贯掌；下肢最突出的是 " 摇椅样畸形足 "。

95 % 的患儿有先天性心脏病，这是导致婴儿死亡的主要原因。常见有室间隔缺损及动脉导管未闭，房间隔缺损少见，也可见主动脉瓣或肺动脉瓣二瓣化、主动脉缩窄、法洛四联症、右位心、右位主动脉弓等。

3. 13- 三体综合征 (Patau 综合征)

中枢神经系统严重发育障碍综合征，无嗅脑，前脑皮质形成缺如 (前脑无裂畸形)，严重智力低下；头小，眼球小或无眼球；多数患儿有唇裂和 (或) 腭裂；耳廓畸形低位，耳聋；常有多指 (趾)，有特殊握拳姿势和摇椅样畸形足。男性常有隐睾，女性多有双阴道，双角子宫及卵巢发育不全。80 % 患者有先天性心脏病、多囊肾、肾盂积水等。其中先天性心脏病有室间隔缺损、房间隔缺损、动脉导管未闭、右室双腔心、共同房室通道、多瓣膜发育不良、降主动脉缩窄、偏侧性心脏畸形等。

4. 9- 三体综合征

从胎儿期起即生长发育不良、严重智力低下、小头畸形、眼窝深陷、关节挛缩等。2/3 患者死于婴儿期。65 % ～ 80 % 合并有先天性心脏病，包括动脉导管未闭、室间隔缺损、法洛四联症、右室双腔心、永存左上腔静脉。

5. X 染色体缺失 (Turner 综合征)

临床表型为女性，生长发育缓慢尤其缺乏青春期发育，成年身高 120 ～ 140cm，轻度智力障碍，肘外翻，后发际低，50 % 个体有蹼颈，乳房发育差，盾状胸，乳间距宽，卵巢萎缩无卵泡，子宫发育不良，原发性闭经。患者 10 % ～ 20 % 合并有心脏畸形，主要为主动脉瓣二瓣化畸形 (占 30 %)、主动脉缩窄 (占 10 %)、主动脉瓣狭窄、二尖瓣脱垂、主动脉夹层、左心发育不良等。

6. Klinefelter 综合征 (先天性睾丸发育不全综合征)

睾丸发育障碍和不育为主要特征，因此又称先天性睾丸发育不全综合征。患者外观为男性，第二性征和阴茎发育不良，睾丸小或隐睾，曲细精管萎缩并呈玻璃样变性，97 % 个体不能生育，少数有正常细胞系的嵌合体患者可有生育能力。患者身材瘦高，四肢较长，雌激素增多，体征呈女性化，大部分男性无胡须，体毛稀少，喉结不明显，皮下脂肪丰富，25 % 的患者有乳房发育。50 % 患者合并二尖瓣脱垂，动脉导管未闭和 (或) 房间隔缺损等心脏畸形。

（二）染色体缺失综合征

1. 22q11 微缺失综合征 (DiGeorge 综合征，软腭－心－面综合征，圆锥动脉干，异常面容综合征)

1993 年，Wilson 以首字母缩写命名为 CATCH22 综合征，即心脏畸形，异常面容，胸腺发育不良，腭裂和低钙血症，22 号染色体长臂 1 区 1 带缺失 (22q11)。异常面容包括面部较长、球形鼻尖和狭窄鼻翼、腭裂、颧骨扁平、眼距增宽、斜眼、低垂耳病伴有耳围凹陷和耳轮发育不全及下颌过小等。胸腺发育不良而致免疫功能缺陷，常易发生反复感染，常表现为慢性鼻炎、反复肺炎 (包括卡氏肺囊虫肺炎)、口腔念珠菌感染和腹泻，患儿非常衰弱而不易成活。心脏畸形包括主动脉弓离断 (占 50%)、永存动脉干 (占 35%)、单纯主动脉弓异常 (占 24%)、法洛四联症 (占 6%)、室间隔缺损 (占 10%)、右室双出口 (小于 5%)、大动脉转位 (小于 1%) 等。

2. Williams-Beuren 综合征

Williams-Beuren 综合征是由于 7q11.23 邻近基因杂合性丢失所致的部分单体性综合征。临床表现为心血管疾病，特殊面容，神经行为异常和一过性婴儿期高钙血症。特殊面容包括张嘴凸唇，鼻梁扁平，鼻孔朝天，长人中，小下颌，星状虹膜和斜视，牙齿缺失，牙齿稀疏，咬合不正。神经行为异常包括智力发育延迟，语言能力和听觉机械记忆能力很强，视觉空间的构建能力很弱。55%～80% 的 Willams-Beuren 综合征患者会同时存在先天性心脏病，主要包括主动脉瓣上狭窄合并或单独存在肺动脉瓣上狭窄。

3. 5P 综合征 (猫叫综合征)

主要特征为患儿在婴儿期的哭声似猫叫，伴严重智力发育落后，满月脸，眼距过宽，外眼角下斜，内眦赘皮，耳位低，下颌小且后缩，并指，髋关节脱位，肤纹异常。30%～60% 患有先天性心脏病，主要为房间隔缺损、室间隔缺损、动脉导管未闭等。

4. Wolf-Hirschhorn 综合征

主要特征为显著小头畸形，眼间距宽，广阔鼻桥，嘴唇下翻，小颌畸形，耳前悬垂物，瘦长身材及修长的手指，严重的智力发育障碍及癫痫等。50%～65% 患者合并有先天性心脏畸形，包括有房间隔缺损、室间隔缺损、动脉导管未闭、右位心、法洛四联症、三尖瓣闭锁。

5. Jacobsen 综合征

主要特征为生长受限，发育延迟，智力缺陷，血小板减少症，血小板功能不良，眼间距宽，斜视，鼻梁扁平，上唇薄，前额突出等。约 56% 患者合并先天性心脏畸形，包括：左心发育不良、隔膜型主动脉狭窄、室间隔缺损、主动脉缩窄。

（三）单基因病变

1. 马方综合征 (Marfan 综合征)

又称蜘蛛指 (趾) 综合征，属先天性遗传性结缔组织疾病，为常染色体显性遗传。研究表明该病是由原纤维蛋白基因 (FBN1) 缺陷造成，并已将该基因定位于 15q12.1。马方综合征好发于胶原水平高的组织，病变主要累及中胚叶的骨骼、心脏、肌肉、韧带和结缔组织。骨骼畸形最常见，可伴心、眼、肺和其他系统畸形。常见的心脏畸形有主动脉进行性扩张，主动脉瓣关闭不全，由于主动脉中层囊样坏死而引起主动脉窦瘤、夹层动脉瘤及破裂。

2. Noonan 综合征

Noonan 综合征是一种罕见的疾病，特征是奇特面容，身材矮小，隐睾，眼及心血管异常，肘外翻，蹼颈，皮肤和头发异常。心脏异常表现最常见的是肺动脉发育不良引起的肺动脉狭窄，其他的还有室间隔缺损、心肌肥厚、动脉导管未闭、主动脉缩窄、主动脉瓣口狭窄、法洛四联症、头臂血管异常、多瓣膜发育不良、共同房室通道、左心发育不良、冠状动脉瘘、共同动脉干、Ebstein 畸形、二尖瓣脱垂、单脐动脉等。

3. Alagille 综合征

Alagille 综合征是一种累及多系统的常染色体显性遗传病，涉及的脏器包括肝脏、心脏、骨骼、眼睛、颜面等。常表现为不同程度的肝内胆汁淤积、蝶状椎骨、角膜后胚胎环、前额突出、眼球深陷伴眼距中度增宽、尖下颌、鞍形鼻并前端肥大等。是以伴有右心系统异常为主的先天性心脏病为特征的，主要包括周围肺动脉狭窄 (表现为弥漫性的肺动脉血管床发育不良及间断性的肺动脉狭窄)、肺动脉瓣狭窄、法洛四联症。偶可见左心系统的损害及间隔的缺损等。

4. Holt-Oram 综合征 (心 - 手综合征)

Holt-Oram 综合征的主要临床表现是心血管畸形合并上肢畸形，属常染色体显性遗传病。分为完全型和不完全型两类，完全型包括心血管和上肢均有畸形，此型较易诊断；而不完全型则仅有其中一方面的表现，须有家族史才能诊断。上肢畸形的表现以桡侧缺损为主，而较严重的先天性心脏病患儿则以多指或并指畸形为主合并先天性心脏病者占到 85%～95%，最常见的是继发孔型房间隔缺损及肌部室间隔缺损，还可伴有房室间隔缺损、法洛四联症、动脉导管未闭、降主动脉缩窄、右室双腔心等。

5. Ellis-Van 综合征

又称软骨外胚层发育不良综合征，为常染色体隐性遗传病，由 4 号染色体上 EVC 基因突变造成。临床主要表现为指甲发育差、汗腺、皮脂腺缺如、泪腺、唾液腺分泌减少、口唇外翻、鞍鼻、牙齿发育延迟等。软骨发育不良表现为四肢短、远端短小、与近端及躯干不成比例等。约 50% 可伴有先天性心脏畸形，以房间隔缺损、室间隔缺损居多，单心房少见。

二、序列征

在胚胎发育中，在某种因素影响下，先产生一种畸形，由此畸形进一步导致相关组织、器官的一系列畸形，这一连串发生的畸形称为序列征。其中由单一组织发育不良形成的序列畸形，称为畸形序列征；由变形引起的序列畸形，称为变形序列征；由阻断引起的序列畸形，称为阻断序列征。

（一）双胎反向动脉灌注序列征 (TRAP)

TRAP 是单绒毛膜多胎妊娠的严重并发症，表现为双胎中一胎为发育相对正常，并成为供血胎儿，另一胎为无心脏且严重畸形的受血胎儿。因此，又称为双胎妊娠一胎无心畸形。据受血胎儿畸形状况可归类为 4 种类型：

(1) 无头无心型：即胎儿胸以上均未发育 (无头、无胸、无肺、无心)，仅见部分躯干和发育不全的下肢，是 TRAP 中最常见的一种，占 60%～70%。

(2) 有头无心型：即仅有胎头，无躯干、无心，此类型最罕见，胎头通过脐带直接与胎盘联系。

(3) 无形无心型：即仅有一团无规则形态的团块，其中包含各种组织，脐带附着包裹团块的皮肤表面部位，约占 20%。

(4) 部分头无心型：为胎头有部分发育，躯干和四肢均发育，仅无心脏。

（二）变形序列征

此类畸形是指胎儿或胎儿发育过程中，受到不正常的物理的或机械性压迫，使本应正常生长的机体出现一些形态、结构或位置的异常称为变形序列征。例如，羊水过少序列畸形 (Potter 序列征)，Potter 序列征以胎儿双侧肾缺如为主要特征，包括肺发育不良和特殊的 Potter 面容，如扁平鼻，位置低而偏前的大耳，皮肤干而松弛，肺显著发育不全，由于羊水过少，胎儿在宫内呈固定姿势，造成肢端的位置和发育异常，例如铲形手、弓形腿等。

（三）阻断序列征

此类畸形是指因某些原因使已发育正常的组织、器官或器官的一部分或集体的一部分受到损害或破坏发生坏死、脱落或缺失等的结构异常。例如导致断肢、断指、裂腹、不规则唇裂的羊膜带综合征，是指部分羊膜破裂产生纤维束或纤维鞘，使胚胎或胎儿与羊膜带粘连、束缚、压迫、缠绕胎儿，导致胎儿受累器官出现分裂或发育畸形。常见于头部、躯干和四肢，从肢体完全离断或产生环形缩窄，包括手、脚及指 (趾) 等小的畸形到复杂的全身多发性畸形。

三、联合征

胎儿心脏相关畸形联合征是指一组畸形常一起出现在同一个个体中，可能是不同病因所致。

（一）VATER 联合征

VATER 联合征由脊柱缺陷 (占 70%)、肛门或直肠闭锁 (占 80%)、气管食管瘘并食管闭锁 (占 70%)、肾脏畸形 (占 53%) 等畸形联合而成。常合并心血管畸形，如室间隔缺损 (占 53%)、单脐动脉 (占 35%)。

（二）胎儿心脏横纹肌瘤与家族性结节性硬化症

胎儿心脏横纹肌瘤与家族性结节性硬化症 —— 畸形联合征。结节性硬化症是一种常染色体显性遗传病，阳性家族史者占 20%～ 30%。胎儿心脏横纹肌瘤为最常见的心脏肿瘤，约占所有心脏肿瘤的 60%，大多为良性，好发于心房或心室肌，有多发倾向，几乎 50%向心室腔内生长，呈结节状生长在室壁及室间隔上，该病与家族性结节性硬化症相关，有报道称 100%的多发胎儿心脏横纹肌瘤和 50%的单发胎儿心脏横纹肌瘤伴有结节性硬化症。

第六节　定量分析在胎儿超声心动图中的价值

胎儿超声心动图是目前诊断胎儿先天性心脏病及胎儿心律失常、预测产后治疗疗效及定量评估胎儿心脏功能最重要的无创医学影像手段。

一、胎儿心脏结构及功能的独特性

心脏功能在胚胎发育中逐渐形成，人类原始心管在胚胎第 22 日出现收缩，然后形成心祥，接着心肌形态学分化开始，发育形成心房和心室。心室几何学在整个孕期不断发展。心肌经历进行性发育过程，当冠状循环形成后，心肌组织血供不再是通过血流弥散的方式供给。心室组织构筑发育的同时电激动序列也逐渐发育形成。左、右心房发育时形态结构存在明显不同，右心房由广泛分布的梳状肌构成，而左心房内几乎没有梳状肌。右心室肌小梁丰富，分布在近心尖 1/3 处的调节束是超声声像图上识别右心室的解剖标志。右心室呈"马鞍形"或"香蕉形"，两端为肺动脉口和三尖瓣口。左心室呈"圆锥形"或"芭蕾舞演员脚形"，左心室内肌小梁低平，在超声声像图上表现为心内膜较为光滑。心室的房室瓣不同：右心室内的三尖瓣有三个瓣叶，左室内的二尖瓣只有两个瓣叶，而且三尖瓣隔瓣根部附着点比二尖瓣前叶根部附着点更靠近心尖。

对动物和人胎儿心脏的胚胎解剖和超声背向散射积分研究显示，胎儿左、右心室的心肌构筑明显不同，表现在构成左、右心肌的肌层的心肌纤维排列方式和走行不同，心肌细胞密度、毛细血管密度以及单位容积心肌密度等均不同。

胎儿心脏代表两个平行运行的循环系统，由两个特殊的结构卵圆孔和动脉导管连接；与出生后不同，胎儿期所谓的"体循环"和"肺循环"的区分是相对的，准确地称为"左心系统"和"右心系统"。虽然研究报道的左、右系统占联合心排血量 (CVO) 的比例和数值各异，但对羊胚胎和人类胎儿的研究结果肯定地显示在胎儿期右心系统占主导，右心系统占 CVO 的 52%～ 65%，左心系统占 35%～ 48%。右心排血量中的绝大多数 (75%～ 90%) 通过动脉导管进入体循环系统，因此胎儿期右心室发挥体循环心室的作用。

二、出生后血流动力学改变

胎儿由子宫分娩后，几乎同时发生了一系列血流动力学变化。刚刚出生时后，呼吸运动开始，肺血流量增加，肺血管阻力下降。右心室的输出量比例由胎儿期的 CVO 的 65% 下降到新生儿期的约 52%，而左心室的输出量比例则由胎儿期的 35% 增加到 48%，此时左、右心室心排血量接近。由于呼吸运动和氧合，进一步使肺血管阻力下降，肺血流量增加，通过肺静脉回流进入左心房的血流量增加，促使通过卵圆孔由右心房分流过来的血流量明显下降。随着肺血流量的进一步增加和肺血管阻力的明显下降，右室输出量中通过动脉导管到降主动脉的血流量逐渐减少。肺循环血流量的明显增加，使肺静脉回流进入左心房的血流量增加，导致左心房压升高，超过系统循环静脉压和右心房压，最终引起卵圆孔关闭。此时 CVO 维持不变，但左心室输出量超过右心室输出量，分别为 CVO 的 55% 和 45%，左心室高的输出量与此时动脉导管仍然保持有关，约 CVO 的 10% 通过动脉导管分流进入肺动脉。肺动脉压逐渐下降，动脉导管最后关闭，提示肺循环与体循环分离。脐带血流的终止仅引起体循环压的一定程度的升高，以及动脉导管水平分流量的轻度增加，CVO 变化甚微。由此可见，胎儿分娩出生后，呼吸运动导致的肺血管阻力的明显下降是围生期引起血流循环变化的最重要的原因。肺静脉回流血量增加引起的左心房压力升高促使卵圆孔关闭，脐静脉血流的终止也对卵圆孔的关闭发挥了一定作用。动脉导管的关闭提示肺循环与体循环的分离。

三、胎儿超声心动图的定量和标准化测量的意义

随着胎儿超声心动图定量技术的发展，目前已经能够获得正常胎儿心脏大血管内径、室壁厚度及 Doppler 血流速度等定量指标，这有助于系列化定量评估胎儿心血管疾病状态时其结构及功能的变化、佐证胎儿先天性心脏病的诊断及动态评估疾病的进展。既往通过测量心脏大血管的内径变化只能间接评估胎儿先天性心脏病的严重程度，虽然通过测量和对比胎儿左、右心腔内径的大小变化有助于提供相关诊断信息，但这些信息特异性不高，很难协助明确诊断及可靠评估疾病的严重程度。将先天性心脏病胎儿的心血管定量指标与正常胎儿的定量指标进行比较能够确定畸形发生的具体部位和严重程度，因此非常有助于确立诊断。胎儿左、右心腔不对称多表现为左心腔明显小于右心腔。左心形态结构及大小正常而右心增大伴肺动脉扩张提示右心血流量增加。左心小于正常孕周胎儿，右心扩大提示左心血流重新分布进入右心系统，多见于左心梗阻性病变（主动脉狭窄及主动脉缩窄）、左心室舒张功能异常、肺静脉回流异常及卵圆孔血流受限等。鉴于胎儿先天性心脏病在宫内进行性发展的特点，与正常胎儿生长曲线参数进行比较，能够提供原发性基础病变导致继发性严重病理结果的重要信息，重度主动脉狭窄导致左心室发育不良，右室流出道的严重梗阻引起右心室发育不良。这些定量评估促进了胎儿心脏介入治疗技术对原发性基础病变的合理干预，从而预防发生继发性严重病理后果，胎儿心脏

介入治疗具有潜在改善患儿预后的可能。通过系列定量评估介入治疗前后胎儿心室及大血管的内径变化，提供预后判定的重要信息。

四、胎儿心脏功能评估的意义

心脏功能的评估是胎儿定量化评估的核心，具有重要意义：

(1) 更加精准地了解胎儿心血管结构和血流动力学变化的特征。

(2) 先天性心脏病胎儿的心脏功能改变可能是临床评估胎儿病情改变的最早和最直接的表现。

(3) 胎儿期由于右心室占主导地位，因此采用可靠的技术准确评估胎儿右室功能至关重要。

(4) 胎儿先天性心脏病发生率呈增长趋势，全面系统和系列化评估产前、产后心功能的动态变化，对于先天性心脏病患儿出生后的评估及指导合理治疗均非常重要。

(5) 预测先天性心脏病胎儿的预后。

(6) 评估胎儿心脏病介入治疗以及其他宫内治疗疗效。

五、胎儿心脏功能评估的技术

目前，用于胎儿心脏功能评估的技术包括胎儿超声心动图技术、多普勒技术对静脉血流分析以及胎儿心脏磁共振成像技术。

(一) 胎儿超声心动图技术

1. M 型超声心动图

20 世纪 80 年代中期，实时二维超声作为参考的 M 型超声心动图用于正常和先天性心脏病胎儿的心室短轴内径、室壁厚度、房室瓣活动以及流出道内径的测量，获取横位四腔心或双心室短轴切面，在乳头肌水平将取样线垂直于右室前壁、室间隔及左室后壁，取得心室波群后，测量左、右心室收缩末期内径及舒张末期内径，可以简捷地计算胎儿心室短轴缩短率 =（心室舒张末期内径 – 心室收缩末期内径）/ 心室舒张末期内径，同时可采用立方体法或 Teichholz 法得到心室容积和射血分数 (EF)。M 型超声心动图要求测量目标与取样线垂直，这在一些胎儿应用时受到限制。

近来的研究采用 M 型曲线获得房室瓣环位移 (AVAD/AVAE)，方法是在显示标准四腔心切面后，调整探头位置，使心尖朝前或朝后，获得最大心室显示切面，运用 M- 型超声心动图将取样线置于三尖瓣前叶瓣环与右室游离壁交界处或二尖瓣后叶根部与左室游离壁交界处，测量时尽量使声束平行于心脏纵向，减少两者之间的夹角 (夹角 < 20°)，测量三尖瓣环或二尖瓣环从舒张末期至收缩末期最大的运动位移距离，即为三尖瓣环位移 (TAD/TAE) 和二尖瓣环位移 (MAD/MAE)。研究显示 TAD 及 MAD 值随孕周增加而增长，与心率无相关性。由于右室以纵行方向的浅层螺旋状肌肉为主，因此 TAD 能够非常好地反映右心室长轴方向纵向收缩功能。

2. 二维超声心动图 - 新的定量分析参数：Z- 评分 (Z-Score)

20 世纪 90 年代开始采用实时二维胎儿超声心动图测量心腔及流出道的内径，克服了 M 型超声心动图的局限性。1992 年，Sharlan 和 Allan 报道采用二维切面超声心动图测量胎儿心室及流出道多个参数，将胎儿心血管参数进行多元回归方程分析，建立与孕周相关的多个心血管测值的 95% 可信区间。随后，Tan 等报道更多的胎儿心血管测量参数，以孕周作为独立变量，通过线性和多元回归方程计算多种心血管测量参数的均值及标准误差。1998 年，Shapiro 等测量更大样本的胎儿心脏及大血管参数。2005 年，Schneider 等首先报道胎儿超声心动图定量测量指标 —— Z- 评分，首次将 17 个胎儿超声心动图测量的心腔大血管参数与胎儿非心血管生物测量参数 (双顶径、股骨长度及孕周) 进行相关比较并建立回归方程，结果显示通过测量胎儿非心血管生物参数 (双顶径、股骨长度及孕周) 能够准确可靠地定量估测多个反映胎儿心血管发育状态的心血管参数。2010 年，Lee 通过测量 2735 例大样本胎儿的双顶径、股骨长度及孕周作为独立变量，预测主动脉、肺动脉瓣环内径，左、右心室舒张末期内径及舒张末期心脏面积，建立了上述心血管参数的线性回归方程计算 Z- 评分。Z- 评分将所有测量的胎儿心血管定量指标以标准差的倍数表示，可以通过与正常胎儿参考值范围进行定量比较，定量反映一个具体的心血管参数高于或低于特定的正常人群均数的程度，因此可以准确提供心血管疾患部位和病变程度的定量信息。目前已有研究将胎儿超声心动图定量新指标 —— Z- 评分，用于几种围生期预后不良的胎儿心血管病变的心功能严重程度的定量评估以及预后预测。Z- 评分计算方法：Z- 评分 = (实际测量值 - 预测值)/ 预测标准差。研究显示，胎儿超声心动图心血管评分特别适合那些心血管病理生理变化遵循一定规律且病理生理改变趋于一致的胎儿。最近，Stimemarm 等对 107 例双胎输血综合征胎儿的研究显示，与传统的 Quintero 分级相比，胎儿心脏功能评分能够区分心脏做功指数增大，左、右心室短轴缩短率减小以及静脉导管多普勒血流脉动指数增加的三组双胎输血综合征的胎儿，提示这类胎儿存在进行性心脏功能改变，超声心动图获得的胎儿心脏功能评分能够为临床提供更为便捷和精准的定量信息。

心室容积计算：取心尖两个正交平面，即二腔心和四腔心切面，人工或计算机自动描绘左、右心室心内膜的轮廓，测量二腔心和四腔心的心室长径，运用双平面 Simpson 法可得心室容积和 EF。

3. 房室瓣口舒张期多普勒血流频谱分析

获得标准四腔心切面后，将脉冲多普勒取样容积置于房室瓣口，可以获得两个特征性的舒张期房室瓣口血流频谱：E 峰：出现在舒张早期，心室主动松弛，心室压力下降，心房压力超过心室，血液由心房快速充盈进入心室形成。A 峰：出现在心室舒张晚期，心房主动收缩，再次使心房压力超过心室，促使血液由心房充盈心室形成。胎儿期 E 峰小于 A 峰，随着孕周增加，E 峰逐渐增加，A 峰随孕周变化不明显，在整个孕期维持相对恒定。因此，胎儿期 E/A 比值小于 1，但随着孕周的增加 E/A 比值逐渐增加，足月时

E/A 比值接近 1。E 峰随孕周增加反映胎儿心室松弛功能的逐渐完善，因为心室舒张才能够确保冠状动脉血流的运行，但研究显示整个孕周冠状动脉血流量维持恒定。

E/A 比值在儿童和成人的研究提示能够反映心室舒张功能异常，特别是充血性心力衰竭患者。E/A 比值在双胎输血综合征的胎儿研究显示，受血胎儿的二尖瓣口和三尖瓣口 E/A 比值均明显降低。但在宫内发育迟缓和先天性囊性腺瘤样畸形导致的心脏功能异常的胎儿的研究却显示 E/A 比值增加。研究还显示 E/A 比值与等容舒张时间及静脉血流频谱变化之间无明显相关性。但如果显示房室瓣口特征性的双峰波形消失，代之为单峰波形，提示心排血量明显异常，见于主动脉狭窄、双胎输血综合征，对于宫内发育迟缓的胎儿，房室瓣口单峰改变提示预后不良。但单峰改变也见于胎儿心率加快时的 E 峰与 A 峰相互融合，易与病理状态下的单峰改变相鉴别。

E/A 比值是反映心室舒张功能变化的指标，通过左、右房室瓣口可以独立进行左、右心室功能评估。

4. 房室瓣口舒张期彩色 M 型血流传播速度 (Vp)

房室瓣口舒张期彩色 M 型血流传播速度 (Vp)，测定方法：获得标准四腔心切面后，开启 CDFI，调节 CDFI 的基线，使房室瓣口彩色血流出现部分色彩倒错（一般为 E 峰速度的 75%），此时启动 M 型超声心动图，尽量使 M 型取样线与房室瓣口舒张期彩色血流束方向平行（夹角小于 15°），Vp 通过测定 M 型彩色多普勒频谱图像的第 1 个色彩倒错的彩色分彩面斜率获得。M 型彩色多普勒频谱图横轴代表时间，纵轴代表深度，图像的色彩亮度代表速度大小，故图像上的每个点都包含着时间、空间和速度三方面的信息。由于同一色彩代表了相同的血流流速，因此 Vp 代表了血流自房室瓣口到心尖达到相同速度的距离和时间的比值。成人和儿童的研究显示，Vp 与定量评估心室舒张功能的金标准——心室等容弛缓常数 (tau) 密切相关。与传统的房室瓣口舒张期血流频谱相比，Vp 受心脏前后负荷的影响小，不会出现"伪正常化"，且 Vp 值的测定不受心率增快的限制，可能是评估胎儿心室舒张功能的较好指标。对中、晚孕期正常胎儿的研究显示：胎儿左、右心室 Vp 分别为 (24.7±6.8)cm/s 和 (14.7±4.7)cm/s，左、右心室的 Vp 在整个中、晚孕期维持恒定，与心率无明显相关。Vp 可能在先天性心脏病胎儿、妊娠期糖尿病胎儿、水肿胎儿的心功能评估中具有重要价值。

5. 组织多普勒成像 (TDI) 技术

组织多普勒成像 (TDI) 技术是在传统的 CDFI 基础上，通过改变多普勒滤波系统，以速度模式、加速度模式和能量模式实时展现心肌运动的超声心动图技术，TDI 可以实现胎儿心肌运动速度的无创定量测定，有助于正确理解胎儿心肌活动以及多种疾病状态下心脏的病理生理变化，准确评估胎儿心脏收缩舒张功能，对心律失常做出可靠的诊断，临床已应用 TDI 技术对胎儿心律失常进行分型和定位及测量时间间歇，并能够分析心肌活动和监测心脏整体和局部功能。随着 TDI 软硬件技术（高帧频 TDI、三维 TDI 等）的发展，TDI 在胎儿心脏超声检查中的运用会越来越方便和广泛，显示出了广阔的发展前景。

　　心脏节律规则的胎儿的二尖瓣及三尖瓣环 TDI 运动速度曲线可见典型的三峰曲线：收缩期 S 波：代表心室收缩；舒张早期 E 波：代表心室早期舒张；舒张晚期 A 波：代表心房收缩。另外，还可显示心动周期的两个重要时相：等容收缩期 (IVCT)：A 波终点至 S 波起点之间的间歇；等容舒张期 (IVRT)：S 波终点至 E 波起点之间的间歇。

　　采用 TDI 对水肿胎儿的右室功能研究显示，水肿胎儿三尖瓣环 TDIEa 明显降低，TDI-S′ 波明显减低，而三尖瓣口血流频谱 E 峰速度明显增加，RV-S′/LV-S′ 明显增加。因此，反映右室充盈功能的指标 E/Ea 明显增加，通过 TDI 获得的心脏做功指数 (MPI) 也明显增加。最近的研究显示，TDI 获得的 MPI 比常规房室瓣口获得的频谱多普勒 MPI 能够更加敏感地反映 IUGR 胎儿的收缩与舒张功能。

　　近来开发的 TDI 新技术高帧频 QTVI 可以选择不同的取样点分别置于房室瓣环、心房壁和心室壁取得房室瓣环、心房和心室的运动速度曲线，从 TDI 衍生的心肌运动速度梯度可以评估胎儿心室心肌运动速度梯度，了解胎心室壁运动速度在中、晚孕期的生理变化特点及规律，继而有助于更加准确、可靠地评估胎儿心功能的相应变化。

　　TDI 技术可以将取样容积置于胎儿左、右房室瓣环，获得一个心动周期的 MPI，克服了频谱多普勒技术测量胎儿右心室 MPI 时的不足 (测量胎儿左室 MPI 时可以将取样容积置于左室流入道和流出道交界处，获得一个心动周期的流入道 (二尖瓣口) 频谱和流出道 (主动脉瓣口) 频谱)。

　　TDI 的主要局限性包括仅反映特定局部心肌在特定时间的速度信息，存在明显的角度依赖性，仅能分析与声束平行的心肌的运动速度。

　　6. 心脏做功指数 (Tei 指数)

　　心脏做功指数 (MPI)，也称为 Tei 指数 (Tei index)。1995 年，日本学者 Tei 首先提出，是等容收缩时间 (ICT) 和等容舒张 (IRT) 与射血时间 (ET) 的比值，其测量方法简便，重复性强，不受心室几何形态及心率的影响。可以通过频谱多普勒、TDI 或 M 型超声心动图获得，取样点可以在左室流出道与流入道交界处 (主动脉瓣口和二尖瓣口)、右室流出道或肺动脉瓣口及三尖瓣口及左、右房室瓣环等。

　　在成人和儿童的应用已证明，MPI 在评估成人和儿童扩张型心肌病、原发性肺动脉高压、心肌淀粉样变性、冠心病、充血性心力衰竭、单心室及 Ebstein 畸形等患者的心室功能方面具有重要临床应用价值。动脉导管提前收缩胎儿、水肿胎儿、宫内生长受限胎儿及糖尿病母亲的胎儿的研究均显示 MPI 增加，IUGR 胎儿 MPI 增加，提示心室收缩和舒张功能同时受损。MPI 与胎儿死亡密切相关。双胎输血综合征受血胎儿，其 TRT 延长，MPI 增加提示此类胎儿舒张功能异常。而在胎膜早破所致的胎儿炎症反应综合征时，MPI 的增加主要是由于 ET 缩短所致，ICT 及 IRT 并无明显变化，同样提示心功能异常。纯合子 α 地中海贫血胎儿的 MPI 在 20 孕周左右就出现异常增加，远远早于出现房室扩大的时间。因此，MPI 虽然是非特异性的，但敏感性较高，可以简便和综合性地评估心脏收缩和舒张功能改变。

MPI 评估胎儿心脏功能时存在一定的局限性。首先是方法学方面，有研究显示需要完成 65 例胎儿的 MPI 测量方可掌握可靠的胎儿 MPI 测量数值方法学，这在一定程度上限制了这一技术的广泛临床应用。由于 MPI 是时间间歇的比值，采用不同的测量方法也会对 MPI 产生明显影响，目前广泛接受的是所谓的"改良 MPI"(modified MPI) 测量法，即采用频谱多普勒测量时，可以将房室瓣和半月瓣关闭的多普勒信号作为测量的参考以便标准化测量起始点。可以改善测量者之间和测量者本身的重复性。MPI 在一些临床疾病似乎不能可靠地反映病情的严重性，对主动脉狭窄伴左室 EF 下降的成人患者的研究显示，MPI 并未增加，而当主动脉狭窄进行性加重，EF 明显下降时，MPI 却减小。对于肺动脉高压患者，采用 MPI 的研究结果也存在明显的不一致性。

7. 实时三维超声心动图 (RT-3DE)

实时三维超声心动图 (RT-3DE) 应用透明成像模式 (体元模型法的显示形式)，显示组织结构中所有的信息，而且空间分辨力有了很大的提高，更具有立体感，从而可直观先天性心脏病的复杂空间结构，也可准确定量心室容积评估心室功能。RT-3DE 全容积成像技术，矩阵形排列探头能快速采集和立体同步显示心脏和大血管的立体图像，可较大程度上克服胎心跳动、母亲呼吸及胎儿随意运动对图像质量的影响，能动态观察 3 个正交方向上任一切面内的心脏结构，且能对需要切割的三维图像做任意角度的旋转。其定量心室容积的方法：

(1) 改良双平面 Simpson 法：RT-3DE 易获得两个真正的正交平面，即二腔心和四腔心切面。在两个正交平面的心室舒张末期和收缩末期图像分别选择 6 个参考点 (4 个点在瓣环左右侧，2 个点在心尖)，运用双平面 Simpson 法即可得心室容积和 EF。

(2) 半自动边界检测法 (SABD)：在两个正交平面的心室舒张末期和收缩末期图像分别选择 5 个参考点 (4 个点在瓣环左右侧，1 个点在心尖)，就能全心动周期中应用体素法探测左室内膜边界，数秒后即可产生心室动态立体模型并同时得到心室容积、心搏量及EF。

目前 RT-3DTEE 用于胎儿心脏检查和功能分析主要的局限性是图像的分辨率和容积帧频太低，需要进一步研发高分辨率、高帧频，专门适合胎儿的实时三维容积探头。

8. 时间空间相关成像 (STIC) 技术

时间空间相关成像 (STIC) 技术应用表面成像模式 (表面轮廓提取法的显示形式)，专门用于胎儿心脏动态三维成像的超声心动图技术，通过容积探头在短时间内就可以完成对整个胎儿心脏的扫描，只需获得一个四腔心切面，就可在脱机状态下完成对胎儿心脏的节段性分析。STIC 技术获得的胎儿心脏容积数据可以动态播放一个心动周期，并能获得舒张末期和收缩末期特定时相的心脏大血管的二维图像，因此可自动分析每个二维切面所处的特定时相 (如舒张末期或收缩末期) 的相关信息，其应用价值已逐渐被愈来愈多的临床应用和研究所证实。STIC 分析胎儿容积和功能的方法：

(1) 虚拟器官计算机辅助分析 (VOCAL)：虚拟器官计算机辅助分析 (VOCAL)，能描画和显示任何形态的组织器官外形特征，对不规则形结构的体积测量具有优越性。绕一固定轴旋转图像平面，确定上下极点，在每个平面（手动或自动）依次勾画左、右心室舒张末期与收缩末期的心内膜边界，仪器则自动重建心室表面立体形态，并计算心室容积及 EF。

(2) STIC 结合反转模式：反转模式是 STIC 成像模式之一，主要用来对含液脏器进行三维成像，无回声的结构（如心腔）被转换为实体结构回声，而实性结构回声（如室壁）则变成无回声而不被显示。所得图像与心血管腔内灌注硅胶所得铸型标本极为相似，因此又称为"心腔铸型"或"数字铸型"。利用反转模式可以在不需要彩色多普勒或能量多普勒的情况下，获得心室腔及血管结构的图像。其临床应用的优势在于获得其结构与病灶内表面的信息，可更精确地进行测量，能为临床提供更多有用的信息。

(3) 超声自动体积测量 (SonoAVC)：超声自动体积测量 (SoneAVC) 可以快速计算多个液性或低回声暗区的独立体积。起初用于生殖医学领域，可快速识别、测量所有的卵泡的最大径线，和与之相垂直的另外两个经线及体积，将测量数据以降序排列，采集完容积后分析时间约 6s。可以快速获取卵泡的最大径线、体积、个数，同时降低不同观察者之间及不同测量间的差异。对于胎儿心脏容积分析的研究显示，其与 STIC-VOCAL、STIC- 反转模式等对照显示具有良好的重复性。最近 Palaclini 等对心房异构胎儿的初步研究显示，STIC-SonoAVC 能够敏感地显示正常胎儿左右心房心耳、左房异构及右房异构胎儿的形态差异。

9. 单心动周期实时四维超声心动图 (One-beatRT-4DE)

单心动周期实时四维超声心动图是最近发展的新的超声心动图显像技术。可以实时四维全容积 (90×90) 显示高度、宽度及深度的立体成像结构，显示单位是体素，容积帧频较高，接近 40VFR/S，图像为实时成像，因此无须重建。在一定程度上弥补或克服了 RT-3DTEE 及 STIC 技术在临床应用时均存在的一些局限性，前者图像的分辨率和容积帧频太低，后者本身为后处理三维重建成像技术，应用明显制约于孕周。能够通过自动分析软件获得胎儿心室容积及 EF 等诸多心功能定量参数。

10. 斑点追踪成像 (STI) 技术、速度向量成像 (VVI) 技术、应变 (S) 及应变率 (SR)

斑点追踪成像 (STI) 技术：是一项新的超声成像技术，采用计算机斑点追踪程序，在二维超声图像基础上，选定室壁中一定范围的感兴趣区，根据感兴趣区内心肌组织灰阶差异，自动追踪和计算心动周期中各节段不同像素的心肌组织的实时运动和变形，获得心肌运动速度、应变、应变率以及心脏整体的旋转角度和旋转速度等定量分析参数。STI 能够定性及定量地显示心脏整体和局部收缩和舒张功能，理论而言克服了既往采取 TDI 技术的不足，无角度依赖性，能够对整体和局部心脏功能进行定量分析等。

(1) 速度向量成像 (VVI) 技术：VVI 技术是 STI 技术对心肌运动速度的显示方式。速度以向量图的方式同步叠加（覆盖）在二维超声图上：向量的长度代表组织速度的变化幅度，向量的方向（箭头所指的方向）代表组织运动的方向。速度向量由两个成分组成：节段心肌上的各个点（拉格朗日向量）及与这些点正交的点的速度（欧拉向量）。速度向量的获得不是通过边缘（或内膜）检测，而是通过操作者对单幅二维图像运用追踪描记内膜的方法获得，通过计算机自动分析两个连续帧幅中某点的位移即可计算其运动速度（速度＝位移／时间间期）。VVI需要借助一些特殊的参考点作为分析的基础：二尖瓣环、组织／心腔的运动等以R-R间期作为参照显示心脏的周期性运动。研究显示VVI能够提供胎儿局部与整体的心肌功能分析，显示心脏收缩与扭转运动及心肌运动三维定量等重要信息。

(2) 应变：又称"相对变形"。物体由于外因（载荷、温度变化等）使它的几何形状和尺寸发生相对改变的物理量。物体某线段单位长度内的形变（伸长或缩短），即线段长度的改变与线段原长之比，称为"应变"。用符号ε表示。正值表示伸长，负值表示缩短。

计算公式：$\varepsilon = \Delta L/LO = (L - LO)/LO$

ε：代表应变；L：指长度的改变量；LO：指初始长度值

(3) 应变率 (SR)：是指单位时间的应变，是指形变的速率，是沿声束扫描线两点距离值之间的组织速度差。

计算公式 $SR = (V1 - V2)/L$

研究显示正常胎儿收缩期右室纵向应变和应变率随孕周增加下降。最近对56例正常胎儿的研究显示，DTI和二维斑点追踪技术均在约95%的胎儿成功获得胎儿心脏应变和应变率测量，分析时间 15 ~ 18min，在一致性方面两种方法相似。

由于二维斑点追踪技术对仪器的要求较高，特别是成像帧频对分析结果的影响，无法获得胎儿ECG信号作为心动周期时相准确分析的参考在一定程度会影响通过此技术定量心肌运动速度，舒张期充盈模式及应变率的准确性。与通过M型超声心动图技术获得的二尖瓣环和三尖瓣环位移比较，二维斑点追踪技术获得相关定量数据需要较为专业和复杂的分析软件和技巧，而且对设备要求也较高。

目前应用在临床中的超声仪器在进行二维斑点追踪分析时其成像和分析帧频均低于DTI，而且仅能追踪成像平面内的斑点信号，而不能对心动周期内全部声束（声场）范围内斑点信号进行追踪。三维斑点追踪成像技术在基础试验和成人的临床研究已经显示可以提供三维立体信息，有望在胎儿心脏功能研究中发挥潜在的重要作用。

（二）胎儿静脉血流频谱分析

通过频谱多普勒技术对胎儿静脉导管 (DV)、下腔静脉 (IVC)、肝静脉 (HV) 及肺静脉 (PV) 等主要静脉的频谱的波动性进行定量分析，可以提供胎儿心动周期不同时相心房压力变化的信息。脐静脉 (UV) 由于在中孕期开始就不存在频谱波动性，因此不能用来分析。上述主要静脉在心动周期频谱的波动性，反映心房内压力的变化规律，静脉血流速度高时，提示心房压力较低，促使静脉血流回流进入心房；相反，静脉血流速度低时，提示心房压力较高，此时静脉回流心房血流减少，甚至出现逆流。主要静脉血流的典型多普勒频谱包括三个波峰：S 峰：收缩期最大速度波形，出现在心室收缩期，提示房室瓣快速关闭后，心房压力低，大量静脉血回流进入心房；D 峰：出现在心室舒张早期，心室主动舒张，房室瓣开放，心房内血流快速进入心室，心房压力下降，静脉回流心房血流量增加。A 峰：出现在心房收缩期，反映心房主动收缩引起心房内压力突然升高，导致心房内血液逆流进入静脉内，形成反向 a 峰，DV 与 IVC 和 HV 不同，a 峰为正向，提 KDV 内持续的向心性血流。

　　研究显示，心脏功能异常胎儿其静脉系统频谱主要的异常改变是 DV 频谱出现反向的 a 峰或 a 峰消失，提示胎儿心脏泵功能明显异常，胎儿预后不良甚至出现宫内死亡等。对 11 ～ 14 孕周胎儿 DV 的多普勒频谱研究显示，出现反向 a 峰的胎儿中 25％存在先天性心脏病。而对 26 ～ 34 孕周的高危胎儿的研究证实，DV 频谱 a 峰消失或出现反向 a 峰的胎儿，新生儿期死亡率高达 63％。对双胎输血综合征的胎儿的研究显示 Quintero 诊断分级标准 HI 的受血胎儿 DV 频谱出现反向 a 峰，UV 频谱出现波动性。中晚孕期 UV 频谱出现波动性提示胎儿心功能异常，也是进行性胎盘功能异常的标志，研究显示胎儿期 DV 出现波动性的新生儿其肌钙蛋白 T 水平升高。

　　目前研究静脉波动性的常用参数包括搏动指数 (PI)，即静脉最大血流速度 (V_{max}) 减去最小血流速度 (V_{min})，再除以平均血流速度 (V_{mean})，$PI = (V_{max} - V_{min})/V_{mean}$。对 IUGR 胎儿的研究显示，DV 多普勒 PI 增加，胎儿的预后明显不良。

　　另外，可以通过分析静脉多普勒频谱及静脉血管内径的变化间接定量静脉压曲线评估胎儿心脏功能。

　　IURG 胎儿静脉多普勒的异常改变往往早于心分娩力描记图及临床生物物理学评估指征的变化。因此，静脉血流频谱是目前最为准确和无创评估胎盘功能的影像学手段，在此类胎儿的治疗决策及预后评估方面具有重要的价值。

（三）胎儿心脏磁共振成像 (MRI) 技术

　　心脏 MRI 技术发展迅速，在成人及儿童的研究显示，能够用于正常人和心脏病患者的结构与功能显示，在心脏功能方面，特别是右室心脏容积、EF、CO 等的定量分析方面具有非常重要的临床应用价值。与超声技术相比，产前 MRI 不受母亲肥胖、羊水过多以及孕周对成像质量的影响，由于不需要任何几何假设，因此能够实时准确地定量胎儿心脏容积，特别适合先天性心脏病已经导致心脏几何形态明显改变的胎儿；另外，在成像质量和心血管结构细微显示方面可能存在一定的优势。但目前心脏 MRI 检查设备要求高、费用昂贵，检查时间长，成像和分析均需要较为专业的人员和软件，目前临床应用不多，因此限制了这一具有临床应用潜力的技术的广泛应用。

第四章　儿童超声心动图

第一节　常见左向右分流型先天性心脏病

左向右分流型先天性心脏病是指左（体循环）、右（肺循环）两侧血液循环途径之间存在异常通道。早期由于心脏左半侧体循环的压力大于右半侧肺循环的压力，所以平时血流从左向右分流而不出现发绀。当啼哭、屏气或任何病理情况，致使肺动脉或右心室压力增高，并超过左心压力时，则可使血液自右向左分流而出现暂时性发绀。该病常见的畸形包括房间隔缺损（心房内异常交通）、室间隔缺损、动脉导管未闭、房室间隔缺损及主－肺动脉间隔缺损等。若得不到及时治疗，长期动力性肺动脉高压使肺小动脉壁增厚，管腔变窄，因而肺血管阻力增加，肺动脉高压从动力型变为阻力型，左向右分流量逐渐减少，最终导致右向左分流，称之为艾森曼格综合征，临床上出现发绀、右心衰竭等症状。主－肺动脉间隔缺损、完全型房室间隔缺损极易早期出现艾森曼格综合征，而房间隔缺损则发生得较晚，一般在中老年才出现。

一、心房内异常交通

（一）概述

Anderson 指出，真正意义上的房间隔应满足：

(1) 为分隔左右心房腔的间隔组织。

(2) 用探针穿过或切除该部分组织，不应累及或损伤心房外的组织结构。只有很小一部分房壁符合这一真正房间隔的定义，即卵圆孔瓣及其卵圆孔前下缘的肌性间隔组织，该肌性间隔支撑卵圆瓣，并与房室间隔相接壤，该处缺损是真正的房间隔缺损 (ASD)，这一部位缺损称为中央型房间隔缺损（又称为继发孔缺损）。卵圆孔后上方的房间隔（常被称为第二房间隔）并非真正的房间隔，而是左右心房后壁向心房内折曲（胚胎期发生在肺静脉与心房连接后）形成的皱褶 (infold)，皱褶内富有脂肪组织。

中央型房间隔缺损是引起心房内分流的最常见原因，但其他类型的缺损（如静脉窦型缺损、冠状静脉窦型缺损、原发孔缺损）并非真正意义上的房间隔缺损，所以将引起心房内异常分流的一组畸形统称为心房内异常交通。

心房内异常交通是先天性心脏病中较常见的一种心脏畸形，占 16%～22%，根据缺损的部位不同可以分为多种类型。卵圆孔在成人中有 20%～25% 未完全闭合，因不引起两个心房间的明显分流，故被认为多无明显临床意义，但最近研究发现，该现象可能与一过性脑缺血及脑栓塞有关。

（二）病理解剖与分型

心房内异常交通可根据缺损部位不同分为以下几种类型：原发孔型房间隔缺损、中央型房间隔缺损、静脉窦型间隔缺损、冠状静脉窦型间隔缺损、混合型缺损。

心房内异常交通多单独出现，也可合并肺静脉异位引流、房室间隔缺损、永存左上腔静脉、二尖瓣脱垂、二尖瓣狭窄、肺动脉瓣狭窄等畸形。

1. 原发孔型房间隔缺损

占心房内异常交通的 15%～20%，缺损位于房间隔的下部近房室瓣处，常累及房室瓣，引起二尖瓣前叶裂缺、三尖瓣畸形等，其本质属于部分型房室间隔缺损的范畴（部分型心内膜垫缺损）。

2. 中央型房间隔缺损

此为心房内异常交通中最多见的一种，约占76%，缺损位于房间隔中心卵圆窝或侵及其周边的房间隔结构，是由于卵圆孔瓣或卵圆孔边缘肌肉组织缺损、穿孔甚至缺如引起的。缺损多为单发，也可两个以上或多发呈筛孔状。

3. 静脉窦型间隔缺损

包括上腔型和下腔型，此型较少见，占 12%～15%，上腔型缺损位于卵圆孔上方，靠近上腔静脉入口，上腔静脉骑跨于房间隔上。下腔型缺口位于下腔静脉入口处，靠近冠状静脉窦。静脉窦型缺损其卵圆孔及周围的肌性边缘是完整的，本型缺损并非真正意义上的房间隔缺损。本型缺损常伴有肺静脉异位引流，尤其是上腔型。

4. 冠状静脉窦型间隔缺损

此型缺损为冠状静脉窦与左心房后下壁间分隔不完全或无分隔，致使左心房血液经冠状窦入右心房，此畸形常伴永存左上腔静脉，此型最为少见。

5. 混合型缺损

两种或两种以上类型缺损同时存在，此型缺损一般较大，房间隔几乎完全缺如，其血流动力学改变似单心房，称功能性单心房，约占8.5%。

（三）病理生理改变

在正常心脏，左心房压力比右心房压力高约 0.66kPa(5mmHg)，当存在心房内异常交通时，因压差的存在使血液自左心房分流到右心房，使肺循环血流量增加，体循环血流量减少，导致右心容量加大，而发生右心系统扩张。若分流量过大，超过肺循环血量的限度时，可出现动力型肺动脉压力升高，随病情发展，长期肺动脉高压使肺小动脉壁增厚，管腔变窄。因而，肺血管阻力增加，肺动脉高压从动力型变为阻力型，左向右分流量逐渐减少，最终导致心房水平的右向左分流，称之为艾森曼格综合征，临床上出现发绀、右心衰竭等症状。但与室间隔缺损、动脉导管未闭相比，发生得较晚，一般在中老年才出现。

值得强调的是，下腔型间隔缺损时，常因下腔静脉骑跨于房间隔上，加上残留的下腔静脉瓣（Eustachian 瓣）较大，致使部分下腔静脉血液分流入左心房，而产生右向左分流，临床上可出现发绀，切莫误认为已发展成艾森曼格综合征。

（四）超声心动图检查

1. 常用切面

主要切面有：胸骨旁四腔心、大动脉短轴切面，剑突下四腔心、大动脉短轴切面，剑突下腔静脉长轴切面。对于较肥胖的成年人等常规切面显示不清者，可选用右侧透声窗的各种切面，对诊断非常有帮助。

2. 超声心动图表现

（1）M 型超声心动图：右心室增大，右心室流出道增宽。室壁运动异常：心房内异常交通时右心容量负荷增加，致使右心室前壁运动幅度增强，而室间隔运动幅度减低、平坦，甚至与左心室后壁呈同向运动。

（2）二维超声心动图：

1）右心扩大：右心房、右心室内径增大，右心室流出道增宽。

2）房间隔连续性回声中断：这是诊断房间隔缺损的直接征象，不同类型的房间隔缺损，回声缺失的部位也不同。

①中央型：缺损位于房间隔中部的卵圆孔处，四周有完整的房间隔组织结构（图4-1）。有一种特殊类型的中央型缺损：回声失落紧靠房室瓣（前庭部），但四腔心切面显示房室间隔完整，心室短轴切面显示二、三尖瓣形态正常。

②上腔型：四腔心切面不能显示房间隔回声失落，卵圆瓣及其周边组织完整。近似胸骨旁四腔心切面显示缺损位于房间隔后上方，剑突下切面探查显示上腔静脉入口的下方房间隔回声中断，上腔静脉骑跨于房间隔之上。

③下腔型：四腔心切面不能显示房间隔回声失落，卵圆瓣及其周边组织完整；近似胸骨旁四腔心切面示缺损位于房间隔后下方，剑突下切面探查显示下腔静脉入口处房间隔回声中断，下腔静脉骑跨于房间隔上（图4-2）。

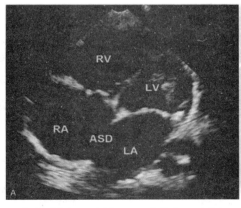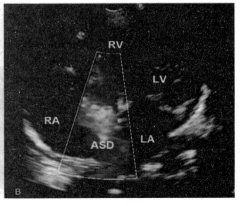

图 4-1　中央型房间隔缺损。(A) 胸骨旁四腔心切面显示房间隔中央回声缺失；(B) 彩色多普勒声像图显示心房水平的左向右红色分流束。

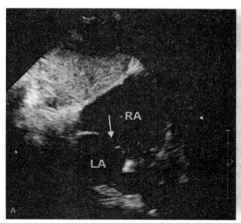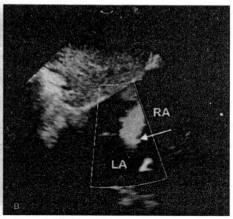

图 4-2   中央型房间隔缺损。(A) 剑突下长轴切面显示房间隔中央回声缺失；(B) 彩色多普勒声像图显示
心房水平的左向右红色分流束。

注：从本质上讲，静脉窦型间隔缺损（上腔型和下腔型）的部位并非真正的房间隔，发生率较低。比较多见的类型是中央型房间隔缺损向上腔静脉或下腔静脉入口处延伸的较大型缺损，两者应加以鉴别：诊断静脉窦型间隔缺损的标准为：①缺损靠近上腔静脉或下腔静脉入口处；②上腔静脉或下腔静脉骑跨于房间隔之上；③卵圆瓣及其周边肌性组织完整（标准四腔心切面不能显示房间隔回声失落）。④冠状静脉窦型（冠状静脉窦无顶综合征）：较小的缺损诊断比较困难，多不能直接显示回声缺失，仅能显示冠状静脉窦扩张；缺损较大时，冠状静脉窦多扩张，冠状静脉窦周围房间隔回声缺失，于冠状静脉窦及左心房后下方，不能探及完整的冠状窦壁回声，同时多合并左上腔静脉入左心房，诊断主要依靠彩色多普勒显像。由于较大的冠状静脉窦型缺损常累及周边房间隔组织，尤其是下腔静脉周围的房间隔（再者，两者在解剖部位上相比邻），所以应注意冠状静脉窦型缺损与下腔型缺损相鉴别。

3) 需要指出的是，对于胸骨左缘或剑突下切面显示不清以及肥胖患者，可以采取右侧卧位，应用右侧胸骨旁四腔、心房两腔或上下腔静脉长轴切面，常能清晰地显示房间隔缺损。右侧透声窗特点：①房间隔缺损时右心房扩大，使右侧透声窗更加清晰；②房间隔在声束近场，且声束与房间隔垂直；③可最大限度地从纵向及横向显示房间隔；④清晰地显示右上肺静脉与房间隔的关系。

下腔静脉型缺损与冠状静脉窦型缺损的鉴别要点：①在低位四腔心切面，冠状静脉窦型缺损的部位靠近房室瓣环，而下腔静脉型缺损靠近下腔静脉入口；②冠状静脉窦型缺损多伴有左上腔静脉入左心房；③下腔静脉型缺损时，冠状静脉窦切面显示冠状静脉窦壁（冠状静脉窦与左心房之间）完整。

(3) 彩色多普勒超声心动图：彩色多普勒声像图可显示左心房向右心房的穿隔分流束，其宽度与房间隔缺损的大小成正比，缺损大，分流束宽；缺损小，分流束窄。若出现肺动脉高压时，随着压力的增高，左向右分流会逐渐减少，最后导致心房水平的右向左分流，临床上出现发绀等症状。

彩色多普勒超声心动图对冠状静脉窦型间隔缺损的诊断有重要价值，多能显示冠状静脉窦口血流增多、增快，缺损较大者可显示血流自左心房经冠状静脉窦分流入右心房，常合并左上腔静脉入左心房。

(4) 声学造影：经肘静脉注入声学造影剂后，右心房、右心室顺序显影，由于左心房和右心房存在压差，右心房出现负性显影区，左心房内一般无声学造影剂。在声学造影过程中，让受检者做 Valsalva 动作、连续咳嗽等，使右心房压力暂时升高，产生一过性少量心房水平右向左分流，使左心房内出现少量声学造影剂回声，从而提高诊断准确性。

合并肺动脉高压时，心房水平为双向或右向左分流，左心房内可清晰呈现造影剂回声。

冠状静脉窦型间隔缺损常合并左上腔静脉入左心房，声学造影对此有重要诊断价值，左上肢声学造影可显示造影剂经左上腔静脉入左心房 → 冠状静脉窦 → 右心房。

(5) 经食管超声心动图：经食管超声心动图检查不受胸壁及肺组织的影响，声束方向与房间隔近似垂直，因此可以避免假性回声失落导致的假阳性，且可最大限度显示房间隔全部解剖结构。例如，房间隔缺损的位置、数目、大小及周边残余房间隔解剖状态，对房间隔缺损的诊断、分型及介入适应证的选择有重要价值。

经食管超声心动图在房间隔缺损介入性治疗中的应用，详见经食管超声心动图。

(6) 心腔内超声：心腔内超声 (ICE) 是将超声探头置于导管的前端，通过导管放置于心腔内，以对心内结构进行观察。

心腔内超声有以下优点：

1) 通过右心导管的方法进行观察，减少经食管超声检查给患者带来的痛苦。

2) 探头与心内结构的距离更加贴近，可采用高频探头，更能最大限度地观察房间隔全部解剖结构，评估房间隔缺损的位置、数目、大小。

3) 对房间隔缺损介入适应证的选择和介入治疗操作的指导作用，优于经食管超声心动图。缺点是探头价格较昂贵，且导管较粗，仅适用于较大儿童或成人。

（五）临床诊治要点

超声心动图诊断房间隔缺损时应注意以下几点：

(1) 房间隔缺损的诊断比较容易，但也最容易犯错误，要注意辅助征象特征。

(2) 由于房间隔比较薄，容易产生假性回声失落 (尤其是心尖四腔心切面)，造成误诊。

(3) 彩色多普勒常常产生彩色外溢，形成左向右分流的假象。

(4) 肺动脉高压时，左向右分流逐渐减少，分流速度减低，甚至出现右向左的分流，此时诊断更加困难，要点是降低 SCALE(彩色棒的速度)，才能显示分流束。

(5) 声学造影：静脉声学造影负性显影不十分可靠，但对右向左分流的正显影有重要价值，比彩色多普勒更加可靠。

(6) 对诊断困难的患者可采用右侧透声窗或经食管超声心动图。

多数房间隔缺损 (较小的且边缘良好) 都能通过介入封堵的方法进行治疗，对缺损较大且缺损边缘不良 (距重要组织较近或边缘薄弱) 者可采用外科手术修补进行治疗。

二、室间隔缺损

(一) 概述

胚胎时期心脏室间隔发育异常导致缺损，形成两心室间异常分流，称为室间隔缺损 (VSD)。室间隔缺损是最常见的先天性心血管畸形，占先天性心血管疾病的 20%～25%，可单独存在，也常为其他复杂心脏畸形的组成部分。

(二) 病理解剖与分类

1. 室间隔解剖

室间隔呈三角形，自左上 (漏斗间隔) 向右后下延伸，有一定的弧度，凸向右心室。室间隔由膜部和肌部两部分组成。膜部范围很小，它是中心纤维体向室间隔的延伸，膜部位于主动脉右冠瓣和无冠瓣的下方，与二尖瓣前叶、三尖瓣隔叶关系密切。肌部室间隔由三部分组成：流入部 (窦部)、小梁部和流出部 (漏斗部)；每一部分都近似三角形，共同的顶角为膜部，膜部为以上三个部位胚胎发育的汇合部，所以为缺损的好发部位。室间隔在左右心室面的形态特征是不同的：左侧肌小梁较细腻，右侧肌小梁较粗大。在室间隔的右心室面有一粗大的肌小梁，被称为隔缘束 (SMT)，它由体部和两个分支组成，呈 Y 字形，体部斜下向心尖部走行并发出调节束，体部的头侧分成前后两肢，分肢的界限标志为圆锥乳头肌，后肢向膜部延伸，前肢支撑肺动脉瓣。

膜部室间隔是非常重要的解剖标志，从右心室面观，膜部室间隔位于隔瓣、前瓣附着的交界处，三尖瓣环 (隔瓣) 横跨膜部间隔。从左心室面观膜部室间隔位于右冠瓣及无冠瓣交界处下方。

2. 室间隔缺损的分类

室间隔缺损分类方法种类繁多，但大同小异，国际上一般采用 Anderson 所提倡的分类方法，这一分类方法简明扼要，解剖标志明确，对临床有重要指导意义，被广泛采用。Anderson 根据室间隔缺损的边缘构成将其分为三类。

(1) 膜周室间隔缺损：缺损累及膜部间隔，由房室瓣、半月瓣与中心纤维体组成的纤维组织构成其边缘的一部分。此型最多见，占 70%～75%，缺损仅局限于膜部很小范围者极少，缺口多向周边肌部扩展，故称膜周部缺损，依据其扩展的部位 (圆锥乳头肌为标志) 又分为偏小梁部、流入部、流出部、混合型 (缺损扩展或累及两个以上的部位) 等类型，但其缺口的上缘总是在主动脉瓣与中心纤维体的交界部，此为膜周部缺损的诊断依据。

(2) 肌部室间隔缺损：其特征为缺损的周边均为肌性组织，根据缺损累及室间隔的部位又分为流入道肌部、小梁肌部和漏斗间隔肌部缺损，流入道肌部缺损也称为隔瓣后 (下) 室间隔缺损。应注意漏斗间隔肌部缺损与双动脉下室间隔缺损的区别：前者的两个动脉瓣被残余的漏斗间隔所分隔，缺损上缘为残存的漏斗间隔肌性组织；后者上缘由主动脉瓣和肺动脉瓣之间连续的纤维组织构成。

(3) 双动脉(干)下室间隔缺损：这类缺损的特征是，其顶部由主动脉瓣和肺动脉瓣之间的纤维连续组成，它既位于主动脉之下，又位于肺动脉之下，所以称其为双动脉下室间隔缺损。此型占先天性心脏病的 20%～30%，东方人多见。

(三)病理生理改变

室间隔缺损所致的心内血液分流是病理生理的基础，分流量的多少取决于缺损的大小及两个心室的压力差。缺损较小时(缺损面积在 0.5cm/m² 以下)，一般无临床症状；缺损较大时(缺损面积在 1.0cm/m² 以上)，分流量大，肺血增多，肺小动脉痉挛，内层增厚及硬化，阻力增加，导致肺动脉高压，右心室压力也升高，当右心室压力高于左心室压力时，产生心室水平的右向左分流，临床上出现发绀，称为艾森曼格综合征。

(四)超声心动图检查

1. M 型超声心动图

室间隔缺损的 M 型超声心动图主要特征为：左心室内径增大，室壁运动增强，右心室流出道增宽。肺动脉压力重度升高时，左心室内径可正常，右心室内径增加，右心室前壁增厚。

2. 二维超声心动图

(1) 切面选择：室间隔缺损类型较多，可发生于室间隔的任何部位，超声检查必须运用多个切面扫描室间隔的各个部位。由于常见的膜周室间隔缺损、漏斗部室间隔缺损分布在肺动脉瓣和三尖瓣隔叶之间，与主动脉右冠瓣的关系密切，应重点观察这些部位。

常用切面有：左心室长轴切面，主动脉根部短轴切面，右心室流出道长轴切面，胸骨旁、心尖及剑突下四腔、五腔心切面，观察肌部室间隔缺损时应结合胸骨旁左心室各短轴切面。

由于膜部间隔位于右冠瓣和无冠瓣的下方，所以标准左心室长轴切面不能显示膜部间隔，将扫描扇面向身体右侧倾斜才能显示膜部间隔。

1) 漏斗部室间隔缺损：包括双动脉下和漏斗部(流出道)肌部室间隔缺损，其位置较高。前者缺损上缘为肺动脉瓣，无肌性组织回声；后者缺损的位置略低于前者，缺损上缘与肺动脉瓣之间有肌性组织回声。主要切面为左心室长轴、大动脉短轴和右心室流出道长轴切面(胸骨旁及剑突下)。

2) 膜周部室间隔缺损：主要切面为心尖及胸骨旁四腔和五腔心切面、大动脉短轴切面及瓣口水平左心室短轴切面等。

膜周室间隔缺损各亚型之间也略有差异，膜周累及流出道和肌小梁时，以胸骨旁及心尖五腔心切面显示更为清晰，缺损上缘即为主动脉瓣。膜周缺损累及流入道(三尖瓣隔叶下方的室间隔)时，胸骨旁及心尖四腔心切面(或剑突下)显示最为清晰。

3) 肌部室间隔缺损：多累及室间隔的小梁部，属低位室间隔缺损，少数为靠近主动脉瓣（膜部）的肌部缺损（高位）。主要切面为心尖四腔、五腔心切面及左心室短轴切面。

4) 隔瓣下（后）室间隔缺损（流入道肌部缺损）：其位置较低，隐蔽于三尖瓣隔瓣后下方，在低位心尖四腔心切面（或剑突下）、瓣口水平左心室短轴切面可显示室间隔回声缺损。隔瓣下（后）室间隔缺损与膜周累及流入道缺损的区别在于：前者存在肌性组织与膜部相隔。

(2) 室间隔缺损的超声特征：室间隔缺损在二维超声上表现为缺损部位的室间隔回声连续性中断，缺损断端回声增强、粗糙。

1) 膜周部室间隔缺损：缺损断端常有增多的纤维组织（实际为三尖瓣的隔瓣或前瓣组织），其对缺口进行包绕，可形成瘤样结构突向右心室，少数也可突向左心室流出道。

2) 漏斗部室间隔缺损：易合并主动脉瓣脱垂或右冠窦窦瘤，缺损常被主动脉瓣或主动脉窦所掩盖，需仔细观察。多切面显示近肺动脉瓣处或流出道肌部室间隔回声失落，断端回声增强。

3) 肌部室间隔缺损：多发生在小梁部，常为多发，在室间隔近心尖处回声中断，有时缺损被右心室内的肌束所分隔，二维超声易漏诊。

4) 隔瓣后室间隔缺损：位置比较隐蔽，在低位心尖四腔心切面、瓣口水平左心室短轴切面显示室间隔回声失落，辅以彩色多普勒超声，不难做出诊断。

3. 多普勒超声心动图

(1) 脉冲多普勒：将取样容积置于室间隔缺损口的右心室面或缺口内，可检出收缩期高速正向填充型频谱。伴有肺动脉高压时，心室水平左向右分流量减少，或出现双向分流频谱。右心室压力显著升高时，心室水平显示左向右或右向左的低速血流频谱。

(2) 连续多普勒：连续多普勒主要用于室间隔缺损心室水平分流速度的评估，通过跨隔血流速度的测量，可判定右心室收缩压，进而推断肺动脉压。

(3) 彩色多普勒血流显像：彩色多普勒血流显像对室间隔缺损的诊断有重要价值，主要有以下几个方面的应用：

1) 确定室间隔缺损的类型：根据异常血流信号出现的切面和部位，可判断室间隔缺损的类型。

2) 测定室间隔缺损的大小：异常彩色血流束的直径基本等于室间隔缺损口的直径，通过测量穿隔彩色血流束基底部的直径，即可确定室间隔缺损的大小，尤其对直径＜5mm的室间隔缺损，二维超声显示缺损断端不清晰，或由于膜部瘤形成，残存缺口不能准确判定时，应用彩色多普勒显像可大大提高测量的准确性。

3) 判定室间隔缺损血流分流的方向：根据多普勒频谱的起源与方向，可以判定室间隔缺损的血流分流方向。左向右分流时，彩色多普勒频谱多为红色；右向左分流时，彩色多普勒频谱为蓝色。

4) 判定分流量：彩色多普勒频谱分流束面积和长度的乘积，可作为估测分流量的简易半定量方法。

4. 经食管超声心动图

与经胸超声心动图相比，经食管超声心动图对室间隔缺损的诊断无明显优势，只有在肥胖、肺气肿患者等经胸透声窗不佳的情况下才考虑应用。但在室间隔缺损介入性治疗中有重要作用。

近年来，国内外已广泛开展了室间隔缺损（膜周、肌部室间隔及术后有残余分流的室间隔缺损）的 Amplatzer 伞的封堵介入治疗，尤其随着专门针对膜周部室间隔缺损的偏心封堵器的出现，经介入导管方法封堵膜周部室间隔缺损已很普及。经食管超声心动图对室间隔缺损封堵治疗的适应证选择、术中操作引导及疗效评估均有重要价值。

（五）鉴别诊断

与主动脉右冠窦破入右心室流出道的鉴别：主动脉右冠窦破入右心室流出道的典型病例与室间隔缺损不难做出鉴别诊断，但当窦瘤较大或破口显示不清晰时，二维超声心动图表现酷似室间隔缺损，彩色多普勒可直接显示以红色为主的多彩镶嵌血流自主动脉窦进入右心室流出道，频谱呈双期连续性左向右分流。室间隔缺损则为收缩期左向右的分流。

三、动脉导管未闭

（一）概述

动脉导管未闭（PDA）是指胎儿时期肺动脉与主动脉之间正常连接的动脉导管，在出生后没有闭合，导致主动脉与肺动脉之间出现异常血流交通的一种先天畸形。动脉导管未闭是常见的先天性心脏病，占先天性心脏病的 12%～21%，女性多发，男女比例为1:2，常单独存在，也可合并其他心血管畸形（如主动脉缩窄、主动脉弓中断等）。

（二）病理解剖与分型

胎儿时期动脉导管为连接主动脉与肺动脉之间的正常血管结构，在胎儿血液循环过程中起着重要作用。出生后，由于肺循环的建立，使动脉导管由功能性闭合最终发展为解剖上的闭合。若出生后持续不闭合，则形成动脉导管未闭，动脉导管位于主动脉峡部与肺动脉主干末端、左肺动脉根部之间。根据动脉导管的形态分为五型。

(1) 管型：最常见，导管的主动脉端至肺动脉端管径均匀一致，长度一般不超过其内径。

(2) 漏斗型：导管的主动脉端宽，而肺动脉端逐渐变细，形似漏斗状。

(3) 窗型：少见，导管极短，几乎无长度，但口径极宽大，犹如窗状，直径多大于10mm。

(4) 瘤型：少见，导管的两端细，而中央呈动脉瘤样扩张，管壁常薄而脆。

(5) 哑铃型：导管中间细而两端粗，较少见。

（三）**病理生理改变**

在整个心动周期，由于主动脉压力均高于肺动脉压力。因此，单纯动脉导管未闭之血流持续地自主动脉经动脉导管分流入肺动脉，造成肺循环血容量明显增加，血流再经肺输入左心房、左心室，使左心血容量亦增加，产生左心容量负荷过重，左心室输出量增加，导致左心扩大、左心室肥厚。另外，主动脉向肺动脉的长期高压分流，使肺动脉压力升高，内径增宽，最终产生肺动脉高压、右心室肥厚，发生艾森曼格综合征。

（四）**超声心动图检查**

1. 常用切面

常用切面为左心室长轴切面、心底大动脉短轴切面、左高位胸骨旁矢状切面、胸骨上窝动脉导管切面等，以后两者对动脉导管的解剖形态显示最为理想，标准大动脉短轴切面对血流显示 (CW 及 CDFI) 较为理想。

2. 超声心动图表现

(1) M 型超声心动图：表现为左心系统容量负荷增加 (如左心房、左心室增大，左心室流出道及主动脉增宽等)。

(2) 二维超声心动图

1) 心底大动脉短轴切面：显示主肺动脉远端、左右肺动脉分叉处，与降主动脉之间有一异常通道，即为未闭的动脉导管。

2) 胸骨上窝动脉导管切面：通过解剖示意图可以看出，常规的主动脉弓长轴与动脉导管长轴不在同一平面上，所以常规的主动脉弓长轴切面一般不能显示未闭的动脉导管，必须在标准长轴的基础上进行调整，我们称之为动脉导管切面或左肺动脉长轴切面，其可清晰地显示主动脉峡部通过未闭的动脉导管与肺动脉之间相交通。

在显示主动脉弓长轴切面的基础上，将探头逆时针旋转 30° ～ 45°，使扇面指向右锁骨与左侧腰部，同时向左侧倾斜，可清晰地显示左肺动脉与降主动脉的交叉。

3) 左侧胸骨旁高位切面：探头置于胸骨左缘锁骨下或第一肋间，同时顺时针旋转，使其指向 12 点钟至 1 点钟位置。可清晰显示降主动脉与肺动脉之间的异常交通，由于该切面与动脉导管长轴平行，对判断 PDA 的解剖类型、长度和宽度有重要价值。

4) 左心室流出道增宽，左心室、左心房扩大。

5) 主肺动脉增宽，左、右肺动脉也可扩张。

(3) 多普勒超声心动图

1) 彩色多普勒超声心动图：于上述切面可直接显示动脉导管的异常分流束，分流束显示以红色为主的花色血流信号，起自降主动脉，经动脉导管进入肺动脉。分流束多沿肺动脉左侧壁上行，可直达肺动脉瓣或肺动脉壁。

2) 脉冲或连续多普勒超声心动图：将取样容积置于动脉导管部位，可探及持续整个心动周期的连续性血流频谱；若合并重度肺动脉高压，则呈现双向分流频谱。

（五）鉴别诊断

临床上动脉导管未闭的诊断并不困难，主要采用大动脉短轴切面，当然胸骨旁及胸骨上窝近似主动脉弓长轴切面也可清晰显示未闭之动脉导管。

1. 主-肺动脉间隔缺损

主-肺动脉间隔缺损时，二维超声显示主动脉根部与肺动脉之间回声缺失，彩色多普勒图像显示异常分流位于主动脉根部的缺损处；而动脉导管未闭时分流束则位于主肺动脉远端。

2. 重度肺动脉瓣反流

两者均可在肺动脉内检出舒张期异常血流信号，但在肺动脉瓣反流时，反流信号于肺动脉瓣口最强，肺动脉远端明显减弱，且异常血流仅限于舒张期；二维超声显示右心系统扩大。而动脉导管未闭的分流出现在整个心动周期，分流信号在肺动脉远端最强，至肺动脉瓣处则减弱；二维超声显示左心系统扩大。

四、房室间隔缺损（心内膜垫缺损）

（一）概述

房室间隔缺损(AVSD)是指房室间隔（心内膜垫组织）出现不同程度的发育不良，累及房间隔下部、流入道室间隔和房室瓣等组织结构，从而导致心内结构出现复合性畸形。通常将房室间隔缺损分为部分型、中间型（或过渡型）和完全型三种，部分型实际上就是原发孔房间隔缺损（部分型心内膜垫缺损），临床上以部分型最为常见，完全型次之，以中间型最为少见。

（二）病理解剖与分型

1. 病理解剖

正常心脏的三尖瓣与二尖瓣在室间隔上的附着位置并非在同一水平，三尖瓣附着位置较二尖瓣低（更靠近心尖），所以有一部分间隔位于右心房和左心室之间，称为房室间隔。

房室间隔由膜部和肌部两部分组成，膜部为中心纤维体的延伸，位于主动脉根部与房室瓣之间，三尖瓣在膜部间隔的附着部位将膜部分为房室部与室间部。肌部房室间隔位于膜部向后至心脏十字交叉部(crux)，此处为心脏后部房室沟与房间沟、室间沟的交点。

该畸形本质为房室间隔缺损后所致的两个基本改变：

(1)原来在此交接的房间隔与室间隔不能相连。

(2) 左右心房室瓣环不能分开，形成共同的房室瓣环，房室瓣口可以是共同或分开的。

此外，本畸形还可引起以下病理改变：

(1) 原镶嵌于左右心房室瓣环之间的主动脉根部前移，位于共同瓣环前方。

(2) 左右心房室瓣不能保持二尖瓣和三尖瓣的正常形态，而形成总共五个叶的房室瓣格局 (少部分为四个或六个瓣叶)，最为突出的病理改变为骑跨于室间隔之上的上 (或前) 桥瓣及下 (或后) 桥瓣，除前、后桥瓣之外的三个瓣叶分别是左侧壁瓣 (又称后瓣)、右前上瓣和右下瓣。

(3) 上、下桥瓣在室间隔左侧的交界点习惯称之为 " 二尖瓣前瓣裂 "，而本质上并非真正裂缺，加上左侧壁瓣 (后瓣)，所以有人将其称之为 " 三叶化的左侧房室瓣 "，其解剖结构和功能均不同于正常的二尖瓣，外科手术修补裂口不能改造成正常的二尖瓣形态。

(4) 同样，三尖瓣形成四叶的格局 (上桥瓣无骑跨时为三叶格局)，隔叶的裂口也并非真正的裂缺，而是上下桥瓣在室间隔右侧的交界点。

(5) 左心室两组乳头肌改变了正常的前外侧、后内侧的格局，而呈前后对峙的位置 (逆时针转位)。

(6) 多合并房间隔缺损和 (或) 室间隔缺损，室间隔交通大部位于上桥瓣下方，小部位于下桥瓣下方。

2. 分型

房室间隔缺损的分类取决于桥瓣之间以及桥瓣与房间隔、室间隔的关系。

(1) 如桥瓣间有舌带样纤维组织相连，可将共同房室瓣口一分为二，且附着于室间隔的嵴顶部，则形成原发孔型房间隔缺损的病理改变，室间隔水平无交通，分流仅发生于心房水平。

(2) 如桥瓣间有连接舌带，且附着于房间隔下部，则分流仅发生于心室水平，临床上甚为少见，为心房水平无分流的房室间隔缺损。

(3) 如桥瓣间有连接舌带，但与室间隔嵴顶部无附着或附着不紧密，则形成心房、心室的双水平分流，称为过渡型房室间隔缺损。

(4) 如桥瓣之间无舌带连接，则桥瓣悬浮于房、室间隔之间，形成共同房室瓣，心房、心室水平均存在分流，称为完全型房室间隔缺损。

综上所述，根据桥瓣有无舌带样纤维组织连接及桥瓣与房间隔、室间隔的附着关系，将房室间隔缺损分为部分型、中间型 (过渡型) 和完全型，以部分型最为多见，完全型次之，中间型 (过渡型) 最为少见 (表 4-1)。

表 4-1　房室间隔缺损的分类

分类	解剖特点
部分型	单纯原发孔缺损型房间隔缺损
中间型	原发孔房间隔缺损＋室间隔膜周缺损，左右心房室瓣口分开
完全型	共同房室瓣口＋十字交叉结构消失（原发孔房间隔缺损和膜周部室间隔缺损）
A 型	前桥瓣与右前上瓣交界处腱索与室间隔嵴顶部相连
B 型	前桥瓣与右前上瓣交界处腱索附着于右心室异常乳头肌上
C 型	由于右前上瓣很小或几乎无发育，前桥瓣无腱索与右心室异常乳头肌或室间隔相连，在室间隔上形成漂浮瓣

中间型介于部分型和完全型之间，有一原发孔房间隔缺损，前后桥瓣之间有纤维舌带连接（将房室瓣口分为左、右心房室瓣口），且纤维舌带组织覆盖了室间隔的裸露部，并与室间隔嵴顶部粘连，但粘连不紧密，所以心室水平仍有分流。

Rastelli 等根据上桥瓣的骑跨程度及其与右前上瓣交界处腱索的连接部位，将完全型房室间隔缺损分为 A、B、C 三个亚型：

A 型：前桥瓣无明显骑跨，与右前上瓣交界处腱索附着于室间隔的嵴顶部。

B 型：前桥瓣轻度骑跨，与右前上瓣交界处腱索附着于室间隔右心室面异常乳头肌上。

C 型：前桥瓣明显骑跨，与发育不良的右前上瓣叶融合为一个瓣叶（不能分辨左右），无腱索附着于室间隔，呈漂浮状。

注：房室间隔缺损是一个连续的畸形谱，畸形谱的一端为部分型房室间隔缺损（原发孔缺损），而另一端为完全型房室间隔缺损，试图将所谓畸形都无争议地归类于上述几种类型是不可能的。仍有少见类型：仅有室间隔缺损的房室间隔缺损及房间隔和室间隔均完整的房室间隔缺损，但其共同的特征是房室间隔缺失及房室瓣异常。

（三）病理生理改变

房室间隔缺损由于病理解剖变化差异较大，病理生理表现也很悬殊。

单纯的部分型房室间隔缺损的病理生理改变与继发孔型房间隔缺损相似，但由于二尖瓣前叶存在裂缺，常合并二尖瓣反流，致左心房、左心室扩大。

完全型房室间隔缺损则是四个心腔均相通，导致大量的左向右分流，加上房室瓣反流明显，心脏容量负荷明显增加，以右心系统更为显著，右心房、右心室均扩大，易早期出现肺动脉高压。

（四）超声心动图检查

1. 常用切面

房室间隔缺损时，左右心房室瓣（无论是左、右两个瓣口还是一个共同房室瓣口）为一共同的房室瓣环，所以部分型房室间隔缺损的二尖瓣（或称左侧房室瓣）与三尖瓣（或称右侧房室瓣）连接区向心尖方向下移，使瓣环与左、右心房室瓣在室间隔上附着处不在同一水平面，因而形成夹角；左侧房室瓣口与心室短轴不再平行，切面几乎与胸骨长轴平行才能显示二尖瓣裂缺。

四腔心切面 (心尖、胸骨旁或剑突下) 显示房间隔、室间隔缺损，可清晰地分辨房室瓣形态结构及瓣叶附着情况。

左心室流出道长轴切面显示二尖瓣前移及其与左心室流出道的关系。

剑突下和胸骨旁左心室瓣口水平短轴切面对显示瓣口的类型 (共同房室瓣口或左右分开的两个房室瓣口)、评估房室瓣与室间隔的关系甚为重要。

2. 超声心动图表现

(1) M 型超声心动图

M 型超声心动图显示右心负荷过重的征象：右心房、右心室扩大，右心室流出道增宽，室间隔与左心室后壁呈同向运动；隔回声可不完整。

(2) 二维超声心动图特征：

1) 部分型房室间隔缺损：①心尖及剑突下四腔心切面显示房间隔下部回声失落，二尖瓣、三尖瓣根部在室间隔上附着点处于同一水平。②房室瓣环异常：心尖及剑突下四腔心切面显示二尖瓣和三尖瓣处于同一水平，左右心房室瓣环的交接点下移，与左、右心房室瓣环连线形成夹角。③房室瓣口形态异常：由于房室瓣乳头肌的位置呈前后对峙状态，瓣口水平短轴切面显示二尖瓣瓣口的长轴呈前后走行 (与后部室间隔平行，正常形态的二尖瓣瓣口长轴与后室间隔近似垂直)，所谓的二尖瓣前叶附着在室间隔上，与三尖瓣隔叶在室间隔嵴上融合，这与正常的二尖瓣有显著的区别。④房室瓣裂：二尖瓣短轴切面显示舒张期二尖瓣前叶裂指向室间隔，使瓣口略呈三角形 (真正的二尖瓣前叶裂口指向左心室流出道)。由于右心室增大，三尖瓣叶也容易显示，三尖瓣隔叶发育短小或分裂，形成类似四叶瓣结构。⑤左心室流出道狭窄：左心室长轴及心尖五腔心切面显示二尖瓣前叶向前下移位，造成左心室流出道狭窄，同时二尖瓣反流引起左心房、左心室增大 (图 4-3)。

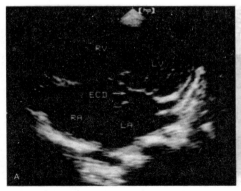 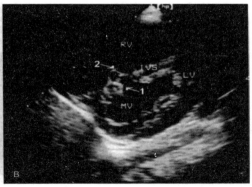

图 4-3 部分型房室间隔缺损声像图。(A) 二维超声心动图胸骨旁四腔心切面显示房间隔下端回声缺失，左右房室瓣处于同一水平；(B) 二维超声心动图瓣口水平短轴切面显示二、三尖瓣在室间隔附着处融合，箭头 1 示所谓的二尖瓣前叶裂缺 (指向室间隔)，箭头 2 示三尖瓣。

2) 完全型房室间隔缺损：①心尖及剑突下四腔心切面显示房室瓣十字交叉结构消失。②左右心房室瓣融合成一共同的房室瓣口。③胸骨旁及剑突下房室瓣口短轴切面可以清晰地显示共同瓣口的形态。④根据前桥瓣与右前上瓣（前桥瓣与右前上瓣形成前共瓣，后桥瓣与右下瓣形成后共瓣）腱索附着的位置分为三个亚型：A 型：前共瓣分为左右两瓣，其腱索附着于室间隔嵴顶部。B 型：前共瓣仍可分为左右两瓣，其腱索与右心室异常的乳头肌相连。C 型：前共瓣为一完整的瓣，无腱索与室间隔相连，因而漂浮在室间隔之上。⑤应注意评估共同房室瓣率在左、右室分配是否均衡。

3) 中间型（过渡型）：介于部分型和完全型之间，心尖和剑突下四腔心切面显示有原发孔房间隔缺损和室间隔缺损（多为限制性，单发或多发），但四腔心及左心室瓣口短轴切面显示左右心房室瓣口是分开的。

4) 共同（单）心房：主要病变为房间隔上、中、下部均缺失，形成单一心房腔，常伴有二尖瓣、三尖瓣裂隙，或合并其他复杂畸形。二维超声心动图于四腔心切面及大血管短轴切面均不能显示房间隔，有时仅见心房顶部突起一嵴。

附：流入道室间隔纵切面

将探头置于左胸骨旁或心尖处，切面与受检者身体矢状面成 40°～45°角（与房间隔和后室间隔的角度一致），左右调整切面方向，使扇面正切后部室间隔，该切面可使后室间隔及其缺损的下缘（嵴顶部）充分显示。此切面相当于从心底向心尖观察室间隔缺损嵴顶部及前后桥瓣，可清晰显示房室瓣的前后桥瓣在收缩期、舒张期的整个运动过程，对观察前后桥瓣有无舌带样组织连接及其与室间隔嵴顶部的解剖关系非常理想，是鉴别部分型、过渡型及完全型的极佳切面。部分型和完全型的本质区别在于：前后桥瓣在室间隔嵴顶部有无融合。

(3) 多普勒超声心动图：

1) 彩色多普勒超声心动图：显示心房或心室水平的左向右分流或双向分流，对评估房室瓣反流程度、评估房室瓣的病理损害程度有较大价值；对于较小的膜部室间隔缺损（前后桥瓣与室间隔嵴顶部粘连不紧密所导致的心室间交通），二维超声心动图多难以显示，此时诊断主要依靠彩色多普勒。

2) 频谱多普勒超声心动图：将脉冲或连续多普勒取样容积置于房间隔缺损、室间隔缺损口的右心室面，分别显示舒张期及收缩期血流频谱；二尖瓣、三尖瓣有裂隙时，心房侧取样显示收缩期湍流频谱。用连续多普勒测定室间隔缺损处分流速度或右侧房室瓣的反流速度，可估测右心室压及肺动脉压。

(4) 心脏声学造影：经肘静脉注射造影剂后，右心房、右心室顺序显影，如果心房水平分流为右向左时，则造影剂自右心房通过原发孔缺损进入左心房；心房水平分流为左向右时，右心房内出现负显影区。合并左上腔静脉畸形时，左心房内可出现造影剂回声，对诊断有较大帮助。

（五）合并畸形的超声心动图诊断

完全型房室间隔缺损常合并心房异构及部分或完全型肺静脉异位引流。也常合并体静脉引流异常：双上腔静脉常见于完全型房室间隔缺损和单心房；左上腔静脉通常引流到左心房的左上角（冠状静脉窦无顶）；也常合并下腔静脉肝段缺如，其下肢静脉血经奇静脉引流入上腔静脉，肝静脉分别引流入右心房。应特别注意这些合并畸形的诊断。

二维超声心动图显示右心房、右心室及肺动脉明显扩大，左心可扩大。在四腔心切面可直接显示缺口。脉冲多普勒取样容积置于三尖瓣上方的心房侧，可记录到收缩期高速射流频谱；彩色多普勒血流显像于四腔心切面可见从左心室到右心房的以蓝色为主的五彩过隔血流束，直接射入右心房。经食管超声心动图对诊断也有重要价值。

本病在临床上很少见，应与膜周部室间隔缺损累及三尖瓣隔瓣引起的功能性左心室右心房通道相鉴别，后者较常见，缺损位于三尖瓣环之下，由于三尖瓣隔叶的根部在自动闭合膜周部室间隔缺损过程中可能会形成裂孔，使左心室的血流不仅通过缺口射入右心室，也可通过三尖瓣根部的裂孔直接射入右心房。

（六）治疗及预后

对于部分型及房室瓣反流不严重的患儿，其病理生理与房间隔缺损类似，可择期选择手术；完全型房室间隔缺损，通常伴有较严重的肺动脉高压及房室瓣反流，应在 6 个月至 1 岁内手术，以防出现不可逆的肺动脉高压。手术效果及预后取决于瓣膜发育程度及反流的矫治效果。

五、主 - 肺动脉间隔缺损

（一）概述

主 - 肺动脉间隔缺损 (APSD) 又称主 - 肺动脉窗，是指胚胎时期动脉干发育过程中，主动脉与肺动脉之间的分隔发育异常，导致主动脉与肺动脉分隔不全，引起异常交通的一种先天性心血管畸形。本畸形少见，占先天性心脏病的 0.2% ~ 1.5%。本病的病理生理改变和临床表现均类似于粗大动脉导管未闭，但病情更加严重，易早期出现顽固性心力衰竭，形成肺小动脉阻塞性病变（艾森曼格综合征）。

（二）病理解剖与分型

缺损位于升主动脉及肺动脉主干之间，呈圆形或椭圆形，约 50% 为单独发生，另 50% 可合并其他畸形：动脉导管未闭、室间隔缺损、Ⅱ孔型房间隔缺损、肺动脉异位起源、法洛四联症、主动脉弓离断及主动脉缩窄，后两者约占合并畸形的 13%，临床上易漏诊。主 - 肺动脉窗合并主动脉弓离断被称为 Berry 综合征。

Mori 及其同事根据主 - 肺动脉间隔缺损的部位将其分为三型。

Ⅰ型：主 - 肺动脉间隔缺损紧邻半月瓣。

Ⅱ型：主 - 肺动脉间隔缺损远离半月瓣。

Ⅲ型：主 - 肺动脉间隔全部缺损，双半月瓣环及瓣叶完整。

鉴于缺损形态的连续性，欧洲胸外科医师协会建议将主-肺动脉间隔缺损分为四型，将介于Ⅰ和Ⅱ型之间的中间型缺损另归为Ⅳ型主-肺动脉间隔缺损。

Ⅳ型：缺损介于Ⅰ、Ⅱ型之间，缺损四周主-肺动脉间隔边缘良好。

（三）病理生理改变

病理生理改变与巨大动脉导管未闭类似，因缺损两侧（主动脉与肺动脉）间无阻力，左向右分流量极大，婴儿期即有心力衰竭症状。如缺损大，早期出现肺动脉高压，易较早导致梗阻性肺血管疾病，如不能早期做出正确的诊断，常常失去手术机会。

（四）超声心动图检查

1. 常用切面

常用切面：左心室长轴切面、心底大动脉短轴切面、左胸骨旁高位短轴切面、心尖五腔心切面、剑突下大动脉短轴切面及胸骨上窝长、短轴切面等。

2. 超声心动图表现

(1) M型超声心动图：早期与动脉导管未闭类似，表现为左心室容量负荷过重，主动脉壁运动幅度增大；晚期合并严重肺动脉高压时，右心扩大、右心室肥厚。

(2) 二维超声心动图：

1) 左心室长轴切面显示左心室及左心室流出道增宽，大动脉短轴切面显示左心房扩大、主动脉根部增宽。

2) 大动脉短轴切面显示主动脉瓣和肺动脉瓣发育良好，两者（主、肺动脉）之间的动脉间隔（壁）回声缺失；剑突下短轴切面或五腔心切面显示半另瓣上方的主-肺动脉间隔回声缺失。不同类型的缺损，其超声特征有所不同（图4-4）。

Ⅰ型：缺损靠近主动脉瓣。

Ⅱ型：缺损靠近升主动脉远端。

Ⅲ型：缺损巨大，累及整个主-肺动脉间隔，多同时合并右肺动脉起源于主动脉后壁。

3) 胸骨上窝长、短轴切面于近主动脉瓣（Ⅰ型）或升主动脉中上段显示主-肺动脉间隔回声失落。

主-肺动脉间隔缺损常孤立存在，也可合并一支肺动脉起源于升主动脉、主动脉弓离断等。

(3) 多普勒超声心动图：主-肺动脉间隔缺损时，缺损处的分流取决于肺动脉压力。如果肺动脉压升高不显著，则呈现左向右分流的五彩镶嵌血流；肺动脉压明显升高时，则出现双向分流或右向左的分流信号。

(4) 心脏声学造影：由于主-肺动脉间隔缺损的血流分流方向多与探头声束垂直，且多合并肺动脉高压，分流不明显，彩色多普勒对其显示非常困难。此时，应用声学造影具有独特的优点，如果左向右分流明显，则肺动脉内出现清晰的负显影区；如果因肺动脉压明显增高导致双向或右向左分流，则升主动脉内有明显的声学造影剂回声。

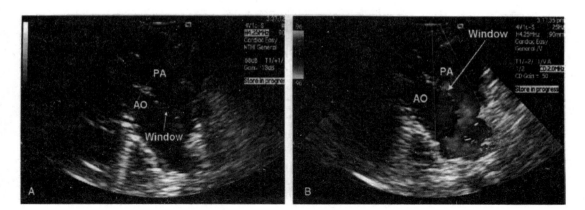

图 4-4　Ⅰ型主 – 肺动脉间隔缺损。(A) 高位大动脉短轴切面显示主 – 肺动脉间隔近端（靠近半月瓣）较大缺损；(B) 彩色多普勒声像图显示主动脉与肺动脉间的双向分流信号。Window：窗。

(5) 经食管超声心动图：经食管超声心动图 (TEE) 系诊断该畸形较理想的方法，TEE 对升主动脉各节段的显示明显优于经胸超声心动图。TEE 彩色多普勒对主 – 肺动脉间隔缺损分流的显示也优于经胸超声心动图，通过调整扫描扇面，使多普勒声束尽量与分流束平行。

值得注意的是，大动脉短轴切面时，由于超声束与主 – 肺动脉间隔平行，常常产生假性回声失落。为了避免误诊，当怀疑主 – 肺动脉间隔缺损时，应结合多切面观察，尤其要选用左高位胸骨旁切面及剑突下大动脉短轴切面。

（五）治疗及预后

主 – 肺动脉间隔缺损一经确诊，均需外科手术修补，否则极易发生肺动脉高压，形成艾森曼格综合征，预后不良。对于较小的Ⅳ型缺损可以采用介入治疗。

第二节　左心室流入道异常

一、左侧三房心

（一）概述

左侧三房心是指左心房被异常纤维组织隔膜分为两个腔室（分别称为副房和真性左心房）的一种先天性心血管畸形。三房心的发生率较低，占先天性心脏病的 0.1% ～ 0.4%，其预后取决于肺静脉回流梗阻程度及其合并畸形。

（二）病理解剖与分型

三房心形成的原因可能是胚胎时期共同肺静脉未能完全吸收，而合并入左心房所致。其右心房基本正常，左心房被纤维隔膜分为位于后上方的副房和位于前下方的真性左心房。副房接受部分或全部肺静脉血流，真性左心房与左心耳、二尖瓣相连通，副房通过一个（或多个）狭小的孔与真性左心房交通。

根据副房与肺静脉的连接关系可将左侧三房心分为完全型和部分型两种类型。

(1) 完全型：副房接受全部肺静脉血液回流。

(2) 部分型：副房接受部分肺静脉血液回流。

三房心可见两种情况：

1) 副房仅与真性左心房相通（即经典三房心）：肺静脉全部汇入副房，然后通过交通口与真性左心房相通。

2) 副房既与真性左心房相通，同时又与右心房相交通。

（三）病理生理改变

三房心的病理生理改变主要取决于肺静脉回流受阻程度及其合并畸形。

左侧三房心时，如果副房与真性左心房交通口狭窄，肺静脉回流梗阻明显，则出现肺淤血、肺水肿，导致肺动脉高压、右心衰竭等。完全型三房心，如果副房同时与右心房相交通，且副房与真性左心房的交通口狭小，则可出现类似完全型肺静脉异位引流的病理生理改变。

（四）超声心动图检查

1. 常用切面

常用切面有左心室长轴切面、心底大动脉短轴切面、四腔心（胸骨旁、心尖及剑突下）切面。

2. 二维超声心动图

(1) 左心房内隔膜回声。心尖四腔、左心室长轴切面显示左心房腔内异常隔膜样回声，将左心房分为两个腔室。肺静脉全部或部分开口于位于上方的副房，下方的真性左心房与二尖瓣相连，副房与真房通过一个或数个窄孔相交通。

(2) 肺静脉内径增宽。交通口越小，副房增大和肺静脉增宽的程度越大。

(3) 房间隔缺损。经典三房心无房间隔缺损；并存房间隔缺损时，其缺损的部位可以是副房和右心房之间，也可在真房和右心房之间。

(4) 部分型三房心时，真房内可见部分肺静脉开口（图4-5）。

3. 多普勒超声心动图

(1) 彩色多普勒血流显像：副房腔内血流通过狭窄交通口进入真房，在心尖四腔心切面显示此血流呈红色五彩镶嵌状；心房水平出现左向右或右向左的彩色分流束，根据分流束的位置可以判断房缺是在真房还是副房（图4-5）。

(2) 脉冲多普勒超声心动图：将脉冲式多普勒取样容积置于副房与真房的交通口处，可记录到以舒张期为主的双期血流频谱，其速度一般高于二尖瓣口的血流速度。

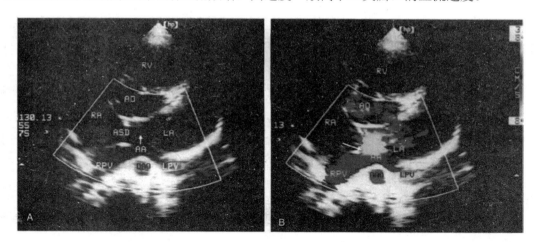

图4-5 完全型三房心声像图。(A) 胸骨旁五腔心切面显示左心房内隔膜回声，将左心房分为两个腔；

(B) 彩色多普勒声像图显示副房 (AA) 与真房交通口狭窄。

4. 经食管超声心动图

由于食管紧邻左心房，经食管超声心动图对左心房内结构、房间隔、二尖瓣以及肺静脉的显示非常理想，是诊断三房心及其分型的最佳方法。经食管超声心动图可清晰地显示左心房内的纤维隔膜及交通口的大小，准确评估其梗阻程度；也可清晰显示副房与左、右心房的交通状况。

(五) 鉴别诊断

1. 二尖瓣瓣上纤维环

与三房心类似，在左心房内存在隔膜，但隔膜距离二尖瓣非常近，位于二尖瓣环的部位，左心耳位于隔膜 (纤维环) 的上方。

2. 完全型肺静脉异位引流

心内型完全型肺静脉异位引流的共同肺静脉腔直接与右心房交通，如果梗阻明显，其共同肺静脉腔较大，前下壁回声可类似三房心的隔膜，应注意鉴别。如果隔膜回声在左心房腔内，则为三房心；如果在左心房外，则为完全型肺静脉异位引流。

二、二尖瓣瓣上环

(一) 概述

二尖瓣瓣上环是一种少见的先天性心血管畸形，其特征为在二尖瓣的心房面形成嵴状纤维组织 (通常呈环形)，附着于二尖瓣环上方 (但紧邻瓣环) 或瓣膜上。可根据纤维环附着部位进一步分为：瓣上型和瓣内型两个亚型。

（二）病理解剖与分型

1. 瓣上型纤维环

其附着点位于二尖瓣环上方（2～3mm)，但位于左心耳的下方，与二尖瓣叶无粘连，二尖瓣本身及其辅助装置（腱索、乳头肌等）正常。

2. 瓣内型纤维环

其附着点位于二尖瓣通道内，通常位于瓣环下3～5mm处，纤维环与二尖瓣紧密粘连。该亚型（瓣内型）多合并二尖瓣本身及其辅助装置的损害，例如二尖瓣活动度受限、二尖瓣环发育不良、二尖瓣腱索短粗、降落伞样二尖瓣等，并常为Shone综合征的组成部分。

（三）病理生理改变

二尖瓣瓣上环引起左心室流入道梗阻，左心房压力增高、左心房增大。重者可出现肺淤血及肺水肿、重度肺动脉高压（心源性）。

（四）超声心动图检查

1. 常用切面

胸骨旁左心长轴、左心室各短轴切面（瓣口水平、腱索乳头肌水平等），四腔心及左心两腔心切面（心尖及胸骨旁）为最常用切面。

2. 二维超声心动图

(1) 在四腔心及左心两腔心切面，二维超声显示二尖瓣瓣环处或二尖瓣流入道内存在纤维环（为环形、半环形或新月形），可以以一个瓣叶受累为主。

(2) 瓣上环多单独存在，二尖瓣之腱索、乳头肌及左心室流出道无异常；而瓣内环则多合并其他异常，如二尖瓣及其辅助装置、左心室流出道、主动脉弓的异常等。

(3) 左心室各短轴切面显示二尖瓣瓣叶的情况（如形态、启闭活动，有无狭窄及程度）及乳头肌有无异常（位置、形态、数目等）。

3. 多普勒超声心动图

(1) 彩色多普勒超声心动图：可显示二尖瓣纤维环处血流速度明显增快，可根据血流增快的部位判断纤维环的位置。

(2) 频谱多普勒超声心动图：应用脉冲或连续多普勒可测量纤维环狭窄处的血流速度及跨瓣压差，以评估狭窄程度。

（五）鉴别诊断

该畸形要注意与左侧三房心相鉴别。三房心的隔膜离二尖瓣环相对较远（更靠近心房顶部），鉴别解剖要点是左心耳的位置，三房心的心耳在真房（隔膜下方），而二尖瓣瓣上环的左心耳在隔膜（纤维环）的上方。

（六）治疗及预后

本畸形可通过手术矫治，单纯二尖瓣瓣上环多预后良好。二尖瓣瓣内环多合并其他畸形（如 Shone 综合征等），预后主要取决于其合并畸形（二尖瓣腱索及乳头肌发育情况、单组乳头肌及左心室流出道梗阻情况等）的严重程度。

Shone 等学者首先报道了：二尖瓣瓣上环、降落伞样二尖瓣、主动脉瓣下狭窄合并主动脉缩窄四联征畸形的病例，所以将这一组畸形命名为 Shone 综合征。同时合并四种畸形的经典 Shone 综合征极为少见，目前广义 Shone 综合征的定义为：以左心系统流入道和流出道多个水平梗阻为特征的复杂心血管畸形。其在解剖和血流动力学方面的表现呈现多样性，包括二尖瓣瓣上环（瓣内环）、二尖瓣瓣膜异常（包括降落伞样二尖瓣、二尖瓣腱索融合和单组乳头肌）、主动脉缩窄、二叶式主动脉瓣畸形等。

超声心动图表现为：以二尖瓣瓣上环（多为瓣内环）为主要特征，且合并左心室流入道、流出道、主动脉弓的多水平梗阻或狭窄，可以呈现为不同组合。

三、其他先天性二尖瓣狭窄畸形

（一）单组乳头肌

1. 概述

单组乳头肌又称降落伞样二尖瓣，最早于 1961 年由 Schiebler 报道。二尖瓣瓣叶发育通常未受影响，主要畸形位于瓣下，二尖瓣腱索皆附着于一组乳头肌，腱索多发育短粗，相互融合，形状宛如降落伞，血流自腱索之间的缝隙通过，同时瓣叶开放多受限，形成狭窄。

2. 超声心动图检查

(1) 常用切面：左心室长轴及短轴、四腔心切面为常用切面，注意观察二尖瓣开放程度，腱索情况；短轴切面观察乳头肌的位置及数目。

(2) 超声心动图特征

1) 多切面显示二尖瓣开放受限。

2) 短轴切面显示二尖瓣乳头肌发育异常，仅有一组（或主要为一组）乳头肌，瓣下腱索附着于单组乳头肌上。

3) 可合并其他畸形，例如左心室流出道狭窄，二尖瓣瓣上环、主动脉缩窄等。

4) 彩色多普勒声像图显示二尖瓣口血流速度加速，为红色五彩血流，可伴有不同程度的关闭不全。

5) 脉冲或连续多普勒可测定二尖瓣口的血流速度，以评估狭窄程度。

（二）双孔二尖瓣畸形

1. 概述

1876 年，由 Greenfield 首先报道双孔二尖瓣畸形，其在左心房和左心室之间可见两个瓣口，可以是两组二尖瓣，各有瓣环、瓣叶、腱索和乳头肌，也可以在两瓣叶之间形成纤维束或肌桥连接将瓣口分成两个。两个瓣口多大小不等，瓣下乳头肌数量可有 2～4 个，瓣叶组织过多，可有瓣环狭窄或发育不良，也可伴乳头肌缺如或腱索连于左心室壁。瓣叶功能虽可正常，但常伴有狭窄或关闭不全。

2. 超声心动图检查

(1) 常用切面：胸骨旁左室长轴及短轴切面、四腔心切面为最佳切面。

(2) 超声心动图特征：

1) 胸骨旁左心室短轴切面瓣口水平可显示二尖瓣口为两个分开的瓣口，以及瓣叶的数目、开口面积大小及其狭窄程度；腱索乳头肌水平可判定乳头肌的位置、形态及数量。左心室长轴切面也可显示二尖瓣的形态、启闭情况及有无狭窄。

2) 心尖四腔心及左心两腔心切面可显示二尖瓣两个分开的瓣口和各自的瓣下支持结构：瓣下腱索和乳头肌的发育异常。

3) 彩色多普勒声像图可显示左心室流入道内增快的血流信号，频谱多普勒可测量瓣口流速及跨瓣压差。双孔二尖瓣畸形可合并不同程度的关闭不全。

4) 实时三维超声心动图对显示二尖瓣的解剖形态有重要价值。

(三) 吊床样二尖瓣畸形

1. 概述

吊床样二尖瓣畸形由 Carpentier 于 1976 年首先描述，可以是乳头肌直接连于瓣叶，严重者两组乳头肌在上缘相连形成拱形，由左心房侧看，腱索连于增粗的乳头肌宛如吊床。该畸形曾被冠以多种名称，例如拱形二尖瓣、乳头肌梗阻、乳头肌肥厚等。

其共同的病理特征为：二尖瓣两个瓣叶相互融合，通常只遗留一个小孔，同时合并腱索缩短，乳头肌肥厚融合。正常的二尖瓣两组乳头肌可消失，被数个乳头肌或纤维腱索取代，也可为乳头肌直接与瓣叶相连，且乳头肌或腱索附着位置向侧方、上方移位，附着于二尖瓣后叶的左心室后壁。前叶通过跨越瓣口的腱索附着于后叶下方的乳头肌上，酷似吊床样。不规则的腱索及乳头肌导致左心室流入道狭窄。

2. 超声心动图检查

(1) 常用切面：四腔心、左心室各短轴切面为常用最佳切面。

(2) 二维超声心动图

1) 多切面显示二尖瓣开放受限，瓣下腱索短小紊乱，正常两组乳头肌结构消失。

2) 四腔心切面显示二尖瓣两个瓣叶融合，开放时呈拱形，开放幅度明显减小；也可显示瓣下腱索紊乱缩短、无明显乳头肌回声。

3) 左心室短轴切面二尖瓣瓣口水平显示融合的二尖瓣叶，开放明显受限，瓣口开放面积缩小，有时仅为一小孔。腱索、乳头肌水平短轴切面可显示异常的腱索回声及异常附着的乳头肌形态及其位置。

(3) 多普勒超声心动图

1) 彩色多普勒超声心动图：可显示二尖瓣口血流增快，呈红色五彩血流信号；可探及不同程度的反流信号。

2) 频谱多普勒超声心动图：应用脉冲或连续多普勒可测定二尖瓣瓣口的正向血流速度，以评估狭窄程度 (图 4-6)。

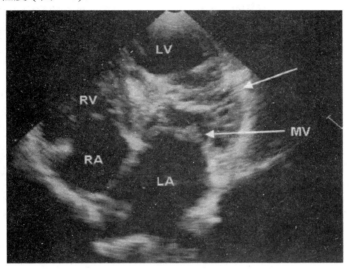

图 4-6 心尖四腔心切面显示：瓣下腱索短小紊乱，未见明显乳头肌，二尖瓣开放呈圆拱状。

四、先天性二尖瓣关闭不全

(一) 概述

二尖瓣是左心房血流进入左心室的一个单向阀门结构，包括瓣叶、瓣环、瓣下结构 (如腱索和乳头肌等)。心室舒张时，血流经二尖瓣由左心房进入左心室；心室收缩时，二尖瓣关闭，使左心室的血流不能经二尖瓣反向流回左心房。所谓先天性二尖瓣关闭不全是指由胚胎因素造成的二尖瓣发育异常，在心室收缩时，二尖瓣叶对合不拢，关闭不严密，左心室的血流部分经二尖瓣反向流回左心房，造成左心房、左心室扩大，心功能损害，甚至心力衰竭，危及生命。

(二) 病理解剖与分型

先天性二尖瓣关闭不全可以单独出现，称为孤立性二尖瓣关闭不全 (MI)，发病率很低，仅占先天性心脏畸形的 0.6%。先天性二尖瓣关闭不全更多的是伴随其他心脏畸形，即为复杂心脏畸形的一部分，例如房室间隔缺损、主动脉缩窄、动脉导管未闭等。先天性二尖瓣反流的分类国际上多采用 Carpentier 提倡的功能分类法 (表 4-2)。

(三) 病理生理改变

根据二尖瓣反流量的多少，引起的血流动力学改变可有差异，血流反流入心房增加了左心房的容量负荷，左心房增大，压力升高，从而导致肺静脉及肺毛细血管压力升高，产生肺水肿及肺动脉高压。由于反流，使左心室舒张期容量负荷增加，左心室扩大，可产生心功能不全。

表 4-2　先天性二尖瓣反流的 Carpentier 功能分类法

类型Ⅰ（瓣叶运动正常）	类型Ⅱ（瓣叶脱垂）	类型Ⅲ（瓣叶活动受限）
瓣环扩大	腱索延长	Ⅲ-A(乳头肌正常)
前瓣瓣叶裂	乳头肌延长	乳头肌交界融合
瓣叶发育异常 - 瓣叶部分缺失	腱索缺失 (agenesis)	腱索缩短
		赘生的瓣膜组织
		瓣上环
		瓣环发育不良
		Ⅲ B(乳头肌异常)
		降落伞样二尖瓣
		乳头肌发育不良
		吊床样二尖瓣

（四）超声心动图检查

1. 常用切面

四腔心切面、左心长轴、左心两腔心及二尖瓣短轴等为常用切面。

2. 超声心动图表现

(1) 左心房、左心室增大。

(2) 二尖瓣于收缩期不能完全合拢，二尖瓣可增厚、疏松、回声增强、卷曲等。

(3) 二尖瓣脱垂或瓣叶裂 (多为前叶) 或穿孔，前叶裂口指向左心室流出道；瓣膜腱索断裂时，瓣叶可出现甩鞭样运动。

(4) 收缩期 CDFI 可见左心房内蓝色五彩镶嵌血流束，左心房内连续多普勒 (CW) 可探及高速湍流频谱，为收缩中早期或全收缩期频谱。

(5) 可依据彩色反流束的面积、长度及反流时相对反流程度进行半定量评估。

(6) 经食管超声心动图及三维超声心动图对显示瓣膜的解剖特征 (如瓣叶裂、穿孔或腱索断裂) 非常有价值 (图 4-7)。

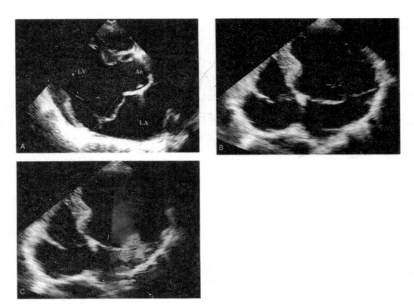

图 4-7　患儿，9 岁，先天性二尖瓣脱垂声像图。(A) 左心室长轴切面二维图像显示：二尖瓣前叶收缩期突入左心房（超过瓣环连线）；(B) 四腔心切面二维图像显示二尖瓣前叶于收缩期突入左心房；(C) 彩色多普勒声像图显示收缩期左心室反流入左心房的血流，呈蓝色五彩血流。

（五）治疗及预后

对于明显的二尖瓣瓣膜反流尽量实施瓣膜成形术，对于瓣环扩大者，可以加用成形环，多预后良好；成形效果不佳者可行换瓣手术。

第三节　右心室流入道异常

一、三尖瓣下移畸形

（一）概述

三尖瓣下移畸形是指三尖瓣瓣叶（部分或全部）没有附着于正常的瓣环部位，而是异常附着于右心室壁的一种先天性心脏畸形。病变主要累及三尖瓣的隔叶和后叶，累及前瓣叶者很少见。其病理特征于 1866 年首先由德国医师 Wilhelm Ebstein 详尽描述，所以又被称为艾勃斯坦畸形。

三尖瓣下移畸形的发病率占先天性心脏病的 0.5％～ 1.0％，其病理特征及临床表现差异悬殊。预后与畸形严重程度相关，病变较轻者，可无明显症状，寿命接近正常人；新生儿期即出现症状的三尖瓣下移畸形，内、外科治疗效果均不理想，预后不良，50％～ 60％的患儿在 2 岁内死亡；合并预激综合征者预后较差。

（二）病理解剖与分型

1. 病理解剖

三尖瓣下移畸形的病理改变差异较大，基本病变为三尖瓣瓣叶附着点下移、瓣叶发育不良、右心室发育异常。

三尖瓣环多扩大，位置正常，三尖瓣叶附着点向右心室心尖及流出道下移，病变最常累及隔瓣，后瓣次之，隔瓣和后瓣可部分缺失，累及前瓣者少见。下移的瓣叶往往增厚、变形、缩短。前瓣叶起源于正常三尖瓣瓣环，可增大如船帆，通过缩短或发育不全的腱索及乳头肌附着于心室壁。

概括起来本畸形有以下几个病理特征：

(1) 三尖瓣环位置一般正常，三尖瓣环扩大，三尖瓣隔瓣、后瓣附着点向心尖或流出道移位。

(2) 前瓣叶起源于正常三尖瓣瓣环，可增大如船帆，有时可有许多小孔，通过缩短和发育不全的腱索及乳头肌附着于心室壁。

(3) 下移的瓣叶将右心室分为两个部分：从三尖瓣环水平到隔瓣、后瓣附着处，右心室壁较薄，通常发育不良，称为房化右心室，其功能与右心房相似；瓣叶附着点的下方为功能右心室。右心房扩大，房壁纤维化增厚。右心房和高度扩大薄壁的房化右心室连成一个大心腔，起贮积血液的作用，而瓣叶下方的功能右心室则起到排出血液的功用。

(4) 房化右心室以外的功能右心室变小，通常缺乏流入道，有较小的小梁部，三尖瓣下移的位置越低，越靠近右心室心尖和流出道，功能右心室越小，畸形越严重。

(5) 冗长的前瓣叶以及前瓣附着于右心室流出道的腱索，常常引起不同程度的右心室流出道梗阻；下移的三尖瓣附着于右心室流出道的室壁及瓣叶游离缘之间粘连，可导致三尖瓣狭窄甚至完全闭锁。

(6) 由于三尖瓣环和右心室高度扩大，以及瓣叶发育不良（短小、增厚、融合甚至缺如），三尖瓣往往关闭不全。

(7) 三尖瓣下移病例中 50%～60% 伴有卵圆孔未闭或房间隔缺损，伴有心房水平的分流。

(8) 房室束解剖位置正常，但右束支可能被增厚的心内膜压迫产生右束支传导阻滞；约 5% 的病例有异常 Kent 传导束，出现预激综合征。

其他合并畸形：肺动脉狭窄，甚至室间隔缺损、法洛四联症、大动脉转位、主动脉缩窄和先天性二尖瓣狭窄等。

2. 分型

Carpertier 根据三尖瓣下移程度和畸形特征，将其分为四种类型，其中 A 型最轻，D 型最重。

A 型：真正的（功能）右心室足够大，三尖瓣隔叶和后叶轻度下移，通常不合并其他病理改变。

B 型：房化右心室较大，但三尖瓣前叶活动自如。

C 型：三尖瓣前叶的活动明显受限，可导致右心室流出道梗阻。

D 型：三尖瓣组织形成致密的囊袋，附着于扩张的右心室，使右心室几乎完全房化，仅存右心室流出道一小部分（功能右心室），房化右心室仅通过前、隔叶交界处与右心室流出道相交通。

（三）病理生理改变及临床表现

1.病理生理改变

三尖瓣下移的血流动力学改变取决于三尖瓣关闭不全的轻重程度、是否合并房间隔缺损以及右心室功能损害程度。由于三尖瓣环、右心室扩大以及瓣叶变形等，三尖瓣关闭不全很常见。由于右心房与房化心室部分收缩、舒张运动不协调，使右心房内血液不能全部进入右心室；另外，右心房舒张时，同时接收来自腔静脉、房化右心室和经三尖瓣反流的血液，致使右心房血容量增多，使房腔扩大，右心房压力升高，最终导致心力衰竭。

合并卵圆孔未闭或房间隔缺损的患者，产生心房水平的右向左分流（右心房压力高于左心房），体循环动脉血氧含量下降，出现发绀和杵状指（趾）；房间隔完整时，右心室收缩使进入肺内进行气体交换的血量减少，动静脉血氧差变小，也可出现面颊潮红、指端轻度发绀等。

2.临床表现

该畸形的病理生理改变悬殊，故轻者可无症状或至成人才出现症状，重者生后即出现明显的临床症状。

生后即出现症状的新生儿，常有明显的心脏扩大和双肺发育不良；由于右心室多无效收缩，缺乏有效的前向血流，所以肺动脉在功能上是闭锁的，只有依赖动脉导管开放维持肺动脉内血流；所有体静脉血流经房间隔缺损或卵圆孔进入左心房，经左心室入主动脉。危重新生儿，左心排血量会显著下降，导致严重发绀及代谢性酸中毒。

在胎儿期，由于三尖瓣下移及发育不良，导致三尖瓣的明显反流，引起右心房明显扩张及心功能不全，表现为胎儿水肿（腹腔积液和胸腔积液等），可同时合并心房扑动。妊娠晚期，由于缺乏有效的右心室出道前向血流，可出现重度肺动脉狭窄，甚至肺动脉闭锁，肺动脉内血流由动脉导管逆灌而来。

（四）超声心动图检查

1.常用切面

常用切面为：左心室长轴切面、心尖四腔心和胸骨旁四腔心切面、心底短轴切面、右心室流入道长轴切面以及剑突下四腔心切面等。

2. 超声心动图表现

(1) M 型超声心动图：表现为右心房扩大、右心室流出道增宽，室间隔运动与左心室后壁呈同向运动；三尖瓣前叶活动幅度增大（图 4-8）。

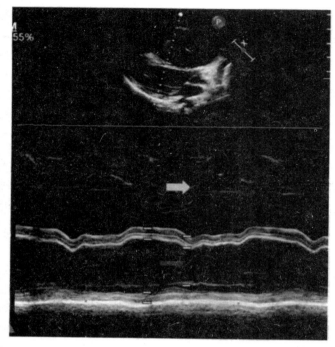

图 4-8　M 型心室波群，三尖瓣与二尖瓣波群同时显示三尖瓣前叶活动幅度明显增大。黄色箭头示三尖瓣波群，红色箭头示二尖瓣波群。

(2) 二维超声心动图

1) 四腔心、大动脉短轴切面显示三尖瓣隔瓣附着点向心尖下移（下移距离成人若达 15mm，或小儿经体表面积纠正达 $8mm/cm^2$，则有肯定的诊断价值），可观察下移的程度和房化右心室及功能右心室的大小；三尖瓣前瓣增大，形似船帆。

2) 右心室流入道切面显示三尖瓣后瓣下移的部位和程度，三尖瓣前叶附着部位多正常。

3) 左心室短轴切面可显示左心室较小，三尖瓣隔瓣发育不良，可伴有裂孔，而其前瓣活动幅度增大。

4) 左心室长轴切面显示右心室扩大，左心室较小。由于三尖瓣前瓣活动幅度增大，可显示三尖瓣瓣叶。

5) 右心房明显扩大、房化右心室增大，功能右心室较小。

6) 可伴有房间隔缺损或卵圆孔未闭。

7) 可合并肺动脉狭窄甚至闭锁。

(3) 多普勒超声心动图

1) 彩色多普勒超声心动图：可显示三尖瓣的反流及程度，以及是否合并三尖瓣狭窄；

如果存在心房水平的交通，彩色多普勒可显示分流束的大小和方向。

2) 频谱多普勒超声心动图：可测量三尖瓣反流速度，以及肺动脉口的正向血流速度（判断是否合并肺动脉瓣狭窄）。

(4) 经食管超声心动图：经食管超声心动图可显示三尖瓣各瓣叶的形态、瓣叶下移的程度及瓣叶和腱索的发育状况，对其合并畸形的显示（房间隔缺损等）也很有价值。

(5) 实时三维超声心动图：实时三维超声心动图有助于显示畸形三尖瓣的形态、空间结构及功能右心室、房化右心室的大小，对手术方案的制订有一定帮助。

二、三尖瓣闭锁

（一）概述

三尖瓣闭锁是指右侧房室瓣闭锁，右心房与右心室之间无直接交通的一种先天性心脏畸形。该病属于一种紫绀型先天性心脏病，发病率约占先天性心脏病的 3%。主要病理改变为三尖瓣环处缺乏正常瓣膜组织，多呈肌纤维性闭锁，少部分呈膜性闭锁，左右心房通过卵圆孔未闭或房间隔缺损相交通，常伴有右心室发育不良。

在胚胎正常发育情况下，心内膜垫融合，将房室管平均分成左右两个管口，并参与形成膜部心室间隔及闭合心房间隔第 1 孔。一般认为在胚胎期，因心内膜垫融合部位偏向右侧，室间隔右移造成房室口分隔不均等，右侧房室管口闭塞，形成三尖瓣闭锁。

（二）病理解剖与分型

1. 病理解剖

三尖瓣闭锁时，右心房与右心室不直接交通，左房则通过二尖瓣与左心室相连接。在右心房内，不存在可以辨认的三尖瓣组织和三尖瓣口。右心房底部，原三尖瓣部位被肌性组织所替代者最为常见，占 76%～84%；呈现薄膜状组织者占 12%；由瓣叶融合成膜状组织者占 6%，融合瓣叶可能有腱索样组织附着于右心室；另 6%其房室口被附着于右心室壁的瓣叶组织所阻塞，Van Praagh 称之为 Ebstein 型。

闭锁的三尖瓣病理改变差异很大，Van Praagh 将其分为三型：

(1) 肌肉型：占 76%～84%，呈现纤维性凹陷，显微镜检查见肌肉纤维向四周放射。

(2) 膜型：约占 8%，伴有并置心耳，显示有透明的纤维组织。

(3) Ebstein Ⅱ 型：约占 8%，房化右心室形成一盲端袋，位于右心房下方；右心房扩大、房壁增厚；左心房扩大，心房之间存在卵圆孔未闭或房间隔缺损。

右心室发育差，特别在右心室流入道，右心室腔径仅数毫米，乳头肌可发育不良；常合并室间隔缺损，右心室的发育状况与缺损大小密切相关。

三尖瓣闭锁患者，左右心房内血液均通过二尖瓣，因而二尖瓣比正常者大，瓣膜形态正常。肺动脉瓣及肺动脉可正常，但也常合并肺动脉瓣狭窄、闭锁或瓣下圆锥狭窄。

2. 分型

通常采用由 Rao 修改的 Keith 分类方法。此方法根据是否合并大动脉转位和肺动脉狭窄进行分类：主动脉和主肺动脉解剖关系正常者为Ⅰ型，约占70%；大动脉转位者约占30%，右转位型多见，为Ⅱ型；左转位型者少见，约占3%，为Ⅲ型。再根据肺动脉有无狭窄、闭锁及室间隔缺损的大小进一步分为八种亚型（表4-3）。

由于本病最终是进行单一心室循环矫治，这一分类方法过于复杂，对临床指导意义不大。

（三）病理生理改变

三尖瓣闭锁时血流动力学改变有三种情况：

(1) 体循环静脉血液回流到右心房后，须经过心房间隔缺损或未闭卵圆孔进入左心房，如交通口小，则体循环静脉压升高，导致肝大和右心衰竭。

(2) 体循环静脉非氧合血液和肺静脉氧合血液在左心房内完全混合，造成不同程度的动脉血氧饱和度降低，导致发绀。肺循环血流量多者可不出现发绀或轻度发绀，但可能引起肺动脉高压；肺动脉出口狭窄者则发绀严重。

(3) 右心室发育不良，心室腔很小；左心室承担两侧心室的排血功能，往往扩大和出现左心衰竭。约20%的三尖瓣闭锁患者由于伴有肺动脉出口狭窄，临床上呈现发绀；另一部分病例肺血流量增多，则可发生心力衰竭或肺血管阻塞性病变。合并完全型大动脉转位者，特别是肺动脉粗大且伴有主动脉缩窄或发育不良者，则可在出生后早期死于严重的心力衰竭。

由于三尖瓣闭锁的病理生理、血流动力学特征、手术矫治方式与A型单心室（单一心室房室连接）是一致的，所以Anderson将其归类为单心室（一侧房室瓣闭锁型）的范畴。

表4-3 三尖瓣闭锁分类

三尖瓣闭锁分类		
Ⅰ型	Ⅰa型	肺动脉闭锁
	Ⅰb型	肺动脉发育不全，伴小室间隔缺损
	Ⅰc型	肺动脉正常伴大室间隔缺损
Ⅱ型	Ⅱa型	肺动脉闭锁
	Ⅱb型	肺动脉瓣或瓣下狭窄
	Ⅱc型	肺动脉扩大
Ⅲ型	Ⅲa型	肺动脉或肺动脉瓣下狭窄
	Ⅲb型	主动脉瓣下狭窄

（四）超声心动图检查

1. 常用切面

左心室长轴切面、四腔心切面、心底大动脉短轴切面及心室各短轴切面，剑突下大动脉短轴、流出道长轴切面为常用切面。

2. 超声心动图表现

(1) M 型超声心动图：显示三尖瓣双峰曲线消失，四腔心切面检查未能见到三尖瓣回声。

(2) 二维超声心动图

1) 左心长轴、四腔心切面显示：左心房、左心室增大；二尖瓣叶及其活动幅度增大。

2) 在原三尖瓣部位未能探及瓣叶及其启闭活动，而是被纤维隔膜或粗带状回声替代。

3) 多切面可显示房间隔及室间隔回声中断。

4) 多切面显示右心室发育不良，甚至仅为一裂隙，发育不良的右心室通过室间隔缺损与左心室交通。

5) 可合并大动脉转位、肺动脉狭窄甚至闭锁等 (图 4-9)。

(3) 多普勒超声心动图

1) 彩色多普勒超声心动图：①显示右心房与右心室间无血流交通。②显示心房水平的右向左蓝色分流信号。③显示心室水平左向右分流的红色血流信号 (或双向分流信号)。④伴有右心室流出道或肺动脉瓣、主肺动脉狭窄时，彩色多普勒显示以蓝色为主的五彩高速血流 (图 4-9)。

2) 频谱多普勒超声心动图：伴有肺动脉口狭窄时，应用连续多普勒超声可探测到狭窄处高速湍流频谱，根据血流速度可以判定其狭窄程度。对不存在肺动脉狭窄的患儿，可通过肺动脉瓣反流速度估测肺动脉压力。

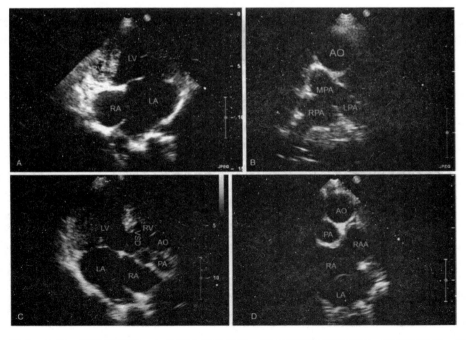

图 4-9 患儿，9 岁，三尖瓣闭锁，左位型大动脉转位，肺动脉瓣及瓣下狭窄，室间隔缺损，右心耳左

侧并列，卵圆孔未闭。(A) 心尖四腔心切面显示左心房室增大，右心室发育不良，三尖瓣未发育，右房室瓣处为一条索状强回声，无瓣叶活动，红色箭头示闭锁的三尖瓣；(B) 心底大动脉短轴切面显示主动脉位于肺动脉的左前方，为左位型大动脉转位；(C) 心尖左心室长轴切面显示主动脉发自右心室，肺动脉发自左心室，肺动脉瓣及瓣下狭窄；(D) 胸骨上窝主动脉短轴切面显示主动脉位于肺动脉的左前方，房间隔呈水平状，右心耳左侧并列。

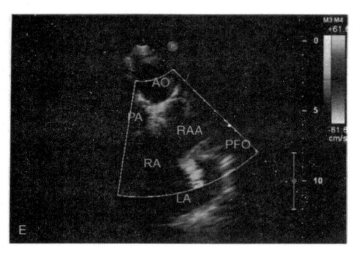

图 4-9　（续）(E) 胸骨上窝彩色多普勒声像图显示卵圆孔处右向左分流，红色箭头示卵圆孔。

RAA：右心耳。

(4) 经食管超声心动图：对经胸超声心动图显示欠佳者，可应用经食管超声心动图，选择四腔心切面、双心房切面、右心室流入道长轴切面，可显示房间隔、室间隔回声失落，以及闭锁的三尖瓣膜之特征，对诊断可提供重要信息。

三、先天性三尖瓣反流

（一）概述

三尖瓣关闭不全(TI)或称三尖瓣反流(TR)，是指在心室收缩期，三尖瓣不能完全合拢，导致右心室的血液反流入右心房。其病因大多数是继发于二尖瓣或主动脉瓣病变，或原发、继发性肺动脉高压伴右心室扩大所引起的功能性三尖瓣关闭不全；少数为三尖瓣本身器质性病变所引起。先天性三尖瓣关闭不全是指因先天性三尖瓣本身畸形的因素所致。孤立性 (单纯性) 三尖瓣异常非常少见，多为三尖瓣下移畸形、房室间隔缺损的一部分，膜周室间隔缺损及圆锥动脉干畸形也常合并三尖瓣异常 (穿孔、裂缺)。本节仅介绍单纯性 (或孤立性) 三尖瓣关闭不全。

（二）病理解剖与分型

三尖瓣关闭不全常伴有右心房、右心室明显扩张；三尖瓣本身解剖结构异常：包括瓣叶增厚、疏松、瓣叶脱垂、腱索断裂及瓣膜穿孔、三尖瓣部分无发育 (agenesis) 等。根据引起三尖瓣关闭不全的瓣膜本身病理解剖特征，可归纳为以下几种类型 (表 4-4)。

表 4-4　先天性三尖瓣反流的病因

病因
三尖瓣下移畸形
三尖瓣脱垂
三尖瓣腱索断裂
乳头肌功能异常
三尖瓣穿孔或裂缺
三尖瓣黏液样变
三尖瓣部分无发育
三尖瓣缺如

（三）病理生理改变

轻度的三尖瓣反流是功能性的，在儿童及成人中非常常见，一般无明显病理生理改变。严重的三尖瓣反流可引起右心房、右心室扩大，下腔静脉及肝静脉淤血扩张，最终导致严重的右心衰竭。

（四）超声心动图检查

(1) 右心房及右心室明显扩张。

(2) 三尖瓣回声增强，瓣膜增厚、疏松，瓣叶脱垂，瓣叶存在穿孔或裂缺。

(3) 瓣叶腱索断裂时，相应瓣膜突入右心房，呈现挥鞭样运动。

(4) 三尖瓣缺如时，三尖瓣环无瓣膜附着或仅有原始瓣膜组织附着，右心房及右心室巨大 (肺动脉闭锁时可无明显增大)。

(5) 彩色多普勒声像图显示不同程度的反流信号，以三尖瓣缺如最为严重。

(6) 脉冲或连续多普勒可以测量最高反流速度及时相，以判断肺动脉高压程度，并辅助判断反流程度。

（五）治疗及预后

对于儿童，严重的三尖瓣反流均应采用三尖瓣成形手术进行治疗，根据不同的解剖病因可采用裂口及穿孔修补，瓣环扩大时应实施缩环。对于成形效果不佳且肺动脉压力不高的患儿，可以加行 Glenn 手术，采用一个半心室方法矫治，可以取得良好效果。但三尖瓣缺如的患儿多预后不良，在新生儿或小婴儿期死亡。

第四节 左心室流出道异常

先天性主动脉口狭窄 (AS) 是指左心室流出道 (即主动脉瓣下)、主动脉瓣口或主动脉瓣上内径狭窄的一组先天性心血管畸形，该病较少见，约占先天性心脏病的 2%，多见于男性患者，男性女性之比为 3:1 ～ 4:1。其预后主要取决于狭窄的程度及是否合并其他畸形，严重者可出现明显的左心室肥厚、心内膜下纤维化等，导致顽固性左心室功能衰竭。

通常根据梗阻部位将先天性主动脉口狭窄分为主动脉瓣下、主动脉瓣和主动脉瓣上三种类型。

一、主动脉瓣下狭窄

（一）概述

主动脉瓣下狭窄主要是由于隔膜样组织或纤维肌性组织堵塞左心室流出道，造成梗阻，可分为隔膜性狭窄和纤维肌性狭窄两种：

1. 隔膜性狭窄

纤维组织隔膜紧贴于主动脉瓣下，膜中心有一小孔，膜周围附着缘和其临界的组织相延续，包括二尖瓣基底部、主动脉根部的瓣间组织、圆锥间隔的上缘、左心室流出道的前外侧。

2. 纤维肌性狭窄

纤维肌性狭窄是位于主动脉瓣下较局限的环形梗阻，比膜性的位置要低，常距主动脉瓣 1 ～ 3cm，形成左心室流出道隧道状狭窄，左心室肥厚较明显。

（二）病理生理改变

由于主动脉瓣下狭窄，引起左心室流出道梗阻，致左心室心肌向心性肥厚，长期梗阻可致心室舒张功能降低，左心室舒张末压力升高，左心室扩大，心内膜下纤维化。同时，由于心排血量较低，导致大脑等重要脏器灌注不足及冠状动脉缺血，引起晕厥和心肌缺血。主动脉瓣下狭窄时，由于高速血流长期冲击，造成瓣膜损害，易引起细菌性心内膜炎，但一般无主动脉狭窄后扩张。

（三）超声心动图检查

1. 常用切面

主动脉根部短轴切面、左心室各短轴切面、左心室长轴切面及胸骨上窝长短轴切面是为较常用切面。另外，采用右侧胸骨旁透声窗升主动脉长短轴切面对显示主动脉根部病变有重要价值。

2. 超声心动图表现

(1) M 型超声心动图

1) 左心室扩大，左心室壁及室间隔肥厚。

2) 收缩期主动脉瓣开放幅度正常。

3) 由于主动脉瓣下狭窄造成主动脉瓣收缩中期关闭，收缩期主动脉瓣产生高频震颤。

(2) 二维超声心动图：孤立 (discrete) 的隔膜型主动脉瓣下狭窄患者，于胸骨旁左心室长轴切面及心尖长轴切面，可显示主动脉瓣下 1cm 左右处的左心室流出道内有异常的条状或线状回声，其一端与室间隔相连，另一端附着在主动脉根部后壁与二尖瓣前叶根部交界处，收缩期隔膜呈圆顶状突向主动脉瓣，舒张期退回左心室流出道。

纤维肌性狭窄常位于主动脉瓣下 1 ～ 3cm 处，室间隔与左心室后壁对称性肥厚，在收缩期二尖瓣向前突起，形成左心室流出道局限性狭窄；少数为肌性组织明显增生肥厚，局部形成肌性突起，导致流出道狭窄，部分也可同时突向右心室流出道，引起右心室流出道狭窄。

(3) 多普勒超声心动图

1) 彩色多普勒超声心动图：收缩期左心室内血流通过主动脉瓣下流出道受阻，于隔膜处及上方可见收缩期以蓝色为主的五彩镶嵌血流束，其在主脉内呈放射状改变，血流束多呈偏心状。

2) 频谱多普勒超声心动图：将取样容积置于主动脉瓣下狭窄处，可记录到高振幅的收缩期湍流频谱，根据血流速度的大小可估测狭窄前后的 (跨瓣) 压差。

(4) 经食管超声心动图：经食管超声心动图 (TEE) 因探头距主动脉瓣较近，且避开了肺组织和胸骨的干扰，对主动脉根部病变的显示明显优于经胸超声心动图。TEE 可清晰地显示主动脉瓣下病理特征，如纤维膜或肌性组织等病变特征。

（四）其他合并畸形

此型狭窄常合并主动脉弓畸形，包括主动脉弓发育不良、主动脉弓离断、主动脉弓缩窄等。

二、主动脉瓣狭窄

（一）概述

主动脉瓣狭窄是由于动脉干内膜发育不良所致，因而三个瓣叶、瓦氏窦及主动脉瓣环发育也受到影响，导致左心室排血功能障碍。根据狭窄的主动脉瓣瓣叶数目进行分型：

1. 单瓣化狭窄

由于主动脉窦发育不良，整个主动脉瓣为一中心有孔的隔膜，有时在此隔膜上可见瓣叶交界的痕迹，隔膜上的孔可以在中心或偏向一侧。

2. 二瓣化狭窄

此型较常见，主动脉瓣只有两个瓣叶及对应的两个主动脉窦，瓣叶交界粘连造成狭窄，成年后可合并钙化。两个瓣叶可以左右排列，仅有左右冠状动脉窦，无冠窦未发育；两个主动脉瓣叶也可以前后排列，主动脉窦发育成前后两个，左右冠状动脉均开口于前方主动脉窦，后方主动脉窦无冠状动脉发出。

3. 三瓣交界粘连呈圆顶样狭窄

主动脉瓣叶和主动脉窦发育良好，近交界处未完全分离，瓣口居于中央，形成圆顶状狭窄。

4. 其他类型主动脉瓣狭窄

如主动脉瓣环过小等。

（二）病理生理改变

本畸形的病理生理改变与主动脉瓣下狭窄相似，狭窄可造成左心室心肌向心性肥厚，左心室舒张末压力升高等。此外，高速血流的长期冲击，易引起瓣膜的细菌性心内膜炎，主动脉可伴有狭窄后扩张。

（三）狭窄程度分级

根据主动脉瓣血流最大峰值和平均压差，主动脉瓣狭窄程度分级见表 4-5。

表 4-5　狭窄程度辨膜形态

狭窄程度	瓣膜形态	主动脉瓣口开放最大间距 /mm	最大压差 /mmHg	平均压差 /mmHg
轻度	瓣叶增厚，运动受限	13～15	16～50	< 25
中度	瓣叶增厚，运动减低	8～12	51～80	25～50
重度	瓣叶明显增厚，瓣叶固定不动	< 8	> 80	> 50

（四）超声心动图检查

1. 二维超声心动图

左心室长轴切面显示收缩期主动脉瓣开放受限，可呈圆顶状，瓣口开放幅度缩小；左心室壁及室间隔向心性肥厚。

主动脉瓣数目异常，常为二叶瓣、三叶瓣，也可为单叶瓣，胸骨旁大动脉短轴切面可清晰地显示主动脉瓣瓣叶的数目。二叶式主动脉瓣患者，收缩期主动脉瓣开放呈两条线状回声，舒张期主动脉瓣关闭呈"一"字形。主动脉瓣环径可减小，瓣膜回声增强，主动脉窦扩张。主动脉瓣四叶畸形可见主动脉瓣关闭呈"十"字形。

2. 多普勒超声心动图

(1) 彩色多普勒血流显像：收缩期狭窄的主动脉瓣口处可探及一细小、窄带的五彩镶嵌血流，进入升主动脉后明显变宽，左心室流出道内因血流排出受阻，流速减慢，显色范围小，亮度低。

(2) 频谱多普勒超声心动图：主动脉瓣狭窄时，由于左心室流出道内血液流速减慢，频谱峰值后移，形态为对称性圆钝曲线；由于跨瓣压差增大，主动脉瓣口流速明显增快，为收缩期双向填充频谱；连续性多普勒最具有特征：显示高速射流频谱，频谱形态为单峰状，频谱上升速度变缓，峰值后移，射血时间延长，狭窄程度越重，频谱轮廓越趋于对称的圆钝形。可根据血流速度的大小估测狭窄前后的跨瓣压差。

3. 经食管超声心动图

经食管超声心动图可清晰地显示主动脉瓣膜的数目及其合并畸形，如赘生物、钙化等病变特征 (图 4-10)。

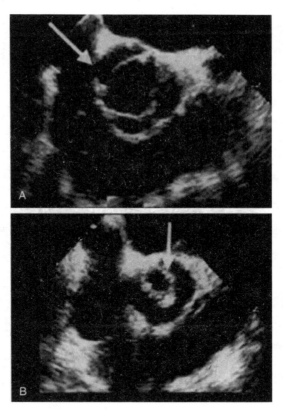

图 4-10　主动脉瓣狭窄经食管超声心动图。(A) 二叶瓣；(B) 单叶瓣。

（五）其他合并畸形

与主动脉瓣下狭窄相似，常合并主动脉弓畸形。

三、主动脉瓣上狭窄

(一)概述

主动脉瓣上狭窄是指冠状动脉开口以上的主动脉狭窄，约占先天性心脏病的 0.1%，常合并主动脉瓣二叶瓣畸形，也可为全身性病变 (如 Williams 综合征) 的症状之一，根据病理特征可分为三型：

1. 隔膜型

升主动脉外观正常，在主动脉窦上缘，相当于主动脉嵴平面，有一纤维隔膜，中心有小孔。

2. 环型狭窄

又称沙漏状 (hourglass) 狭窄，位于主动脉嵴水平，由于升主动脉中层增厚，局部管壁向腔内突出形成环形狭窄，常伴有一段升主动脉狭窄。

3. 升主动脉发育不良型

整个升主动脉管腔狭小、管壁僵硬。

三者中以沙漏型狭窄最为多见，一般主动脉瓣和瓣环正常，主动脉根部扩大，左心室心肌肥厚，狭窄以上的升主动脉及主动脉弓可扩张。

(二)病理生理改变

与主动脉瓣狭窄类型的病理生理改变相似。左心室扩大，左心室壁及室间隔肥厚，升主动脉狭窄后扩张等。

(三)超声心动图表现

1. 二维超声心动图

(1) 左心室长轴切面或右侧胸骨旁升主动脉长轴切面：显示主动脉窦管交界处呈束腰状或沙漏样局限性狭窄，可有升主动脉的狭窄后扩张。右侧胸骨旁升主动脉长轴切面对主动脉根部的显示明显优于左心室长轴切面。

(2) 大动脉短轴切面：可显示扩张的主动脉瓦氏窦及冠状动脉 (内径可 > 5mm)。

(3) 剑突下左心室流出道长轴切面：可显示局限性主动脉瓣上狭窄的部位、类型及程度。左心室向心性肥厚，乳头肌肥大。

(4) 胸骨上窝主动脉弓切面：可显示主动脉瓣上狭窄处条索状回声，整个升主动脉发育不良。

2. 多普勒超声心动图

(1) 彩色多普勒血流显像：可显示起源于主动脉窦上方以红色为主的五彩镶嵌血流信号，狭窄远端升主动脉内为花色血流信号。

(2) 频谱多普勒超声心动图：在主动脉瓣上狭窄处，可探及一收缩期高速血流填充频谱；连续多普勒于胸骨上窝主动脉弓长轴切面在升主动脉内记录到收缩期高速血流频谱；

可根据血流速度的大小估测狭窄前后的压差。

3. 经食管超声心动图

经食管超声心动图可显示主动脉瓣上狭窄的病变特征。

（四）其他合并畸形

主动脉瓣上狭窄常合并肺动脉分支的狭窄，见于 Williams 综合征。

四、主动脉左室通道

（一）概述

主动脉左室通道 (ALVT) 是指主动脉与左心室之间存在经主动脉瓣旁侧的异常交通，多由于先天性主动脉窦部的弹力纤维发育不良所致。它是一种非常罕见的心血管畸形，其发病率约占先天性心脏病的 0.1%。可合并主动脉瓣狭窄或关闭不全、主动脉瓣二叶畸形、动脉导管未闭、肺动脉瓣狭窄、冠状动脉发育异常等畸形。

（二）病理解剖与分型

主要病理改变是主动脉瓣周部位与左心室之间有异常隧道样交通，异常通道通常有两个开口，分别位于主动脉侧和左心室侧。主动脉侧开口多位于主动脉右冠窦上方，通道在主动脉瓣环前穿过漏斗部间隔至主动脉瓣下方，左心室侧开口靠近左冠瓣与右冠瓣联合部。患者的主动脉壁多伴有异常，主动脉与左心室交界处扩张。部分患者右冠状动脉窦可失去瓣环支撑，瓣叶对合不拢而形成关闭不全。

一般将主动脉左室通道分为四型：

Ⅰ型：单纯主动脉左室通道，其主动脉端开口窄小，呈裂隙状，无主动脉瓣损害。

Ⅱ型：主动脉端开口呈卵圆形，相应的主动脉窦壁呈瘤样扩张，伴或不伴主动脉瓣损害。

Ⅲ型：异常通道在室间隔部位呈瘤样扩张，可伴有右心室流出道狭窄。

Ⅳ型：存在上述两种以上病变者为混合型。

（三）病理生理改变

1. 出生后

由于主动脉与左心室之间存在直接交通，导致舒张期主动脉内血流经通道反流入左心室，若同时合并主动脉瓣叶脱垂或关闭不全，均可引起左心容量负荷增加，左心室扩大，左心功能减低，从而形成充血性心力衰竭。

其血流动力学改变类似主动脉瓣关闭不全，却不完全相同：前者较后者为重，若仅靠药物治疗，死亡率极高。

2. 胎儿期

由于存在主动脉根部反流，引起左心室负荷过重，导致心功能不全及胎儿水肿。胎儿时期发病者多预后不良。

（四）超声心动图检查

1. 常用切面

常用切面为左心室长轴切面、左心室瓣口水平短轴切面、大血管短轴切面、心尖五腔心切面。

2. 超声心动图表现

(1) M 型超声心动图：可显示多位于主动脉前方的隧道腔隙回声，其内径随心动周期而变化。左心容量负荷增加：左心房、左心室增大；若合并主动脉瓣反流，可出现二尖瓣前叶舒张期震颤。

(2) 二维超声心动图

1) 左心室长轴切面显示主动脉根部与左心室之间有异常通道（图 4-11）。

2) 大动脉短轴切面显示：异常通道通常位于主动脉右冠窦前方，少数位于主动脉窦后方，主动脉窦可扩张，冠状动脉多正常。

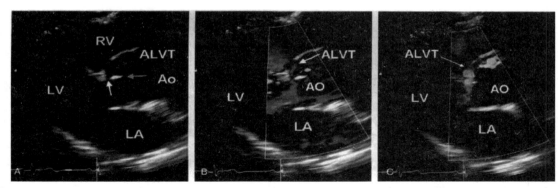

图 4-11　主动脉左室通道（细小）左心室长轴声像图。(A) 二维声像图显示主动脉根部与左心室之间的异常通道；(B) 彩色多普勒声像图显示收缩期进入隧道的正向血流；(C) 显示舒张期经隧道进入心室的逆向血流。ALVT：主动脉 - 左室通道。

3) 异常通道在室间隔部位可呈瘤样扩张，常导致右心室流出道狭窄。

4) 左心室明显扩大，左心房也可扩大。

(3) 彩色多普勒超声心动图

1) 彩色多普勒血流显像：左心室长轴切面清晰显示：沿主动脉右冠窦前方的异常通道内，自主动脉反流入左心室的舒张期五彩镶嵌血流信号，收缩期左心室流出道血流进入隧道。

2) 若同时合并主动脉瓣反流，则于舒张期可见两束血流信号进入左心室，一束源于主动脉瓣口，而另一束源于异常通道。

(4) 经食管超声心动图：与经胸超声心动图相比，经食管超声心动图对主动脉根部的显示更加清晰，可清晰显示隧道的入口、开口及走行，是主动脉左室通道诊断的理想方法。

(5) 胎儿期超声心动图：胎儿期超声心动图表现与出生后基本相同，伴有心功能不全时，常出现胎儿水肿 (胸腔积液、腹腔积液等)。

（五）治疗及预后

本畸形应早期手术治疗，否则容易引起主动脉瓣损伤。术后主动脉瓣关闭不全程度与手术时机和病变类型有关。

第五节　肺动脉分支异常

一、一支肺动脉异常起源于升主动脉

（一）概述

一支肺动脉异常起源于升主动脉 (AOPA) 是指右肺动脉和左肺动脉中的一支异常起源于升主动脉，而另一支仍与主肺动脉延续。本病在临床比较罕见，多与其他心血管畸形并存，由于临床表现缺乏特异性，容易被漏诊、误诊。本病死亡率较高，死亡原因通常是难治性心力衰竭；未行外科手术治疗的患儿 70% 于 6 个月内死亡，80% 于 1 年内死亡，早期行根治术可治愈。

（二）胚胎发育

目前认为肺动脉异常起源于升主动脉是由于胚胎发育时第 6 对弓 (又称肺动脉弓) 发育异常所致。正常的肺动脉由第 6 对主动脉弓发育而来，第 6 对主动脉弓左侧发育成左肺动脉和动脉导管，右侧发育成右肺动脉。第 5 对主动脉弓一般无发育，但在人类中残存可见，少数可发育较完善。一支肺动脉异常起源于主动脉的胚胎机制有多种解释。

(1) 右侧第 5 弓发育而第 6 弓未发育或第 6 弓如有发育；则退化早。

(2) 第 5、6 弓均不发育，胚胎早期肺动脉离开原来通常位置，向上迁移至升主动脉。由于第 6 对弓发育障碍，使左或右肺动脉无法与主肺动脉连接，而与主动脉囊相连，导致一支肺动脉异常起源于升主动脉。

（三）病理解剖与分型

根据其病理特征，将其分为两型：

(1) 右肺动脉异常起源于升主动脉 (AORPA)(图 4-12)。

(2) 左肺动脉异常起源于升主动脉 (AOLPA)。

　　临床上以 AORPA 多见，可合并房间隔或室间隔缺损、主动脉弓离断、主－肺动脉间隔缺损、动脉导管未闭、法洛四联症及右位主动脉弓等先天性心血管畸形。

　　根据异常起源的右肺动脉与主动脉瓣和无名动脉的距离，将 AORPA 又分为两型：

　　(1) 近端型：右肺动脉发自升主动脉的后壁、左或右后侧壁，且距主动脉瓣较近，约 85% 的 AORPA 属于此型。

　　(2) 远端型：右肺动脉起源位置距离主动脉瓣较远，靠近无名动脉起始处。

　　罕见的是左、右肺动脉均起源于升主动脉，而主肺动脉干与升主动脉分隔明确，各自具有独立的瓣膜，主肺动脉通过动脉导管与降主动脉相交通。

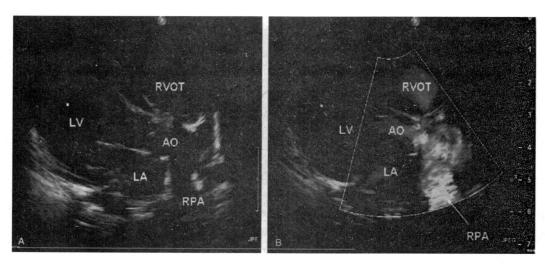

图 4-12　左心室长轴切面显示右肺动脉起源于升主动脉。(A) 二维声像图；(B) 彩色多普勒声像图。

（四）血流动力学改变

　　本病的显著特征是重度肺动脉高压。一侧肺动脉起源于升主动脉时，由于右 (左) 肺动脉不是由肺动脉发出，回流入右心系统的静脉血经左 (右) 肺动脉全部注入健侧肺血管床，导致健侧肺血流量明显增加；而患侧肺动脉直接接受来自主动脉的高压血流灌注，该侧的肺血流量及压力也明显增加，形成肺动脉高压，所以自新生儿期患者就常有重度肺动脉高压改变，从而导致右心压力负荷增加，引起右心衰竭。另外，主动脉不仅供血给体循环，还供血给一侧肺动脉，左心容量负荷增加，导致左心衰竭。

　　AORPA 的右肺动脉高压主要是由升主动脉的高速、高压血流造成的，远端型若存在右肺动脉起始处狭窄，右肺动脉所承受的压力会减轻；左肺动脉直接延续于右心室，接受右心室的全部血流，而多数患者合并动脉导管未闭，同时还接受体循环的高压血流，加重了左肺动脉高压的发展。AOLPA 肺动脉高压的发生机制与 AORPA 相似。患者的发绀是由于右心室、右心房的压力增高而使卵圆孔开放，或经房间隔缺损或室间隔缺损，或肺动脉高压使动脉导管产生右向左分流所致。

（五）超声心动图检查

1. 常用切面

常用切面有左心长轴切面、胸骨旁及剑突下大动脉短轴切面、胸骨上窝各切面等。

2. 超声心动图表现

(1) 二维超声心动图

1) 大动脉关系正常，肺动脉主干与主动脉包绕关系存在。

2) 肺动脉分叉处右肺动脉或左肺动脉缺失。

3) 多切面显示：一支肺动脉从升主动脉发出。

(2) 多普勒超声心动图：可通过彩色多普勒显像方法显示肺动脉分支的起源、血流情况及其他合并畸形。用频谱多普勒检查可判断肺动脉高压的程度。

(3) 胎儿超声心动图诊断：随着胎儿超声心动图诊断技术的进展，应用二维及彩色多普勒超声可清晰诊断一支肺动脉异常起源于升主动脉。

（六）心血管造影及 MDCT、MRI 检查

过去心血管造影是该畸形确诊的首选方法。近年来，随着多排 CT 与高场 MRI 检查技术的飞速发展，以其更快的扫描速度、更高的图像分辨率、血管成像技术（CTA、MRA）以及三维成像技术的广泛应用，使其已取代心血管造影方法，成为心脏周围大血管及冠状动脉畸形诊断的首选方法。两者均可清晰显示肺动脉分支的起源、是否合并狭窄及发育不良等。

（七）治疗方法

本病患者的右心室压、肺动脉压、肺血管阻力随着年龄的增加而显著增加，早期施行根治性矫治术是治疗该病的根本方法。对 AORPA 近端型，手术则经升主动脉后方行右肺动脉与主肺动脉端侧吻合为主，而远端型则行人工血管右肺动脉与主肺动脉连接吻合术；对 AOLPA 则行左肺动脉与主肺动脉直接端侧吻合术。

二、先天性单侧肺动脉缺如

（一）概述

先天性单侧肺动脉缺如（UAPA）是一种罕见的肺血管畸形，发病率约为 1/200000，其特点是主肺动脉与肺实质内肺血管之间的连接段单侧缺如，而缺如侧肺动脉的远端部分和肺内的血管常存在。右肺动脉缺如多见，约占 2/3；该畸形常合并其他先天性心脏病，20％～40％为单发，其中单纯性左肺动脉缺如极为罕见。左肺动脉缺如常合并法洛四联症、共同动脉干、主动脉缩窄；右肺动脉缺如多合并动脉导管未闭等。

（二）胚胎发育

胚胎发育第 4～6 周，动脉干与相邻的主动脉囊一起扩大成为动脉干主动脉囊，该部有 6 对主动脉弓的起源部，左、右肺动脉由第 6 对主动脉弓的腹侧部分形成。在胚胎

发育的早期，第 6 对主动脉弓的左或右腹侧不发育或过早闭塞，不能与"后腮肺血管丛"相连，则形成一侧肺动脉缺如的先天畸形。

（三）病理生理改变

1. 肺动脉缺如侧肺血供应

有两种：

（1）由未吸收的动脉导管连接位于心包腔内或外的隐蔽肺动脉供血，这种隐蔽的肺动脉大多在主动脉弓侧，血管粗大，肺内分支血管正常，肺组织发育较好。

（2）由起源于降主动脉、无名动脉的迷走动脉或支气管动脉供应患侧，此外还可由无名动脉、肋间动脉、内乳动脉、锁骨下动脉、冠状动脉等供血，随着年龄的增加，患侧肺的侧支血管也逐渐形成，但肺内血管细小，走行无规律，患侧肺组织大多发育不良。

2. 肺动脉高压形成原因

（1）由于一侧的肺动脉缺如，患侧肺组织供血来自主动脉的分支动脉及发育不好的侧支循环，故缺血缺氧，使肺血管收缩，管壁增生，血管腔狭窄、闭塞，肺血管阻力增加，最终导致肺动脉高压的发生。

（2）经动脉导管连接的主动脉分支向患侧肺动脉供血时，远期随着动脉导管部分收缩或完全关闭，可致患侧肺血减少，右心室血全部进入健侧肺动脉，可形成肺动脉高压。

随着肺动脉压力的逐渐升高，肺循环阻力增加，右心室发挥其代偿功能，以克服肺动脉阻力的增加，最终发生右心室肥厚；当肺动脉压力升高超过右心室负荷时，右心失代偿，右心排血量下降，右心室收缩末期残留血量增加，舒张末期压力增高，导致右心室扩大和右心衰竭。高原缺氧和妊娠期心脏负荷增加是诱发右心衰竭的重要因素。

（四）临床症状及体征

临床症状和体征与合并畸形相关，如单发肺动脉缺如，患者早期症状可不明显，可有反复呼吸道感染、气短、活动耐力下降等，与左向右分流型心血管畸形相似。听诊时单发肺动脉缺如无特征性杂音，偶在心底闻及收缩期杂音，存在肺动脉高压者可有肺动脉第二音亢进。体征表现为患侧胸廓缩小，呼吸音减低，心脏与纵隔向患侧移位。

（五）超声心动图检查

1. 常用切面

常用切面有左心室长轴切面、胸骨旁及剑突下大动脉短轴切面、胸骨上窝各切面等。

2. 超声心动图表现

(1) 二维超声心动图

1) 肺动脉高压的声像学特征（右心室肥厚、扩张）。

2) 大动脉关系正常，肺动脉主干与主动脉包绕关系存在。

3) 肺动脉主干远端无分叉结构 (无左肺动脉或右肺动脉)，远端向左或向右走行直接延续为一侧肺动脉，该侧肺动脉增粗。

4) 多切面显示：在主动脉弓或降主动脉见异常侧支血管向缺失侧肺动脉方向走行 (彩色多普勒显示)。

5) 多切面显示升主动脉上无肺动脉分支发出，右肺动脉上无左肺动脉发出 (排除一支肺动脉起源于升主及肺动脉悬吊)。

6) 合并其他畸形时可有相应超声心动图表现。

(2) 多普勒超声心动图

1) 彩色多普勒显像可显示肺动脉主干血流直接延续为一侧肺动脉血流信号。

2) 多切面显示动脉导管分流或侧支血流信号及其他合并心内畸形。

3) 如果合并三尖瓣及肺动脉反流，彩色多普勒随着胎儿超声心动图检查技术的进展，单支肺动脉缺如 (尤其是右侧肺动脉) 可以在胎儿期明确诊断 (图 4-13)。

(六) 其他影像学检查

胸部 X 线、增强 CT、磁共振、核素肺灌注显像及心血管造影等均对本病的诊断具有重要的价值。心血管造影是目前诊断本病的影像学 " 金标准 "，其中应包括肺静脉楔血管造影术。

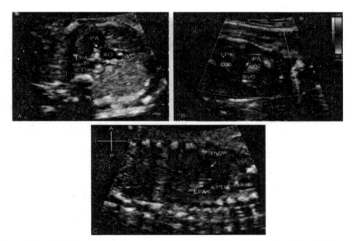

图 4-13 患儿的胎儿期超声心动图声像图。(A) 大动脉短轴切面显示右肺动脉缺如 (箭头所示)；(B) 大动脉短轴切面彩色多普勒声像图显示右肺动脉未见显像 (箭头所示，正常右肺动脉应为蓝色血流)；(C) 动脉导管长轴切面显示分叉处无右肺动脉显示。SVC：上腔。

(七) 治疗及预后

若患侧肺内有多支小血管供血，健侧无肺动脉高压；心内无畸形，则无须手术；如患侧由主动脉起源的大侧支供血，应行外科手术，将此血管移接到主肺脉，早期手术效果良好；如果有反复严重的肺部感染和难以控制的咯血，可行患侧全肺或肺叶切除术。

第五章 心血管疾病诊疗

第一节 心血管内科疾病概述

一、概述

心血管疾病，又被称为循环系统疾病，它是涉及循环系统的一系列疾病。循环系统是指人体内包括心脏、血管等在内的运送血液的器官与组织，可根据起病的急骤与缓慢分为急性和慢性。心血管系统疾病的特点包括起病急及高患病率、致残率、致死率，由此可以看出，心血管系统疾病已经成为人类健康的重大威胁。如何及时发现心血管系统疾病、如何正确诊断疾病，特别是对心血管系统急危重症的诊断与治疗，具有重要的意义。

二、常见心血管病症

（一）冠心病和高血压

在中国，高血压疾病已经逐渐出现低龄化趋势，据调查，6～18岁的中小学生之中，高血压的发病率已高达8%。一些有高血压家族病史的人应定期进行血压测量，不仅有利于及早发现病情，而且可以在病情之初进行及时的对症治疗。冠心病是冠状动脉粥样硬化性心脏病的简称，冠状动脉是供应心脏"养料"的血管，如果发生粥样硬化，会导致心脏缺血、缺氧，出现心绞痛、心肌梗死，甚至致命。血管的动脉发生病变早在青年甚至幼年时期就已经开始，进展到一定程度，会发生粥样硬化斑块破裂阻塞血管，造成心肌梗死。导致冠心病的发生原因有多种，除了最常见的高血压、高脂血症、糖尿病等因素以外，遗传、不健康的饮食、不良的生活习惯以及恶劣的外界环境等因素，也是导致冠心病发生的危险因素。冠心病的发病年龄有年轻化的趋势，提醒我们，冠心病的预防应从年轻开始。

（二）心绞痛

心绞痛是冠心病最常见的症状，也是心脏的"呼救"信号。但是，很多冠心病患者出现心绞痛的时候总是先忍着，尽量不吃药，以为经常吃药以后就无效了。一般情况下，诸如硝酸甘油、速效救心丸等心绞痛急救用药，间断用药，或每日服用3～4次不会形成耐药性，只有在长期服用并且每日服用药物的频率很高时，才可能产生耐药性。除此之外，当心绞痛急性发作时，应尽早服用急救药物，用以快速缓解心绞痛症状，使心肌缺氧、缺血症状得到缓解，以免发生急性心肌梗死。

（三）急性心肌梗死

由于冠心病患者对当今临床的先进技术及创新疗法知之甚少，又担心手术的风险率高。因此，在发生急性心肌梗死的紧急时刻不愿采取最佳的急诊介入手术，而错失了救治的关键时机，甚至失去生命。事实上，冠心病的介入治疗发展至今已有 20 余年的历史，除药物治疗之外，介入治疗是对冠心病治疗的一种非常有效的治疗方法，具有手术创伤小、治疗效果好的特点。

（四）高脂血症

高脂血症是一种血脂代谢紊乱疾病，一般情况下，通过服用降脂药物，可将血脂控制在正常范围，但这并不意味着高脂血症的痊愈。一旦停止服用降脂药物，血脂将会在一定的时间内快速升高。据临床观察发现，当血脂达到目标血脂时，将降脂药减量常常会引起血脂的反弹。在动脉粥样硬化斑块中，作为主要也是最危险的因素 —— 血脂，也是冠心病的最主要危险因素。

三、危险因素

（一）超重

饱和脂肪酸及不饱和脂肪酸的过多摄入将会导致超重与高血压病。据研究显示，血压与 BMI 常成正比，具体说来，BMI 每增加 $3kg/m^2$，在 4 年内高血压的发生风险增加比例，男性为 50%，女性为 57%。据一项长期随访表明，超重与肥胖均为心血管系统疾病的危险因素。

（二）蛋白质缺乏

据调查结果显示，脑卒中与动物蛋白常呈负相关，这就表明，动物蛋白的摄入可以对脑卒中的发生发展起到抑制的作用。但是，并不是说动物蛋白的摄入越多越好，过多摄入蛋白质会导致脂肪的过量摄入，会加重肾脏的负担。

在老年人中，蛋白质的摄入量应控制在每日 1.2 ～ 1.5g/kg 体重较为适宜，这其中应至少有 1/3 为诸如蛋、奶、瘦肉及鱼等优质蛋白质。研究显示，摄入大豆蛋白和鱼类蛋白可对脑卒中的发病率起到降低作用。

（三）缺乏膳食纤维

据调查研究表明，在人类的饮食中，高血压仅仅与膳食纤维呈负相关。因此，对膳食纤维摄入量的增加，可以对高血压起到预防的作用。由此可以看出，在日常饮食过程中，要少吃糖果等甜食，要多摄入谷类食物、蔬菜和水果等。

（四）盐摄入量高

我国高血压患病率具有明显的地域特点，北方高于南方。全国高血压患病率最高的地区分别是西藏、北京、内蒙古、河北、天津；患病率最低的是海南。高血压和食盐摄入量关系密切，摄入量越高，收缩压、舒张压水平就越高。与每日食盐摄入量＜6g人群比较，每日食盐≥12g的人患高血压的风险增高14%，而每日食盐≥18g的人患高血压的风险增高了27%。调查显示我国居民每日食盐摄入量为平均15～16g，尤其是北方居民，对高血压的防治非常不利。从预防角度来说，人们的饮食应尽量清淡，减少食盐用量。

四、治疗进展

心脏导管射频消融治疗快速性心律失常是近些年发展起来的对快速性心律失常的治疗方法，该方法对心房扑动、阵发性室上性心动过速及室性心动过速等疾病的治疗，成功率可达90%以上。

心脏导管射频消融技术主要是将射频电流通过导管引入心脏，对心律失常产生或维持的关键部位进行定位，并利用射频能量将"病灶"进行阻断，以达到治疗目的。随着导管技术研究的不断发展和对心律失常电生理机制认识的不断深入，临床上越来越多的心律失常可以被治愈。在心律失常疾病中，心房颤动是危害最大、涉及病种最多、易患人群最广、药物治疗效果最差的疾病，但随着近些年来三维标测系统及一系列新技术、器械的不断发展，射频消融在心房颤动的治疗上取得了较好的成绩。

在治疗缓慢性心律失常的过程中，心脏起搏器治疗已有半个多世纪之久，其技术与方法均已成熟。近年来，心脏起搏器有诸多新的发展。例如，三腔起搏器在伴有左束支阻滞、射血分数低的慢性心力衰竭患者的治疗中取得了较好的临床治疗效果，使患者的生活质量得到了明显改善，并大大降低了心力衰竭的再入院率，使患有该疾病的患者病死率明显降低。

除上述之外，针对患有遗传性或家族倾向性心脏病的患者，通过筛选致病基因来对疾病进行防治干预，具有重要的临床意义。此外，血管新生及干细胞治疗在基础实验研究阶段也已取得成功，具有诸多良好的应用前景。

五、预防

(一)饮食

指导患者在去除病因、药物治疗的同时，改善饮食习惯。饮食应以清淡为主，多吃新鲜蔬菜、瓜类和粗粮，少吃油腻及含脂肪高的食物，如动物脂肪、内脏、肥肉、鱼子、蛋黄及高脂奶粉等，多吃有降血脂作用的洋葱、大豆、绿豆、花生、生姜、玉米、芹菜、海带、菠菜、枣等。另外，饮食勿过饱、过咸，甜食也应少吃。

(二)合理应用免疫抑制剂

免疫抑制剂是引起高脂血症的重要原因之一，合理使用免疫抑制剂是防治高脂血症的重要措施。肾移植受者撤除肾上腺皮质激素，继续应用CsA、硫唑嘌呤，可使血浆总胆固醇、LDL-C分别下降17%、16%，HDL-C也可下降18%。

（三）降血脂

降胆固醇药物有：羟甲基戊二戊酰辅酶 A 还原酶抑制剂 (HMG-CoA) 还原酶抑制剂、纤维酸衍生物、烟酸三类。纤维酸衍生物主要应用于血浆三酰甘油高的患者，抗氧化剂只用于不能耐受其他降胆固醇药物者。根据最新国内外关于血脂异常治疗指南，他汀类药物多为首选。

（四）健康教育

锻炼对循环系统功能和调节血脂有着重要作用。对于血脂不太高的人，各种活动可以不受限制，但对于有器官受累者，特别是心脏供血不足而症状明显者应控制活动，经药物治疗，病情好转后再逐渐增加活动量，以防不测。

此外，临床医师还应对患者宣教，注意药物、饮食、锻炼三结合的方针。特别是长期脑力劳动、工作压力大者，以及急躁、超重，或摄入高脂血症诱发元素（铅、钴、镉）者等，在治疗高脂血症的同时，应减少高脂血症的诱发因素。

第二节　急性心力衰竭

急性心力衰竭是一组多种病因引起的急性临床综合征，急性心力衰竭症状和体征迅速发生或急性加重，常常危及生命，需要立即进行医疗干预。急性心力衰竭治疗需要包括急诊医师、心内科医师、重症医师、护士和其他医护人员共同协作。

第一次突然发生的心力衰竭症状和体征称为新发心力衰竭，如大面积急性心肌梗死，严重急性心肌炎，急性心脏瓣膜衰竭可导致急性左心衰竭，急性肺栓塞可导致急性炎症。急性和慢性心力衰竭是相对的，大多数急性心力衰竭患者在治疗后已部分缓解并转为慢性心力衰竭，患有慢性衰竭的患者通常需要住院治疗。

大多数急性心力衰竭患者在紧急情况下血压正常或升高，伴有失血症状或体征。然而，由于低心排血量而出现症状性低血压或低灌注的患者相对较少，但这些患者的预后非常差，多在急诊重症监护病房 (ECU) 和重症监护病房 (ICU)。因此，准确评估病情是合理治疗急性心力衰竭的前提和基础。

一、疾病特征

（一）心源性急性心力衰竭

1. 急性左心衰

急性左心衰是左心急性心力衰竭的缩写。临床表现为严重的呼吸困难、发绀、粉红色泡沫唾液、咳嗽、出汗、肺部底部可听到水泡音，如果病情很严重，可能导致昏迷，甚至死亡。

2. 急性右心衰

主要是由于右心室功能障碍，多发生于肺心病、三尖瓣或肺动脉瓣疾病，并且常常伴有继发于左心衰竭。此时，心排血量减少，静脉压增加，常伴有下肢水肿，严重者可出现全身水肿。

(二)非心源性急性心力衰竭

无心脏病患者可由于高心排血量状态(甲亢危象、贫血、感染性败血症)、快速大量输液导致容量陡增、急性肺静脉压显著增高(药物治疗缺乏依从性、容量负荷过重、大手术后、急性肾功能减退、吸毒、酗酒、哮喘、急性肺栓塞)等引起急性肺水肿。

二、诊断思路

(一)病史问诊要点

因急性心力衰竭患者就诊时，常表现为急性呼吸困难。因此，在问诊期间，需要了解发生急性呼吸困难的发病情况、呼吸困难特征、伴随症状、既往病史，并确定是否存在急性心力衰竭及病情的严重程度。患有严重疾病的患者应注意咨询，详细描述病史。急性心力衰竭不是最后的诊断，有必要通过认真的咨询和适当的检查，进一步明确急性心力衰竭的原因。在急性心力衰竭的诊断和治疗中，应先确定症状或临床原因。

(二)常规检查

1. 体格检查

(1)首先判断心肺功能的不稳定程度：

1)客观定量评估呼吸困难的严重程度，包括呼吸频率、平卧位不耐受程度、呼吸费力程度以及低氧程度。

2)血压。

3)心律及心率。

4)体温情况，是否存在低灌注征象(如四肢厥冷、脉压变窄或精神淡漠)。

(2)评估患者是否存在容量负荷过重，包括下肢和骶部水肿、啰音、颈静脉充盈、静脉压、肝－颈静脉回流征。

(3)心脏体征(心界、心尖冲动、心率、心律、心脏杂音、奔马律)。

(4)肺部体征(气管位置、呼吸音、肺部啰音、胸腔积液)。

(5)注意有无急性冠状动脉综合征、高血压急症、严重心律失常、心脏急性机械并发症、急性肺栓塞的相应体征。

2. 辅助检查

急查心电图、血钠尿钠水平(如 BNP 或 NT-proBNP)、肌钙蛋白、BUN(或尿素)、肌酐、电解质、血糖、全血细胞计数、肝功能检查、促甲状腺激素、D-聚体检测、胸部

X 线片。

所有患者都需要检查血浆利尿钠肽水平 (BNP、NT-proBNP) 以鉴定非心脏性呼吸困难。对于有血流动力学不稳定的急性心力衰竭患者，建议立即检查心电图；对于心脏结构和功能不清晰或临床上可疑心脏结构和功能改变的患者，建议在入院后 48h 内进行超声检查和心电图检查。

对于疑似急性心力衰竭，应尽可能清晰：

(1) 循环是否稳定，灌注是否不足。

(2) 容量状态。

(3) 是否存在急性心力衰竭的刺激和 (或) 并发症。之后评估所涉及的患者的心脏功能 (Kilip 分级、Forrester 分类和临床分类)。

2016 年，ESC 心力衰竭指南重申血流动力学的重要地位，根据患者临床状况及是否存在淤血 (干、湿) 和低灌注 (冷、吸)，将急性心力衰竭分成四类 (表 5-1)，这一分类对临床治疗有指导作用。

表 5-1　急性心力衰竭的临床分类

	无淤血体征	有淤血体征
无低灌注	暖，干	暖，湿
存在低灌注	冷，干	冷，湿

注：(1) 淤血体征：肺淤血、呼吸困难、双肺底水泡音、颈静脉充盈或怒张、四肢水肿、淤血性肝大、胃肠道淤血、腹腔积液。(2) 低灌注体征：四肢冰凉、少尿、意识模糊、头晕、脉压小。

(三) 鉴别诊断

支气管哮喘常发生在儿童或青少年身上，它的特点是周期性喘息，具有季节性。当发作时，两个肺部充满喘息声，大多数在呼气阶段，可以自行缓解或者利用支气管扩张剂后缓解，等缓解过后，症状就会自动消失，此病通常有家族史或个人过敏史。

三、临床治疗

(一) 治疗目标

缓解急性心力衰竭临床症状，改善血流动力学，维护重要脏器功能，避免心肾功能进一步损害。

(二) 急性心力衰竭的早期处理及流程

1. 监护

持续测量心率、呼吸、血压、血氧饱和度，监测体温、出入量，每日监测电解质和肾功能。

2. 出入量管理

肺淤血和水肿明显患者应严格限制饮水量和静脉滴注。在负平衡下，应注意预防低血糖，低钾血症和低钠血症，同时，限制钠的量每日 < 2g。

3. 体位

静息时明显呼吸困难者应半坐卧位或端坐位，双腿下垂以减少回心血量，降低心脏前负荷。

4. 吸氧

适用于低氧血症和呼吸困难明显者，特别是指端血氧饱和度小于 90％ 的患者，并且应该尽快使用，患者 SaO_2 > 95％（伴 COPD 者 SaO_2 > 90％）。没有低氧血症的患者不应常规使用，并可能引起血管收缩并降低心排血量。吸氧方式有：

(1) 鼻导管氧气，低氧水平 (1 ～ 2L/min)，如果没有 CO_2 保留，氧气流量可根据 SaO_2 以 6 ～ 8L/min 调节。

(2) 氧气面罩，用于呼吸系统碱中毒的患者。此外，还可以使用通风无创或气管内风扇辅助呼吸机。

5. 吗啡

吗啡可减少急性肺水肿患者焦虑和呼吸困难引起的痛苦，使用后应密切观察疗效和呼吸抑制的不良反应。

6. 静脉袢利尿药

急性心力衰竭伴肺循环和（或）体循环明显淤血以及容量负荷过重的患者，及早静脉应用袢利尿药，如呋塞米、托拉塞米和布美他尼。新发展的心力衰竭或在访视前未使用利尿剂的患者，20 ～ 40mg 静脉呋塞米；慢性心力衰竭长期口服利尿药治疗者，首次呋塞米静脉应用剂量至少应等同于口服剂量，使用后应监测不良反应，包括电解质紊乱、低血压、肾功能恶化、代谢性碱中毒、尿酸升高。

7. 血管扩张剂

血管扩张剂降低左右心室充盈压和全身血管阻力，作为缓解症状的初始治疗，收缩压是评估此类药物适宜性的重要指标。收缩压 > 110mmHg 的急性心力衰竭患者通常可以安全使用；收缩压为 90 ～ 110mmHg 的患者应谨慎使用；收缩压 < 90mmHg 的患者常伴有严重的瓣膜狭窄，肥厚性梗阻型心肌病禁忌使用此类药物。舌下和静脉注射硝酸盐类药物适用于心力衰竭的 ACS 患者；硝普钠用于高血压、急性主动脉瓣关闭不全、急性二尖瓣关闭不全、急性室间隔穿孔患者。奈西立肽有血管扩张剂、利钠、利尿、拮抗肾素 - 血管紧张素 - 醛固酮系统 (RAAS) 和交感神经作用。

8. 正性肌力药

正性肌力药物主要用于持续低血压（收缩压 < 85mmHg）、心源性休克、心排血量和循环血流显著减少、外周和重要脏器低灌注的患者，改善急性心力衰竭的血流动力学和临床症状，确保重要器官的血液供应，常用药物包括多巴胺、左西孟旦、多巴酚丁胺。

现有的医学研究表明，正性肌力药物不能改善预后。此类药物的临床应用的利弊需要综合评估，如是否对灌注不足进行了全面测量。对于短期使用，血压降低伴低心排血量或低灌注时应尽早使用，并应在器官灌注恢复和（或）循环淤血减轻后立即停用降低。医师应根据患者的临床反应调整药物剂量和静脉输注速度，强调个体化，治疗期间应继续进行心电监护和血压监测，当发生阴性反应时，按时调整剂量。

9. 血管收缩药

服用了正性肌力药物出现心源性休克或者出现合并显著的低血压状态的患者，可以用血管加压药治疗作为暂时保持体内的循环血压和终末器官灌注的措施。外周动脉血管收缩显著药包括去甲肾上腺素、肾上腺素、高剂量的多巴胺 [> 5pg/(kg·min)] 和加压素。去甲肾上腺素的使用办法有：

(1) 静脉滴注：用 5％葡萄糖或注射氯化钠注射液稀释后，刚开始以 2 ～ 4μg/min 输注，并迅速调整剂量使血压上升至理想水平，维持剂量 2 ～ 4μg/min，若剂量 > 25μg/min，应及时采取其他抗休克措施。

(2) 静脉推注：重症患者可在 10mL 静脉推注中稀释药物 1 ～ 2mg，可根据血压调整，等待血压升高，改为静脉维持。

10. 抗凝治疗

如低分子肝素，建议用于深静脉血栓和肺栓塞高危，且无抗凝禁忌患者。

11. 改善预后的药物

射血分数下降的心力衰竭患者出现失代偿，并且伴有心力衰竭恶化。如果没有血流动力学不稳定或禁忌证，可以继续优化药物治疗计划。例如，ACEI/ARB、β- 受体阻滞剂和醛固酮受体拮抗剂用于射血分数降低，但血流动力学不稳定的心力衰竭患者 (SBP < 85mmHg，心率 < 50 次 /min，钾 > 5.5mmol/L) 或严重肾功能不全者应停药。β- 受体阻滞剂可继续用于急性心力衰竭患者，但在心源性休克时应停用。对于新发心力衰竭的患者，在血流动力学稳定后，应给予上述药物以改善心力衰竭的预后。

12. 非药物治疗

非药物治疗包括主动脉内球囊反搏 (IABP)、机械通气、血液净化治疗等。

第三节　慢性心力衰竭

慢性心力衰竭是导致患有心血管疾病的人死亡的最大原因，而大多数心血管疾病只是其前期的一种病症表现而已。我国的心血管疾病的得病构成与西方国家有所不同，西方多以高血压和心脏病较为多见，而我国以心瓣膜病为主。但如今高血压和冠心病已经成为心血管病的常见发病原因。

一、疾病特征

心力衰竭的临床表现主要为体循环、肺循环淤血和心排血量降低引起的症状和体征。

(一) 左心衰竭

1. 临床表现

左心衰竭主要表现为肺循环淤血和心排血量降低所致的临床综合征，临床上常出现如下表现。

(1) 呼吸困难：呼吸困难是左心衰的主要症状，由于肺循环淤血，肺顺应性降低，患者可表现为不同程度的呼吸困难。

心力衰竭患者常有三种不同的呼吸困难形式：

1) 劳力性呼吸困难：在重体力活动时发生呼吸困难，休息后可自行缓解。不同程度运动量引发的呼吸困难，预示心力衰竭的程度不同。

2) 夜间阵发性呼吸困难：患者在夜间突然憋醒，感到窒息和恐怖并迅速坐起，需要30min 或更长时间方能缓解。其发生机制与平卧睡眠后回心血量增加、迷走神经张力增高，小支气管痉挛以及膈肌抬高、肺活量减少等因素有关。

3) 端坐呼吸：平卧几分钟后出现呼吸困难，需要坐位，仍然气喘。其发生机制是左心室舒张末期压力增高，使肺静脉和肺毛细血管压进一步增高，引起间质性肺水肿，增加气道阻力、降低肺顺应性、加重呼吸困难。

(2) 咳嗽、咳痰和咯血：咳嗽是较早发生的症状，是肺淤血时气道受刺激的反应，常发生在夜间，坐位或立位时咳嗽缓解。咳痰可表现为白色泡沫样，痰带血丝或粉红色泡沫样痰。肺毛细血管压很高时，肺泡出现浆液性分泌物，痰带血丝提示肺微血管破损，血浆渗入肺泡时出现粉红色泡沫样痰。

(3) 体力下降、乏力和虚弱：左心室排出量降低不能满足外周组织器官灌注，引起乏力等症状；老年人还可以出现意识障碍、记忆力减退、焦虑、失眠等精神症状。

(4) 排尿方面的情况。一般会出现排尿增多或者减少的情况，不同的情况其发生原因是不同的。如果夜尿变多，是因为心脏早期的血流出现了重新分布；如果排尿减少，可能是由于肾脏的血流量不够，甚至肾脏出现病变。

2. 体征

(1) 肺部体征：肺部湿性啰音是左心衰的主要体征。劳力性呼吸困难时可闻及肺底少许湿性啰音，夜间阵发性呼吸困难时两肺有较多湿性啰音，急性肺水肿时两肺满布湿啰音、且常伴哮鸣音。间质性肺水肿时，呼吸音减低，肺部可无干湿性啰音。约 1/4 左心衰患者发生胸腔积液征。

(2) 心脏体征：心尖冲动点左下移位，提示左心室扩大。心率加快，舒张早期奔马律（或病理性 S_3 心音）、P_2 亢进，心功能改善后 P_2 变弱，见于急性心肌损害，如急性重症心肌炎、急性心肌梗死、急性心力衰竭发作时。心尖部可闻及收缩期杂音，见于左心室扩大引起相对性二尖瓣关闭不全、瓣膜或腱索断裂引起二尖瓣关闭不全。交替脉见于左心室射血分数增加引起的心力衰竭,例如高血压、主动脉瓣狭窄等。

(3) 一般体征:严重心力衰竭患者可出现口唇发绀、黄疸、颧部潮红、脉压减小、动脉收缩压下降、心率加快。交感神经活性增高可造成窦性心动过速及心律失常,同时外周血管收缩,表现为四肢末梢苍白、发冷、指(趾)发绀。

(二)右心衰竭

1. 临床症状

主要表现为体循环淤血为主的临床综合征。

(1) 消化系统症状:由长期胃肠道淤血引起食欲减退、腹胀、恶心、呕吐、便秘、上腹痛等症状。由肝淤血、肿大,肝包膜被牵拉导致右上腹饱胀、肝区疼痛。长期肝淤血可导致心源性肝硬化。

(2) 泌尿系统症状:白天少尿、夜间多尿,见于肾脏淤血引起肾功能减退,可出现少量蛋白尿、透明或颗粒管型、红细胞,血尿素氮升高。

(3) 呼吸困难:单纯右心衰可表现轻度气喘,主要由于右心室扩大限制左室充盈、肺淤血所致。二尖瓣狭窄发生右心衰时,因存在肺淤血,可出现轻度呼吸困难。

2. 体征

右心衰可表现出体循环淤血的体征。

(1) 颈外静脉体征:肝-颈静脉反流征是轻度右心衰时按压右上腹,使回心血量增加,出现颈外静脉充盈。颈外静脉充盈是右心衰时静脉压显著升高的征象,有助于与其他原因引起的肝大相区别。

(2) 肝大和压痛:淤血性肝大和压痛常发生在皮下水肿之前,右心衰短时间迅速加重,肝脏急剧增大,肝包膜被牵拉可出现压痛,另可出现黄疸、氨基转移酶升高。

(3) 水肿:水肿是右心衰的典型体征,发生于颈外静脉充盈和肝大之后。首先出现足、踝、胫骨前水肿,向上蔓延及全身,发展缓慢。早期白天站立后出现水肿,平卧休息后消失;晚期出现全身性凹陷性水肿,长期卧床患者表现为腰骶部和下肢水肿。伴有血浆白蛋白过低时,出现颜面水肿,提示预后不良。

(4) 胸腔积液和腹腔积液:一般双侧胸腔积液多见,常以右侧为甚,也可表现单纯右侧胸腔积液,主要与体静脉和肺静脉压同时升高、胸膜毛细血管通透性增加有关。腹腔积液见于病程晚期,与心源性肝硬化有关。

(5) 心脏体征:心率加快,胸骨下部左缘或剑突下可见明显搏动,提示右心室肥厚和右心室扩大。三尖瓣听诊区可闻及右室舒张期奔马律、收缩期杂音,提示心肌损害、相对性三尖瓣关闭不全。右心衰多由左心衰引起,可见全心扩大征象。

(6) 其他:发绀多为外周性,严重、持久的右心衰可有心包积液、脉压降低或奇脉等体征。

（三）全心衰竭

全心衰见于心脏病晚期，病情危重。同时具有左、右心衰的临床表现，由左心衰并发右心衰患者，左心衰症状和体征有所减轻。

二、诊断思路

（一）病史问诊要点

问诊病史主要包括时间、程度、原因、加重因素、活动的可持续性、伴随呼吸困难和水肿的症状，如果有基础心脏病和肺部疾病，有高血压、糖尿病、血脂异常、深血栓形成，要先联系相关风险因素，然后诊断和治疗疾病。

除了心力衰竭的表现，病史问诊时应注意是否存在引起心力衰竭的其他疾病（如冠状动脉粥样硬化性心脏疾病、高血压、心肌炎和心肌病）导致心力衰竭以及其他心血管危险因素（如高脂血症、肥胖、高尿酸血症、高龄）。

医师应对首次就诊的心力衰竭患者进行全面咨询，咨询内容包括两个方面：

(1) 心力衰竭患者的症状和体征：疲劳；呼吸困难或急促（休息或运动），呼吸减少，阵发性夜间呼吸困难；咳嗽；降低运动能力；夜尿增多；减重；水肿（肢体或下半身）；增加腹围或腹胀；腹痛（特别是右上腹部）；食欲不振；嗜睡。

(2) 既往病史有助于确定症状是否由心力衰竭引起：心力衰竭病史；心脏病（如冠心病、瓣膜病或先天性心脏病、心肌梗死）；心力衰竭的危险因素（如糖尿病、高血压、肥胖）；全身性疾病，可危及心脏的其他疾病（如淀粉样变性、结节病、遗传性神经肌肉疾病）；近期病毒感染，HIV 感染史，南美锥虫病；心力衰竭或猝死的家族史；放射治疗，接触有毒物质（一些抗肿瘤等）；吸毒；非心脏疾病影响心脏（包括贫血、甲状腺功能亢进、动静脉瘘等）。

（二）常规检查

1. 实验室检查

(1) 常规实验室检查有助于为心力衰竭的病因诊断和鉴别诊断提供依据。检查内容具体如下：

1) 血常规：血红蛋白降低的贫血、白细胞增高、中性粒细胞增多提示感染，均为心力衰竭的加重因素。

2) 尿常规和肾功能检查：少量蛋白尿，透明或颗粒管型，红细胞，血尿素氮和肌酐升高，有助于肾脏疾病和肾病性水肿的鉴别。

3) 电解质和酸碱平衡：低钾、低钠血症和代谢性酸中毒是心力衰竭发生原因之一。

4) 肝功能：谷丙转氨酶 (ALT) 轻度升高，这有助于非心源性水肿区分的测试，低蛋白血症也见于晚期心力衰竭。

5) 内分泌功能：在晚期心力衰竭，甲状腺功能减退症，皮质醇减少是心力衰竭的原因之一。

(2) 脑钠肽检查是检测血浆脑钠肽 (BNP) 和氨基末端脑钠肽前体 (NT-proBNP)，有助于心力衰竭诊断和预后判断。慢性心力衰竭评估标准：NT-proBNP < 400pg/mL、BNP < 100pg/mL，不支持心力衰竭诊断；NT-proBNP > 2000pg/mL，BNP > 400pg/mL 时，支持心力衰竭诊断；NT-proBNP 400 ～ 2000pg/mL，BNP 100 ～ 400pg/mL 考虑其他原因，如肺栓塞、慢性阻塞性肺部疾病、心力衰竭代偿期等。

2. 超声心动图检查

超声心动图是诊断心力衰竭最有效的方法，它简单便宜，适用于床旁检查和重复检查，可用于下列疾病的辅助诊断。

(1) 诊断心包、心肌或瓣膜疾病：心肌或瓣膜病。

(2) 定量或定性房室内径、心脏几何形状、室壁厚度和室壁运动，以及心包、瓣膜和血管结构；定量瓣膜狭窄、关闭不全程度，测量左心室射血分数 (LVEF)、左室舒张末期容量 (LVEDV) 和左室收缩末期容量 (LVESV)。

(3) 舒张功能不全与收缩功能不全的区别。

(4) 对肺动脉压进行估测。

(5) 提供评估治疗效果的客观指标。

3. 心电图检查

心电图提供有关心肌梗死，左心室肥大，广泛心肌损伤和心律失常的信息。当出现心律失常时，应记录 24h 动态心电图。

4. X 线检查

X 线检查提供有关心脏扩大、肺淤血、肺水肿和现有肺部疾病的信息。

5. 心室血管造影和心肌灌注显像

前者可以准确测量左心室容积、LVEF 和壁运动；后者可以诊断膈肌缺血和心肌梗死，有助于鉴别扩张型或缺血性心肌病。

6. 其他检查

冠状动脉造影适用于缺血性心脏病的病因诊断；心内膜心肌活检适用于心肌疾病的诊断；心脏导管插入术适用于心力衰竭的常规检查。

三、临床治疗

(一) 治疗原则

心力衰竭的治疗目标是降低发病率和死亡率，改善患者的预后。心力衰竭的治疗策略包括短期应用以改善血流动力学药物治疗，改善心力衰竭症状；长期引用延缓心室重构药物，改善衰竭心脏的生物学，改善生活质量，减少住院率，降低死亡率。

治疗心力衰竭的原则包括病因治疗，去除根本原因和心力衰竭的诱因；调节代偿机制，降低神经 - 体液 - 细胞因子活性，预防和延缓心室重构；缓解症状，改善患者的心脏功能。

（二）病因治疗

1. 基本病因治疗

心脏瓣膜病行瓣膜置换手术；先天性心血管畸形行矫正手术；冠心病通过经皮冠状动脉介入治疗或冠状动脉旁路移植术改善心肌缺血等。

2. 去除心力衰竭诱因

比较常见的心力衰竭诱因有心律失常、肺梗死、感染、贫血等，针对这些病的治疗是常用的方法。

（三）一般治疗

1. 监测体重

在 3 日内体重突然增加 2kg 以上，要考虑患者有液体潴留，应调整利尿剂的应用。

2. 调整生活方式

(1) 限制钠：轻度心力衰竭患者每日摄钠 2 ～ 3g(1g 钠相当于 2.5g 氯化钠)，中、重度心力衰竭患者每日摄钠＜ 2g；应用强效利尿剂患者不应限制钠，以避免低钠血症。

(2) 限水：总的液体摄入量为每日 2.0L 是合适的，患有严重心力衰竭合并低钠血症 (血钠＜ 130mmol/L) 摄水应严格限制。

(3) 营养与饮食：低脂饮食，肥胖患者应减肥，戒烟戒酒；严重的心力衰竭伴有明显的体重减轻 (心脏恶病质) 应该给予营养支持，包括血清蛋白质。

(4) 休息和适度运动：失代偿需要在床上休息，更多的被动运动，以防止深静脉血栓形成，心力衰竭持续的患者每日可以走几次，每次 5 ～ 10min，逐步延长走路时间。

(5) 氧疗法：适用于慢性心力衰竭的无氧治疗适应证，心力衰竭患者无肺水肿，氧合可引起血流动力学恶化；氧气用于治疗急性心力衰竭。

（四）用药治疗改善

1. 血流动力学的治疗

(1) 使用利尿针剂：利尿剂可以通过抑制肾小球特定部位的钠或氯的吸收，遏制心力衰竭时钠潴留，减少静脉回流和降低前负荷，从而减轻肺淤血、腹水、外周水肿和体重，提高运动耐量。利尿剂是控制心力衰竭患者液体潴留的药物，是标准治疗的必要的组成部分。

(2) 正性肌力药物的静脉使用：用于静脉内使用的正性肌力药物有两种类型，即依赖性腺苷、阳性 β- 肾上腺素药物 (如多巴胺、多巴酚丁胺) 和磷酸二酯酶抑制剂 (如米力农)。

建议慢性心力衰竭的患者、顽固性心力衰竭患者和心脏手术后心肌抑制引起的急性心力衰竭患者可在短时间内应用正性肌力药物以促进病情好转，严重的心力衰竭患者长期使用强度药物会增加死亡率。

常用剂量为多巴酚丁胺 100 ～ 250μg/min，多巴胺 250 ～ 500μg/min，米力农负荷为

2.5～3mg，其次为 20～40μg/min，给予静脉滴注，治疗 3～5 日。

(3) 血管扩张剂的使用：硝酸酯通常组合使用以缓解心绞痛或呼吸困难的症状。

2. 延迟心室重构的治疗

临床试验表明，神经内分泌拮抗剂可以降低心力衰竭患者的死亡率。这些药物不仅能抑制神经内分泌活动，还能调节细胞因子和氧化应激，改善心力衰竭的生物学功能，从而延缓心室重构。因此，延缓心室重构是长期治疗慢性心力衰竭的基本方法。

3. 抗凝和抗血小板治疗

心力衰竭时由于心腔内血液淤滞、局部室壁运动异常以及促凝因子活性升高，就有可能导致血栓的发生，其发生率为每年 1%～3%。建议使用心力衰竭的抗凝和抗血小板药物，冠心病、糖尿病和脑卒中的心力衰竭等具有二级防御适应证的患者每日应使用 75～150mg 的阿司匹林；抗凝治疗、心力衰竭、心房颤动患者应对华法林的剂量进行调节，使国际标准化的比率为 2～2.5；窦性心律患者不推荐用于抗凝血常规治疗，但心室血栓形成患者应接受抗凝治疗。

(五) 非药物治疗

1. 心脏再同步疗法 (CRT)

CRT 治疗可以恢复正常左右心室同步运动，减少二尖瓣关闭不全，从而增加心排血量。临床研究表明，CRT 可以显著提高心室不同步的心力衰竭患者生活质量和运动耐量，减少住院和总死亡率。

欧洲心脏病学会对 CRT2010 显示指示，NYHA Ⅲ / Ⅳ级，LVEF ≤ 0.35，QRS > 120ms，正在接受最佳药物治疗的窦性心律患者 (Ⅰ/A)；NYHA Ⅱ级，LVEF ≤ 0.35，QRS > 150ms，接受最佳药物治疗的窦性心律患者 (Ⅰ/A)。NYHA Ⅲ / Ⅳ级，LVEF ≤ 0.35，QRS ≥ 120ms，具有传统起搏器植入适应证的心力衰竭患者 (Ⅰ/B)；NYHA Ⅲ / Ⅳ级有永久心房颤动的患者，LVEF < 0.35，QRS ≥ 130ms，房室结消融后以保证起搏器治疗 (Ⅱa/B)。

2. 心脏移植

心脏移植可用于治疗晚期心力衰竭，主要用于没有替代治疗的严重心力衰竭患者。除了缺乏供体心脏外，心脏移植的主要问题是移植手术的排斥，这是患者手术 1 年后导致死亡的主要原因。长期预后主要受免疫抑制并发症的影响。近年来的研究结果表明，结合三种免疫抑制剂的应用，术后患者的 5 年生存率有明显提高，达到 70%～80%。

(六) 心力衰竭并发症的治疗

1. 心力衰竭伴有高血压

在心力衰竭常规应用血管紧张素转化酶抑制剂 (ACEI) 或 β- 受体阻滞剂治疗基础上，血压仍然不能控制者，可加用钙通道阻滞剂，例如氨氯地平、非洛地平缓释片。

2. 心力衰竭伴有糖尿病和血脂异常

β- 受体阻滞剂的临床应用尽管对糖脂的代谢有一定的作用，但是它的积极作用远大于负面影响，心脏病患者的胆固醇水平一般都较低，这是因为心力衰竭时的肝脏合成能力下降了。

3. 伴有冠心病的心力衰竭

心绞痛患者应选择硝酸盐和 β- 受体阻滞剂，并可添加改善心肌能量代谢的药物，如曲美他嗪。在心肌梗死患者中使用 ACEI、β- 受体阻滞剂和醛固酮拮抗剂可降低死亡风险。

4. 心力衰竭伴有心律失常

对于抗心律失常药物的治疗，不推荐无症状的室性心律失常。有室上性心律失常心力衰竭的基础的治疗是 ventrikules 控制速度，防止血栓事件。室性心律失常性可以用 β- 受体阻滞剂长期治疗，可以减少心力衰竭导致的猝死。

5. 与肾功能不全相关的心力衰竭

患有动脉粥样硬化疾病和心力衰竭的患者易患肾功能障碍，肾功能不全患者应慎用 ACEI 治疗，当血清肌酐 ＞ 5mg/mL(442μmol/L) 时，应进行血液透析。

第四节　缓慢性心律失常

缓慢性心律失常是一种常见的临床心律失常，是指慢性窦性缓慢性心律失常、房室交界性心率、心室自主心律、传导阻滞 (包括窦房传导阻滞、心房内传导阻滞、房室传导阻滞)，是一种以心率减慢为特征的疾病，老年人的发病率较高。根据疾病的部位，缓慢性心律失常可分为病态窦房结综合征、房室传导阻滞和室内传导阻滞。

一、疾病特征

心律失常隐蔽启动，进度缓慢，有时会意外检测到。如果心率不低于 40 次 /min，则没有症状；如果心率小于 40 次 /min 或长时间间隔超过 3s，可能会出现症状，这意味着有症状的心动过缓。常引起的症状有乏力、胸痛、头晕、失眠、记忆力减退、烦躁、食欲不振等。严重的情况下，患者可能会反复晕厥，即阿 - 斯综合征 (Adams-Stokes 综合征) 的发作。偶尔可能发生心绞痛，心力衰竭或休克。

二、诊断思路

(一) 病史问诊要点

病史询问主要应围绕乏力、头晕及黑矇的发作特点和伴随情况。例如，既往有无基础心脏病，有无心电图或动态心电图等检查，有无高血压、糖尿病、冠心病等情况，有无相关药物治疗史，有无甲状腺功能减退、颅脑疾病等病史。

（二）常规检查

1. 心电图检查

严重的窦性心动过缓，少于 50 次 /min 心跳，窦性停搏或窦房传导阻滞，心动过缓和心动过速交替出现。心动过缓是窦性心动过缓，心动过速是室上性心动过速，心房颤动或扑动，慢性心房颤动在电复律后不能转为窦性心律、持久的缓慢的房室交界区性逸搏节律及各种房室传导阻滞和束支传导阻滞。

2. 阿托品试验

静注阿托品 1.5 ～ 2mg，注射后 1、2、3、5、10、15、20min 分别描记心电图或示波连续观察，如果窦性心律不能增快到 90 次 /min 和 (或) 出现窦房传导阻滞、交界区性心律、室上性心动过速为阳性；如果窦性心律增快大于 90 次 /min 为阴性，多为迷走神经功能亢进，有青光眼或明显前列腺肥大患者慎用。

3. 经食管心房调检测窦房结功能

此方法用于诊断病态窦房结综合征，特别是结合药物阻滞自主神经系统的影响，更可提高敏感性。经食管插入双极起搏导管，电极置入左房后面，然后接人工心脏起搏器，行快速起搏，频率为 90、100 和 120 次 /min，并逐渐增加到 150 次 /min，每个起搏持续 1min，然后终止起搏，并描记心电图，看窦房结经历多长时间能温醒并复跳，自停止刺激起搏至恢复窦性 P 波的时间为窦房结恢复时间。

4. 心内电生理检查

缓慢性心律失常的心内电生理检查主要包括评定房室结功能、评定窦房结功能及希浦氏纤维系统功能，具体方法如下所示：

(1) 用两种高频率的电波和一种低频率的电波来进行检测，可以测量窦房结恢复时间。

(2) 基础状态和心房递增刺激的测量，需要应用评估希浦氏系统功能。如果这个基础的测量没有效果，就改用药物试剂的静脉滴注，进行药物的诱发。

5. 动态心电图监测

可以了解到最快和最慢心率、窦性停搏、窦房传导阻滞等心律失常表现。

6. 运动试验

踏车或平板运动试验时，若运动后心率不能明显增加，提示窦房结功能不良。

7. 植入式心电事件记录器 (ILR)

ILR 是诊断心律失常的一种相对较新的方法，它是皮肤下的远程 ECG 植入物，电池寿命为 14 ～ 18 个月。这种记录器的优点是可以获得连续的高质量 ECG 记录和事件记录，从而确定症状和 ECG 之间的联系；缺点是对于侵入性检查方法，植入的成本更昂贵，并且不能同时记录诸如血压等其他生理参数。ILR 最适合用于发作不频繁的心律失常性晕厥的检查。

（三）鉴别诊断

1. 生理性窦性心动过缓与病态窦房结综合征

先做运动试验，如窦性心律水平达到 90 次 /min 以上，表明窦房结功能正常。如果小于 90 次 /min，则应进行阿托品试验，静脉注射阿托品 2.0mg，应在注射后 3、5、10、15、20 和 30min 进行复查心电图。如果复查时候的心率大于正常标准，那么就可以判定它不是病窦综合征；如果心率达不到正常标准，再通过进一步的医学试验就可以断定为是病态窦房结综合征。

2. 窦房传导阻滞与房室传导阻滞

窦房传导阻滞也被分成 Ⅰ、Ⅱ、Ⅲ度，其显示 P 波之间的长间隔，是基础 P-P 间隔的倍数。其中窦房传导阻滞中文氏现象应与Ⅱ房室传导阻滞中的文氏现象相区别，前者表现为 P-P 间期而不是 R-R 间隔的进行性缩短，直至出现长间歇。窦房阻滞后可出现房室交界性逸搏。

三、临床治疗

（一）用药

病态窦房结综合征的患者一般病情较为严重，很难出现病情的逆转，而且治疗周期很长。由于现在医学还没有相关直接治疗的药物，用药只是一种应急处理或者是手术前的过渡。常用药物如下：

1. 阿托品

具有抗胆碱作用，能增加心率，用法和剂量为 3mg/ 次，每日 3 ～ 4 次，口服；紧急时可予以 0.5 ～ 2mg 静脉推注。不适宜用于青光眼和前列腺肥大的患者。

2. 异丙肾上腺素

一种非选择性 β- 肾上腺素受体激动剂，对窦房结的自主性无任何影响，可增加交界区或心室等下级起搏点自律性；仅在心动过缓已影响到血流动力学，但又暂时无法行起搏治疗前急救用。严重心肌缺血或严重心脏病患者可能会引起快速室性心律失常，应谨慎行事。

（二）心脏起搏器

植入起搏器是病态窦房结综合征患者唯一有效的治疗方法。在考虑是否应该进行起搏时，应仔细评估心律失常与症状之间的关系，包括使用动态心电图或事件记录器进行多次 ECG 监测。

第五节 期前收缩

期前收缩是心律失常中最常见的一种病症，指异位起搏点发出的过早冲动造成的心脏提早搏动，其特点是可由窦性或异位性（如心房颤动）心律引起；发生频率不定，可于正常搏动后规则或不规则发生，造成二联律或联率性期前收缩。以起源部位为依据，期前收缩可分为可划分为房性、房室交界处性和室性三种：室性期前收缩发病率最高，房性其次，房室交界性罕见。器质性心脏病（如冠心病、风湿性心脏病、高血压心脏病、心肌病等疾病）患者与正常人都可能发生期前收缩，受影响程度由有无心脏病基础和心脏病的类型及程度决定。

一、疾病特征

无明显病症，或伴有心悸或心跳暂停感，通过动态心电图观测到期前收缩的发生频率可为 24h 数个到数万个不等，可偶发，可频发，也可形成二联律或三联律。心排血量减少导致的频发性期前收缩会造成乏力、头晕等症状；期前收缩可诱发或加重原有心脏病患者的心绞痛或心力衰竭等症状。

期前收缩后代偿间歇时间较长，心律不规则，可通过听诊发现病症。期前收缩的第一心音多增强，第二心音多减弱或消失。期前收缩呈二联律或三联律时，可听到每两或三次心搏后有长间歇。期前收缩插入两次正规心搏间，可表现为三次心搏连续。脉搏触诊可发现间歇脉搏缺如。

按期前收缩发生的频率可分为偶发期前收缩和频发期前收缩，每小时 < 10 次的期前收缩称为偶发期前收缩，每小时 ≥ 30 次的期前收缩称为频发期前收缩。根据异位起搏点的数量又可分为单源性期前收缩和多源性期前收缩，房性或室性期前收缩有时由两个以上异位起搏点产生，心电图表现为两种或两种以上不同形态、配对间期不等的期前收缩，称为多源性期前收缩。

二、诊断思路

（一）病史问诊要点

心悸症状若表现为间断"落空感"，一瞬即逝，应怀疑由期前收缩后代偿间歇或其他原因引起的长间歇造成。期前收缩可能为房性期前收缩或室性期前收缩，频发期前收缩的患者也可能出现非持续性房性或室性心动过速；其他原因的长间歇可能由窦房结功能异常、房室传导阻滞或房性引起，房性期前收缩有时可引起心电图上称为的"房早未下传"现象，期前收缩下传在交界区遇到不应期引起心室未被激动。期前收缩与其他长间歇在症状上常常难以区分，需要进一步问诊其他心律失常现象，严重者包括头晕、黑朦、晕厥，甚至猝死后生还。心电学证据尤为重要，既往的各种心电图、动态心电图等资料都是诊断最重要的依据。如确定存在频发期前收缩或心动过速，应进一步寻找可能导致心律失常的原因，需要鉴别的主要病因及危险因素，包括高血压、各种器质性心脏疾病、陈旧性心肌梗死、急性心肌炎、各种心肌病等。本例患者 2 年前出现心悸症状时有呼吸道感染表现，应注意鉴别急性心肌炎，但心悸最初出现后已经过 2 年，慢性心肌炎较少见，除关注心肌损伤标志物外，条件允许下还应查心脏磁共振 (CMR) 寻找可能的心肌瘢痕组织，问诊时应注意有无活动耐量下降、慢性下肢水肿等心功能不全的表现。

（二）常规检查

期前收缩的共同心电图特征为较基本心律提早的一次或多次 P-QRS 波群。

1. 房性期前收缩

P 波提早出现，其形态与基本心律的 P 波不同，P-R 间期 > 0.12s。QRS 波大多与窦性心律的相同，有时稍增宽或畸形，伴 ST 及 T 波相应改变的称为心室内差异性传导，需与室性期前收缩鉴别。房性期前收缩伴心室内差异传导时畸形 QRS 波群前可见提早畸形的 P′ 波。提早畸形的 P′ 波之后也可无相应的 QRS 波，称为阻滞性房性期前收缩，需与窦性心律不齐或窦性静止鉴别。在前一次心搏 ST 段或 T 波上找到畸形提早 P 波的，可确诊为阻滞性房性期前收缩。房性期前收缩冲动常侵入窦房结，使后者提前除极，窦房结自发除极再按原周期重新开始，形成不完全性代偿间歇，偶见房性期前收缩后有完全性代偿间歇。

2. 房室交接处性期前收缩

除提早出现外，其心电图特征与房室交接处性逸搏相似。提前出现的 QRS 波群，其形态与窦性 QRS 波群相似，其前无相关的窦性 P 波，逆传的 P′ 波可以出现在 QRS 波群之前、之中或之后，主要取决于交界性期前收缩前向或逆向的传导速度。P 波在 Ⅱ、Ⅲ、aVF 和 $V_3 \sim V_6$ 导联倒置，aVR、aVL、V_1 导联直立，Ⅰ 导联平坦或双向，P′R 或 RP′ 常 < 0.10s，有别于房早下传室早逆传心房。伴室内差异性传导时 QRS 波群也呈宽大畸形。期前收缩冲动侵入窦房结的形成不完全性代偿间歇，不干扰窦房结自发除极的则形成完全性代偿间歇。

3. 室性期前收缩

QRS 波群提早出现，其形态异常，时限大多 > 0.12s，T 波与 QRS 波主波方向相反，ST 随 T 波移位，其前无 P 波。发生束支近端处的室性期前收缩，其 QRS 波群可不增宽。室性期前收缩后大多有完全代偿间歇。基本心律较慢时，室性期前收缩可插入于两次窦性心搏之间，形成插入性室性期前收缩。偶见室性期前收缩逆传至心房的逆行 P′ 波，常出现于室性期前收缩的 ST 段上。

三、临床治疗

(一)药物治疗

入院后停用酒石酸美托洛尔、辅酶 Q_{10}，暂避免应用抗心律失常药物，从入院至出院未予任何口服或静脉药物。

期前收缩患者如有明显症状会影响生活，或期前收缩发作非常频繁（负荷＞10％）时，一般需要药物或手术治疗。药物治疗常用药物包括美托洛尔或维拉帕米、美西律、普罗帕酮、索他洛尔及胺碘酮也有效果，但出于不良反应的顾虑，对于预后较好的室性期前收缩患者一般很少使用后四种药物。室性期前收缩治疗有效的标准，一般认为是全天室早负荷减少 70％ 以上。其对血流动力学影响极小，如无症状可不予处理，注意纠正病因或诱因即可。该患者使用辅酶 Q_{10} 无适应证，属于过度用药。

(二)射频消融治疗

射频消融是通过频发生器将交流电能转变为射频能释放于消融电极顶端，造成电极接触部位的局部组织损伤，发生凝固坏死，继而瘢痕化失去电生理功能的一种微创手术。在室性期前收缩治疗中，主要是应用三维空间建模与标测技术，在磁场和电场定位下，重建出相关心内膜及血管空间机构，并参照体表或心内固定位置电极，标记兴趣区域激动的相对时间，将最早激动的位置认为是室性期前收缩的起源局灶或折返传出点，一般以此为靶点进行治疗。对于特殊类型的室性心律失常则据其机制略有不同，如分支相关室性期前收缩常以浦肯野纤维电位 (P 电位) 为靶点，而瘢痕相关室早 / 室速则需标记瘢痕区并寻找可能的折返或通道位置。此类手术并发症包括血管穿刺部位血肿、动静脉瘘、心脏穿孔、心脏压塞以及各种不同部位、不同程度的传导阻滞等。

第六节　稳定型心绞痛

心绞痛是由于短暂的心肌缺血引起的以胸部不适为主要特征的临床综合征，是冠心病的最常见表现。其特点为阵发性的前胸压榨样疼痛感觉，主要部位为胸骨后部，可放射至心前区与左上肢，常发生于劳累或情绪激动时，持续数分钟，休息或用硝酸酯制剂可消失。通常见于冠状动脉至少一支主要分支管腔直径狭窄在 50％ 以上的患者，在运动、情绪波动或其他应激情况下，冠状动脉血流不能满足心肌代谢的需要，导致心肌需求与供应不匹配，从而引起心绞痛发作。

本病多见于男性，多数患者在 40 岁以上，劳累、情绪激动、饱食、受寒、阴雨天气、急性循环衰竭等为常见的诱因。

一、疾病特征

(一)劳力性心绞痛

由于运动后或者其他心肌氧气需求量增多引起的短时间胸痛时，可以立刻休息或者舌下含硝酸甘油，病情会立刻得到缓解。劳力性心绞痛包括稳定型劳力性心绞痛、初发型劳力性心绞痛和恶化型劳力性心绞痛三种。

(二)自发性心绞痛

胸痛的发生和心肌对氧气含量的需要增加没有显著的关联。和劳力性心绞痛比起来，它疼痛的时间会更长，疼痛更加厉害，而且硝酸甘油也无法减轻病情，心肌酶检测无变化，心电图经常发生一些 ST 段下降或者 T 段的变化。自发性心绞痛会单独发作或者和劳力性心绞痛一起出现。自发性心绞痛分为卧位型心绞痛、变异型心绞痛、中间综合征和梗死后心绞痛四种类型。

(三)混合性心绞痛

混合性心绞痛就是劳力性和自发性心绞痛一起发作。因为冠状动脉的异常变化导致冠状动脉血液流动的存储平稳缩减，而且出现短时间的再减损所导致，都属于劳力性和自发性心绞痛的症状。

最近几年，医学上大多使用不稳定型心绞痛表示存在于稳定型心绞痛与急性心肌梗死和突然死亡之间的病症表现形式，分为初发型、恶化型劳力性心绞痛和各型自发性心绞痛。

二、诊断思路

(一)病史问诊要点

病史问诊时主要询问患者胸痛特征。另外，需要仔细询问既往史及个人史，关注冠心病危险因素，例如吸烟、高血压、高脂血症、高血糖、肥胖、早发冠心病家族史(一级亲属男性发病时间＜ 55 岁，女性＜ 65 岁)。

(二)基础检查

1.静息心电图

有时会记录到房室传导阻滞、束支传导阻滞、室性或房性期前收缩等心律失常。诊断心肌缺血和心绞痛经常用的方法就是静息心电图，被怀疑患有心绞痛的患者需要记下 12 导联心电图。约 50% 的患者在心绞痛没有出现的时候，心电图是没有异常表现的，对诊治慢性稳定型心绞痛的特殊性不足，或许存在年限时间长的心肌梗死的状况或非特殊性 ST 段或 T 波异常，偶尔会记录到房室传导阻滞、束支传导阻滞、室性或房性期前收缩等心律异常。当心绞痛出现时查看心电图，大部分患者的状况是短促的心肌缺血导致 ST 段的位置变化，ST 段下降经常出现，这是心内膜下心肌缺血的情况，症状减轻后 ST 段还原为原来的样子，偶尔会出现 T 波倒置。在日常生活中，T 波一直倒置的患者，症状发生时或者会呈现直立。当然 T 波的变化对心肌缺血特殊性的反应比不上 ST 段，但是相对于日常的心电图的显示状况还是有显著变化的，也对病情的判定有利。胸痛出现时，会伴随着心律失常、房室传导阻滞、束支传导阻滞等，有助于冠心病的判断和治疗。

2. 影像学检测

(1) 胸片：这对判断和治疗慢性稳定型心绞痛没有太大的作用，它主要是诊治心功能不全、心脏瓣膜病或肺部有问题的患者。检查显示心脏增大、肺淤血、心房增大和心脏钙化对治愈后的判别有一定的积极作用。

(2) 电子计算机断层扫描 (CT)：可以检测出冠状动脉钙化以及病情程度的大小。检查冠状动脉钙化严重与否能够有效辨别出冠状动脉疾病高危患者，但是冠状动脉钙化的评估和预估通常不用于断定稳定型心绞痛患者。多排 CT 冠脉血管造影是当前最有发展潜力的无创性冠脉成像技术，探究结果证明，这项技术可以清晰地体现冠状血管壁和斑块的特性。多排 CT 冠脉血管造影适合用在患冠心病概率小且运动心电图和负荷成像检测无法给予确定判断的患者。

3. 心电图运动试验

心电图运动试验是很常见的运动负荷试验。当人体开始运动时心肌消耗氧气就会增大，窄小的冠状动脉无法为心肌提供充足的氧气供其代谢，出现心肌缺血缺氧时，心电图可以记录到 ST 压低等缺血性改变。运动心电图诊断心肌缺血比静息心电图有更高的敏感性和特异性，并且费用不高、应用方便。运动心电图诊断敏感性约为 70%，特异性约为 90%。

4. 动态心电图监测

动态心电图记录中的 ST 段变化诊断冠状动脉疾病的敏感性和特异性低于运动试验，但可以显示运动没有诱发的心肌缺血。与运动试验相比，动态心电图监测对慢性稳定型心绞痛难以提供额外的重要信息。

5. 放射性核素心肌灌注显像

放射性核素 ^{201}TI、$^{99m}Tc\text{-}MIBI$ 等标记的显像剂静脉注射进入人体后，随冠脉血流很快地被正常心肌细胞摄取。体外应用放射性核素显像仪，可以显示显像剂在心肌的摄取、分布、代谢与清除的全过程。根据心肌灌注缺损情况，可以了解冠状动脉狭窄程度。心肌灌注显像分为运动负荷、药物负荷和静息心肌灌注负荷显像。运动试验是当前心肌灌注显像负荷试验中经常使用的办法，但是如果患者的运动量没有达到一定的标准或者突发其他状况时，应先选择药物负荷试验。

放射性核素心肌灌注显像的益处：

(1) 试验成功的可能性较大。

(2) 有较大的敏感性，特别是对累及回旋支的单支冠状动脉血管的异常变化。

(3) 如果在静息情况下出现多处左心室室壁运动失常时，可以有效估量缺血状况。

(4) 以很多的探究材料作为标准，特别是对病情结果的预测上。

6. 负荷超声心动图检测

冠脉变窄引起心肌供血和供氧下降后，心脏功能出现变化。静息和复核超声心动图能够展现整个和节段性左心室室壁动态功能，确定冠脉支配区供血下降的具体情况和严重程度，甚至瓣膜构造和作用的特点变化。超声心电图负荷试验图像分析法，现在一般是使用美国超声心动图学会拟定的 16 节段分析法，就是半定量评估和估算心脏的 16 个节段。当处于静息状况和最高值负荷时，针对 16 个节段实施室壁的动态记录，若出现最新的或者更严重的室壁的不良反应，就判定负荷试验是阳性。

运动负荷和药物负荷都使用在负荷超声心动图检测，多巴酚丁胺负荷超声心动图的检测出冠心病冠脉狭窄的敏锐性效果要比血管扩张剂双嘧达莫和腺苷好很多，所以应用多巴酚丁胺进行检查更为妥当。

7. 冠状动脉造影

冠状动脉造影对慢性稳定型心绞痛病情的判定和医治具有举足轻重的作用，可以正确地检查出冠状动脉的病理变化特征，是一种非常可靠的检查方式。考虑到心肌血运重建新技术的普遍应用，加上冠状动脉造影引起连带病症的情况很少，因为要明确慢性稳定型心绞痛的判定，下面几种状况应该实施冠状动脉造影。

(1) 严重稳定型心绞痛 (CCS 分级 3 级或 3 级以上)，疑似诊断为冠心病，尤其是那些吃药后效果并不明显的患者。

(2) 心脏停止跳动后依然能活下来的患者。

(3) 心脏搏动频率发生异常的患者。

(4) 进行过再血管化 (PCI 或 CABG) 医治，手术后初期病情又复发到心绞痛严重的患者。

(5) 无创性检查无法确定诊断，或者运用同样的无创性检查后最终结果并不一致。

(6) PCI 后再狭窄的可能性极高，而且执行 PCI 的血管位置对预测病情结果有重大作用的患者。

三、临床诊治

(一) 通常情况下的诊治

(1) 病情严重时期应该让患者在医院休息 1 ~ 3 日，保证患者处在一个优良舒适的居住环境里，禁止任何人来探望，让患者调整好情绪，放松心情，有良好的睡眠质量，特殊情况下可以注射镇静剂。

(2) 按照日常规定进行鼻导管吸氧、保持长期的心电监测、每日检查心肌损伤标志物，一直到患者情况恢复平稳结束。

(3) 情绪烦闷、疼痛比较严重的患者可以注射 5 ~ 10mg 的吗啡。

(4) 日常要食用清淡的食物，不能吃太多，防止便秘。

(5) 首先要医治病症的引发要素如高血压、甲亢、贫血等，限制吸烟、肥胖等。

病情不严重的患者住院观察的时候没有出现心绞痛，心电图没有显示缺血的变化，也没有发现左心衰竭的情况，12 ~ 24h 观察期间，肌酸激酶心肌同工酶 (CK-MB) 未上升，肌钙蛋白未发生异常，那么在 24 ~ 48h 后就可以离开医院了。如果是病情中度或重度的患者，尤其是心肌肌钙蛋白 T(cTnT) 或心肌肌钙蛋白 I(cTnI) 上升的患者，住院的时间要推迟，应加强内科方面的诊治。

（二）抗缺血诊治

在心绞痛出现时应该使用硝酸酯类药物；在症状暂时停止时可以使用 β- 受体阻滞剂与钙离子拮抗剂抗缺血治疗；严重不稳定型心绞痛患者常需联合应用硝酸酯类、β- 受体阻滞剂、钙离子拮抗剂。

1. 硝酸酯类

硝酸酯可以减少心肌对氧的需求量，并且能为心肌提供更多更充足的氧，有助于缓和心肌的缺血状况。心绞痛发生时，可舌下方含服 0.5mg 的硝酸甘油，特殊情况下每 5min 可以连续服用 3 次，或应用硝酸甘油喷雾剂。服用硝酸甘油后病症没有任何变化，而且血压不低的患者，可静脉滴注硝酸甘油，硝酸甘油静脉滴注维持剂量通常在 10 ~ 30μg/min，最大量时候是 200μg/min，一直静滴 24 ~ 48h，不能时间过长，防止对该药产生抵抗力，再无效果。

2. β- 受体阻滞剂

受体阻滞剂经过负性肌力和负性频率作用，降低心肌需氧量和增加冠状动脉灌注时间，因而有抗缺血作用。因此，没有禁忌证时应当早期开始使用 β- 受体阻滞剂，尤其是合并有高血压和心动过速者。高危及进行性静息性疼痛的患者，先静脉使用，然后改为口服。中低危患者可以口服 β- 受体阻滞剂，应当优先选用无内源性拟交感活性的 β- 受体阻滞剂。使用 β- 受体阻滞剂的禁忌证为一度房室传导阻滞 (AVB)(P-R 间期 > 0.24s)、任何形式的二度或三度 AVB 而无起搏器保护、严重的心动过缓（< 50 次 /min）、低血压 [收缩压 (SBP) < 90mmHg]、有哮喘病史或严重慢性心力衰竭。慢性阻塞性肺病 (COPD) 患者应当非常小心地使用 β1- 受体阻滞剂。

3. 钙离子拮抗剂

已经使用足量硝酸酯和 β- 受体阻滞剂的患者，或不能耐受硝酸酯和 β- 受体阻滞剂的患者或变异性心绞痛的患者，可以使用钙离子拮抗剂控制进行性缺血或复发性缺血。ACS 在没有一起用 β- 受体阻滞剂时，因为迅速地释放短效二氢吡啶类会引起不良后果，最好不要使用。肺水肿或左心室功能不全的人，尽量不要采用维拉帕米和地尔硫卓。慢性左心功能不全的患者能够耐受氨氯地平和非洛地平。所有钙离子拮抗剂不稳定性 / 心绞痛非 ST 段抬高心肌梗死 (UA/NSTEMI) 的好处大部分是限制缺血的状况，所以进行治疗时应该首选硝酸酯和受体阻滞剂，其次是二氢吡啶类钙离子拮抗剂。

一般情况下我们经常用的钙离子拮抗剂有硝苯地平、地尔硫卓和维拉帕米，常用剂量为：硝苯地平 10～20mg，每日 3 次或 4 次；地尔硫卓 30～60mg，每日 3 次或 4 次；维拉帕米 40～80mg，每日 3 次或 4 次。

钙离子拮抗剂的主要不良反应依不同制剂有所不同，硝苯地平的主要不良反应是低血压、心悸、头晕、双踝水肿；地尔硫卓和维拉帕米主要不良反应是心动过速、房室传导阻滞和加重左心衰竭。

相关研究结果证明，ACEI 能够很好地改善不稳定斑块，应用时能够不管心脏功能是否正常，初期减少不稳定型心绞痛患者心血管病症和心肌梗死的发生，减少或者延缓心室重构，改善左室功能，特别适合左心室收缩力下降的患者。

常用制剂：卡托普利 12.5～50mg，每日 2 次；依那普利 10～20mg，每日 1 次；贝那普利 5～20mg，每日 1 次；赖洛普利 5～20mg，每日 1 次；福辛普利 5～20mg，每日 1 次。

血管紧张素 Ⅱ 受体拮抗剂氯沙坦 50mg，每日 1 次；厄贝沙坦 150mg，每日 1 次；缬沙坦 80mg，每日 1 次。

ACEI 引起的最重要的不良反应是干咳，如果是肾动脉狭窄的患者会损害其肾功能，使血钾上升，尤其是当肾衰竭的患者使用了保钾利尿剂时，还有更多不良反应，例如恶心、腹泻、头痛等。

（三）抗血小板与抗凝诊治

1. 抗血小板药物

当前抗血小板的药物分为水杨酸类、噻吩吡啶类和血小板膜糖蛋白 (GP) Ⅱb/Ⅲa 受体拮抗剂三种。病情严重期和长时间诊治主要使用阿司匹林联合氯吡格雷，病情危险性或 PCI 患者可以一并采用血小板膜糖蛋白 (GP) Ⅱb/Ⅲa 受体拮抗剂。

患者只要出现胸痛的症状，必须立刻进行抗血小板诊治，首先选择阿司匹林，马上对其用药，不能间断，病症严重期间一开始负荷剂量要在 160～325mg，口服，能够迅速阻止血小板堆积，然后每日用药 75～100mg 且不能暂时停药。长时间用药，一直诊治的患者，要马上使用 300mg 氯吡格雷，然后每日 75mg，氯吡格雷需要坚持使用 1 年，如果发生出血现象才能停止服药。进行初期 PCI 的住院患者，在服用阿司匹林的同时，应该一起服用氯吡格雷 9～12 个月；计划要行 PCI 的住院患者，存在裸金属支架的人，在使用阿司匹林的同时应该一起服用氯吡格雷 1 个月以上，有药物支架的人在服用阿司匹林的同时需要服用氯吡格雷 12 个月；计划进行择期冠状动脉旁路移植术 (CABG)，而且患者也在服用氯吡格雷，如果在病症稳定的情况下，应该暂时停止用药 5～7 日；对于有使用阿司匹林禁忌证的患者，要单独使用氯吡格雷；准备进行侵入性手术 PCI 的患者，应该服用 600mg 氯吡格雷来当作负荷剂量，从而更快地以抵制血小板的功能。GP Ⅱb/Ⅲa 受体拮抗剂不经常使用，若通过常规双重抗血小板诊治后，缺血状况再次发生、心力衰竭或心脏搏动频率发生严重异常，需要进行 PCI 时，能服用 GP Ⅱ b/ Ⅲ a 受体拮抗剂，但是出血风险大的患者禁止使用。

2. 抗凝诊治

病症中度或者重度危险的患者通常采用静脉肝素诊治，肝素的一般用药量是 80U/kg 静注，接着速度保持在 18U/(kg·h) 滴注，在诊治当中，应该在用药初期或者调解用药量后的 6h 检测一些凝血活酶时间，按照 APTT 改变肝素用药量，让 APTT 成为对照的 1.5 ~ 2 倍。静脉肝素诊治的时间最好的是 2 ~ 5 日，然后每隔 12h 可以进行肝素 7500U 皮下注射，维持 1 ~ 2 日。相对于平常的肝素，低分子量肝素是皮下注射，不用监控血凝，停止用药也不反跳，应用起来更加便捷简单。相关研究结果证明，低分子量肝素在防止血栓方面的效果要比平常肝素好，不用进行血凝监控，停止用药不反跳，简单便捷，所以现在普遍使用低分子量肝素，一般低分子量肝素的用药量为依诺肝素 40mg、那曲肝素 0.4mL 或法安明 5000 ~ 7500U，皮下注射，每 12h 一次，通常在急性期连用 5 ~ 7 日。普通肝素和低分子肝素 (LMWH) 在 UA/NSTEMI 治疗中都是作为 Ⅰ 类建议被推荐的。

3. 其他直接抗凝血酶制剂

只是用于肝素诱导的血小板减少患者的抗凝治疗。CARS 等试验显示，华法林低强度或中等强度抗凝不能使 UA/NSTEMI 患者受益，因而不宜使用。但是如果有明确指征，如合并心房颤动和人工机械瓣，则应当使用华法林。

TIMI- Ⅲ B、ISIS-2、GISSI-1 等试验均证明 UA/NSTEMI 时使用溶栓疗法不能明显获益，相反会增加心肌梗死的危险，因此不主张在 UA/NSTEMI 时使用溶栓疗法。

4. 他汀类药物在 ACS 中的应用

不稳定型心绞痛发生心肌梗死的关键是冠状动脉粥样硬化继发血栓形成，故应注意保护血管内皮，减轻炎症反应，稳定斑块，进行调脂治疗。

很多研究证明，初期让患者服用他汀类药物，对其病症结果的预测有利，所以患者要在 24h 中检测血脂，在住院期间使用更多的他汀类药物。

第七节　非 ST 段抬高型急性冠状动脉综合征

非 ST 段抬高型急性冠状动脉综合征 (NSTE-ACS) 包括不稳定型心绞痛 (UA) 和非 ST 段抬高型心肌梗死 (NSTEMI)，是冠状动脉粥样硬化病理变化的同时出现的斑块侵蚀、破裂、内膜下出血，进而血小板和纤维蛋白聚集而造成血栓，导致病情发展快或不是很快的心肌氧量供给减少所造成。NSTE-ACS 随着血清心肌标志物而显著上升，能够确诊 NSTEMI，因为它们的病症发生规律、表现和心电图显示特点很相像，一般情况下不刻意进行划分，而危险分类的主要标准是心电图的缺血状况、心肌损害标志物上升。

一、疾病特征

（一）症状

最主要的表现是心绞痛发作，也可表现为呼吸困难、胸部不适、上腹部或颈部疼痛、心悸，可伴随出汗、恶心、呕吐、濒死感。对于典型的胸痛发作，诊断并不困难。对于不典型的胸痛发作，需要仔细询问病史，尤其是发作时间是否为几分钟至十几分钟，诱因是否与劳累或情绪激动有关，每次发作的表现类似，或仅有程度的不同。对于已经确定心肌缺血引起的胸痛，应评估心肌缺血严重情况。

（二）体征

NSTE-ACS 患者体格检查一般无明显阳性体征，一旦出现明显心律失常、血压下降、心尖部收缩期杂音、喀喇音以及急性左侧心力衰竭，提示病情严重。

二、诊断思路

（一）病史问诊要点

由于胸痛及其伴随症状是冠心病和其他疾病重要诊断依据，因此应重点询问胸痛发生特点、诱因和缓解方式。通过询问病史，还能够进行初步鉴别诊断，并对病情的严重程度做出初步判断。

（二）常规检查

1. 心电图检查

(1) 静息心电图是断 NSTE-ACS 的最重要的方法。指南建议对疑似急性冠状动脉综合征 (ACS) 患者在接诊后 10min 内完成 12 导联心电图检查，并做出初步的诊断和筛查，明确有无 ST 段抬高。如果无明显 ST 段抬高，在心电图上出现以下情况提示心肌缺血：

1) 新出现 2 个或更多的相邻导联 ST 段水平或下斜型下移 > 0.05mV($V_1 \sim V_3$ 导联 ST 段水平型或下垂型压低 > 0.1mV)。

2) 具有诊断价值，新出现的 T 波倒置 ≥ 1mV。

3) 少数情况下可出现 T 波高耸。

(2) 特殊的心电图改变：

1) dewinter 综合征：在胸痛发作时，$V_1 \sim V_6$ 导联 ST 段下移 > 0.1mV（上斜型）；T 波高尖并对称，可以较长时间存在，提示左前降支近段的严重病变。

2) Wellens 综合征：胸痛发作后心电图显示胸前导联对称的 T 波深倒置并呈动态改变，多提示左前降支严重狭窄，又称为 Wellens 综合征。

3) 心电图大致正常：心电图正常并不能排除 ACS 的可能性，胸痛明显发作时心电图完全正常，应该考虑到非心源性胸痛。如果临床上怀疑 NSTE-ACS，但标准导联心电图结果阴性或非特异性改变，建议增加右胸导联及后壁导联检查，少部分正后壁心肌梗死患者只表现为前胸导联 ST 段压低，如果不做 $V_7 \sim V_9$ 导联心电图，就会把正后壁的 ST 段抬高型心肌梗死 (STEMI) 误诊为 NSTE-ACS 或 NSTEMI。对于 18 导联心电图也没有明显改变的患者，需要及时检查心肌损伤标志物肌钙蛋白 (cTnI 或 cTnT)、肌红蛋白，并对患者进行留观，动态观察心电图变化。

2. 心肌损伤标志物检测

心肌损伤标志物检测主要是肌耗蛋白检查。怀疑 ACS 时，要求 20min 内完成肌钙蛋白 (cTnI 或 cTnT) 检测。鉴于肌钙蛋白在患者心肌梗死后 $2 \sim 4h$ 才升高，且 NSTE-ACS 患者的肌钙蛋白 IAT 升高幅度不大，因此尽量采用高敏肌钙蛋白 (hs-cTnI 或 hS-cTnT)，其升高时间更早，更敏感反映心肌的严重损伤、坏死，对于早期排查急性冠状动脉综合征可疑患者更有价值。如果患者首次检查结果阴性 (不升高)，肌钙蛋白应在 6h 后复查，而高敏肌钙蛋白应在 $1 \sim 3h$ 后复查。如果第 2 次复查阳性 (升高)，提示 NSTE-ACS 诊断；两次肌钙蛋白检测结果均阴性，提示 NSTEMI 可能性很小，但如临床表现仍然提示 ACS，则考虑不稳定型心绞痛。

（三）鉴别诊断

1. 急性 ST 段抬高型心肌梗死 (STEMI)

心电图显示 ST 段抬高和 T 波改变、病理性波形成；包括肌钙蛋白在内的心肌损伤标志物明显升高。

2. 主动脉夹层

患者血压升高、左上肢血压明显低于右上肢，心电图改变常不明显，主动脉 CT 造影、大血管超声检查有助于鉴别。

三、临床治疗

NSTE-ACS 是心血管内科急症，治疗目标是快速减轻胸痛状况，改变心肌缺血的症状，提升活下来的概率，减小死亡概率，早期诊断和及时治疗直接影响患者的预后。

（一）一般治疗

1. 休息

患者应住入冠心病监护室，卧床休息。

2. 吸氧

不推荐常规吸氧，对有发绀、呼吸困难和其他高危特征的患者应予吸氧，使血氧饱和度＞ 94％。

3. 连续心电图监测

一旦发现心室颤动或室性心动过速时可快速除颤，而且监测 ST 段偏移，指导进一步进行危险分层。心电监护应有回放功能，以便确定在发生心脏事件时的心电图情况。

(二)药物诊治

1. 抗血小板诊治

(1) 阿司匹林：归属于环氧化酶抑制剂，经过非选择性让环氧酶 COX-1 失活直接阻止 TXA_2 的结合和血小板集合堆积活性。对于没有禁忌证患者，建议立即给予口服阿司匹林，首次的负荷量为 300mg，以后维持剂量为每日 75 ～ 150mg，长期给药。

(2) 血小板 ADP 受体拮抗剂：经过 P2Y12 受体，干预 ADP 介导的血小板活化。包括氯吡格雷、普拉格雷、替格瑞洛、坎格雷洛等，但目前国内只有氯吡格雷、替格瑞洛。

指南建议，关于 NSTE-ACS，若患者不存在危险性大的出血现象，需要在使用阿司匹林的同时增加替格瑞洛，使用剂量为 180mg，此后每日 90mg 2 次，坚持服用 1 年。关于不能使用替格瑞洛的患者，最好用氯吡格雷替代。氯吡格雷归属于噻吩吡啶类药物，只有通过肝脏细胞色素 P450 酶代谢才能变为活性代谢物，和 P2Y12 受体不可逆合成，通常负荷量为 300 ～ 600mg，每日 75mg 1 次，持续 1 年。因为在肝脏代谢酶基因多态性的作用，一些患者按照规定用药量服用氯吡格雷后并没有显著的效果。替格瑞洛归属于非噻吩吡啶类药物，是一种最新的口服 P2Y12 受体拮抗剂，不再受肝酶细胞色素 P450 基因多态性的作用，相对于氯吡格雷，它能抑制血小板堆积、见效迅速、停药后血小板功能恢复快等特点。

(3) 替罗非班。替罗非班为血小板膜糖蛋白 II b/ III a 受体拮抗剂，通过结合糖蛋白 II b/ III a 受体，阻止与纤维蛋白原合成以及血小板的堆积，是最有效的抗血小板药物。考虑到合用会增加出血风险，因此在冠状动脉造影示有大量血栓，或出现慢血流或无复流和新的血栓并发症，同时患者出血风险较低，建议使用。但对于未预期行 PCI 的患者，不建议使用 II b/ III a 受体拮抗剂。

NSTE-ACS 患者若对抗血小板药物有过敏现象而不能使用 (阿司匹林或氯吡格雷)，可以用环核苷酸磷酸二酯酶抑制剂西洛他唑。

2. 抗凝治疗

抗凝剂用于抑制血栓的形成和 (或) 活化，可以防止血栓的发生。在 NSTE-ACS 患者联合抗血小板药物优于单用药。所有患者应在抗血小板治疗的基础上常规接受抗凝治疗。

(1) 普通肝素：普通肝素存在较大的个体差异及较小的治疗窗，需要根据千克体重给药，持续静脉用药的常规剂量为 600 ～ 1000U。应在使用过程中监测 APTT 进行剂量调整，使其比基础值延长 1.5 ～ 2.5 倍，治疗窗 50 ～ 75s，或 PCI 术中采用 ACT 监测，时间为 250 ～ 350s。

(2) 低分子肝素：与普通肝素相比，低分子肝素具有可预测的剂量效益关系，引起肝素诱导性血小板减少症 (HIT) 的概率较低，无须实验室监测。对拟行 PCI 患者，可以 1mg/kg，皮下注射，每日 2 次。术前已给予注射低分子肝素的患者，可继续使用低分子肝素。

(3) 磺达肝癸钠：选择性 X a 因子抑制剂，通过可逆、非共价高亲和力的结合凝血酶发挥抗凝作用。研究表明，磺达肝癸钠能够减少心血管事件，对比肝素、低分子肝素，可降低出血风险。建议每日磺达肝癸钠 2.5mg 皮下注射，无须调整剂量及实验室监测，对拟行 PCI 患者，术前已给予注射磺达肝癸钠，术中抗凝建议按千克体重使用普通肝素。

(4) 比伐卢定：选择性 II a 因子抑制剂，通过直接抑制凝血酶进而抑制凝血酶诱导的纤维原转化为纤维蛋白，目前主要应用于拟行冠状动脉造影及 PCI 但出血风险较高的患者。也有研究指出，与肝素为基础的抗凝方案相比，比伐卢定为基础的抗凝方案增加了心肌梗死和支架内血栓形成的风险，但出血的风险有所降低，而出血风险是否降低取决于是否同时使用血小板糖蛋白 II b/ III a 受体抑制剂。比伐卢定的使用方法是在导管室行冠状动脉造影前就开始注射 0.75mg/kg，然后以 1.75mg/(kg·h) 速度维持泵入，至少维持到术后 4h 或更长。术中监测 ACT，维持在 300 ～ 350s。

除非有其他用药指征，否则 PCI 术后都应该考虑停止抗凝药物。

3. 抗心肌缺血治疗

(1) 硝酸酯类药物：NSTE-ACS 最初 24 ～ 48h 的静脉应用硝酸酯类药物，可缓解持续缺血性胸痛、控制高血压或心功能不全。静脉应用硝酸酯类比舌下含服对于缓解症状和 ST 段压低恢复更有效。在没有低血压或者头痛等不良反应的情况下，可逐渐加大硝酸酯类药物直至症状缓解。若没有症状，无须常规使用硝酸酯类。

(2) 镇痛剂：镇痛药，适用于硝酸酯类不能控制的疼痛，立即使用吗啡止痛，可静脉注射吗啡 1 ～ 5mg，间接减轻心肌耗氧量。

(3) β- 受体阻滞剂：β- 受体阻滞剂可通过压制外周儿茶酚胺及抑制心率、心肌收缩力减少心肌耗氧发挥作用。如果患者持续表现缺血症状，且无 β- 受体阻滞剂的禁忌证（心动过缓、心脏传导阻滞、低血压、冠状动脉痉挛综合征等），应早期给予 β- 受体阻滞剂。对于心功能 KimP III级，建议从小剂量开始，逐渐递增，达到靶剂量（静息心率降至 55 ～ 60 次 /min)，可减少心肌缺血发作和心肌梗死的发展。

(4) 钙离子拮抗剂：钙离子拮抗剂可有效减轻患者症状，但研究表明，钙离子拮抗剂不能预防 AMI 的发生或者降低病死率，仅用于最大耐受剂量硝酸酯及 P 受体阻滞剂效果不好时，或 β- 受体阻滞剂禁忌证的患者。

(5) 血管紧张素转换酶抑制剂 (ACEI) 及血管紧张素 II 受体拮抗剂 (ARB)。没有禁忌证（低血压或肾衰竭等），尽早服用 ACEI/ARB 抗心肌重构，可降低病死率，改善预后。

(6) 调脂治疗：他汀类药物可稳定斑块从而改善内皮功能，无禁忌证尽早应用他汀类药物。指南建议，尽量早期采取中至高剂量他汀类药物治疗。

(三) 经皮冠状动脉介入治疗 (PCI)

近些年的循证医学证据显示，对于 NSTE-ACS 进行危险分层并应采取相应的策略，根据 2015 年版《非 ST 段抬高型急性冠脉综合征 (NSTE-ACS) 管理指南》，NSTE-ACS 患者的危险分层决定是否进行介入治疗以及介入治疗的急性程度。

1. NSTE-ACS 介入治疗的时机

(1) 紧急 PCI：指发病 2h 内进行的 PCI，其指征包括：

1) 血流动力学不稳定或心源性休克。

2) 药物难治性胸痛复发或持续性胸痛。

3) 危及生命的心律失常或心脏骤停。

4) 出现心肌梗死机械性并发症。

5) 急性心力衰竭伴顽固性心绞痛或 ST 段下移。

6) ST 段或 T 波重复性动态演变，尤其是伴有间歇性 ST 段抬高，有可能发生 STEMI 者。

(2) 早期 PCI：对于高风险的 NSTE-ACS 患者应在 24h 内行冠状动脉造影术，其指征包括：

1) 与符合心肌梗死的肌钙蛋白升高或降低。

2) ST 段或 T 波动态演变 (有症状或无症状)。

3) GRACE 评分＞ 140。

(3) 延迟 PCI：中等危险患者应在 72h 内完成，如低风险，可在 72h 内转运到 PCI 中心行冠状动脉造影。72h 内进行 PCI 的指征包括：

1) 合并糖尿病。

2) 合并肾功能不全 [eGFR ＜ 60mL/(min·1.73m^2)]。

3) LVEF ＜ 40％或充血性心力衰竭。

4) 早期心肌梗死后心绞痛。

5) 近期做过 PCL。

6) 以前做过冠状动脉旁路移植术。

7) GRACE 评分在 109 ～ 140。

2. NSTE-ACS 介入治疗策略

NSTE-ACS 患者的年龄常较 STEMI 患者大，常常合并多器官的病变，如肾功能不全、心功能不全、肺功能低下等，出血风险大。同时，冠状动脉病变多为多支病变、钙化病变和弥漫病变，对于能开展介入治疗的县级医院来说，NSTE-ACS 介入治疗的挑战比较大，应采取以下策略：

(1) 术前应仔细评估患者的情况，尤其是计算 GRACE 和 CRUSADE 评分；仔细权衡缺血与出血风险利弊，尤其是肾功能不全的患者。

(2) 进行冠状动脉造影和有创检查或治疗，建议使用低渗或等渗造影剂。

(3) 尽量采用经桡动脉途径进行冠状动脉造影和 PCI 术。

(4) 如果实施 PCI 治疗，建议首选新一代的药物洗脱支架 (DES)，而不是金属裸支架 (BMS)。

(5) 若患者患有多支血管病变的冠状动脉疾病 (CAD)，但手术风险超出了可接受的范围，应对 NSTE-ACS 的病变血管进行判断和评估，同时采取分步的措施进行 PCI 治疗，首先解决缺血相关的血管。

(6) 对于县级医院或基层医院采取的介入治疗策略，在处理病变血管上，除考虑处理罪犯血管外，还要考虑处理的血管病变相对比较简单 (A、B 型病变)、介入容易实施、失败率和并发症发生的可能性比较低等综合因素。

(7) 关于特别烦琐且危险性冠状动脉的病理变化，最好转移到上级医院做介入诊治。

(四) 冠状动脉旁路移植术 (CABG)

如果左冠状动脉主干病理变化比较危急、多支血管发生变化而且左心室功能不健全或者患有糖尿病的患者，预测 PCI 疗效不佳或强化药物治疗后仍有缺血的患者，建议施行 CABG。

第八节　急性 ST 段抬高型心肌梗死

ST 段抬高型心肌梗死 (STEMI) 是指急性心肌缺血性坏死，多是由于各种原因 (冠状动脉不稳定斑块破裂、糜烂及血管内皮损伤基础上继发血栓、栓塞、主动脉夹层累及冠状动脉开口、冠状动脉血管炎、冠状动脉痉挛等) 导致冠状动脉血供急剧减少或中断，所支配心肌细胞严重而持续缺血、损伤和坏死。患者常表现为急性剧烈的胸痛、急性循环系统功能障碍，伴有对应心电图导联的特征性动态变化，血清心肌损伤标志物可升高。本节主要介绍由于冠状动脉内斑块破裂导致血栓形成所致 STEMI 的诊疗要点。

一、疾病特点

患者的日常症状与其年龄、基础疾病、梗死面积、部位侧支循环形成等有密切的关系。

(一) 诱因

超过 50％的患者在 STEMI 发病前有明确的诱发因素，包括剧烈运动、过度劳累、情绪激动、应激、寒冷、饱餐、应用可卡因和拟交感类药物等，其他还包括创伤、失血、休克、感染、肺栓塞等。

(二) 前驱症状

部分 STEMI 患者在发病前曾有胸痛、胸闷、活动后气短、心悸等发作，且较前期症状发作频繁、程度加重、持续时间延长、硝酸甘油治疗效果欠佳。心电图检查可以出现一过性 ST 段抬高或压低，T 波倒置或增高。

（三）症状

1. 胸痛

STEMI 患者常有梗死性心绞痛发作，其特点为严重的心绞痛（位于胸骨中上段，上至咽部，下至剑突），呈压榨感、窒息感，时间超过 20min，可向左侧上肢放射；休息和含服硝酸酯类药物不缓解；常烦躁不安、出汗、恐惧或有濒死感。对于老年人和糖尿病患者来说，症状常不典型。

2. 不典型症状

部分患者可出现恶心、呕吐和上腹胀痛等消化道症状，易被误诊为急腹症。其他不典型心绞痛还可出现于下颌、颈部、背部等，易被误诊为骨关节痛。

3. 心律失常

多发生在 1～2 周，在发病 24h 内最多见，患者有乏力、头晕、黑矇、晕厥或短暂意识丧失，严重时可能出现猝死。其中，室性心律失常最多，包括室性期前收缩、室速等。下壁心肌梗死时可出现完全性房室传导阻滞。

4. 心力衰竭

患者由于心脏泵功能显著下降、舒缩能力不协调，可出现心力衰竭。患者左侧心力衰竭时，常有呼吸困难、咳嗽、气短、烦躁等症状，严重时可突发急性肺水肿。当累及右心系统时，可出现颈静脉怒张、肝大、下肢水肿等表现。右侧心力衰竭患者发病即出现右侧心力衰竭表现，且血压降低。

5. 心源性休克

当坏死面积超过 40％时，如在纠正胸痛的前提下，患者出现烦躁不安、面色苍白、四肢湿冷、大汗、尿量减少（＜20mL/h），则考虑发生心源性休克。多在发病后数小时至 1 周发生。

6. 全身症状

患者心肌梗死后，由于坏死物质的吸收和炎症反应，可能出现发热、心动过速等。通常发病 24h 后出现，体温一般不超过 38℃。

（四）体征

STEMI 患者常无特异性体征，体格检查时可能有以下情况出现：

(1) 心率增快或变慢，心脏轻度或中度增大，心尖部第一心音低钝，左侧心力衰竭时可闻及第三或第四奔马律。

(2) 前壁心肌梗死早期，由于心室壁反常活动，可在心尖部和胸骨左缘触及收缩期膨出。

(3) 一些患者在病症发作 2～3 日后会有心包摩擦音。

(4) 室间隔穿孔的患者能够在胸骨左下缘听到清晰的收缩期杂音，同时经常有震颤。

(5) 二尖瓣乳头肌功能失衡的患者，心尖部能够听到粗糙的收缩期杂音。

(6) 右心室心肌梗死比较严重的患者会发生颈静脉怒张。

二、诊断思路

(一) 病史问诊要点

1. 患者年龄及性别

中青年患者和急性心肌梗死多见于男性，老年患者男女均较常见。

2. 患者不适主诉及具体描述

此次胸痛的部位 (急性心肌梗死患者典型胸痛常在胸骨后方，可向下颌部或左上肢放射)、诱因、性质 (典型梗死性心绞痛发作剧烈，呈压榨性、紧缩性，伴有恐惧、窒息感、濒死感)、持续时间 (常持续半小时以上不缓解)、诊疗经过 (患者是否就诊于其他医疗机构，其诊断是否明确，是否予以药物治疗)、缓解方式 (急性心肌梗死患者休息或含服硝酸酯类药物症状无明显改善) 及伴随症状 (急性心肌梗死患者可合并胸闷、发热、大汗，严重时可出现黑矇、晕厥甚至猝死)，此次发病之前是否有过类似症状的发作 (部位、诱因、性质、持续时间、诊疗经过、缓解方式、伴随症状等情况，与此次是否相同，急性心肌梗死患者既往可有心绞痛间断发作，常由运动、寒冷、饱餐、情绪激动等诱发，症状持续时间 < 30min，休息或含服硝酸酯类药物后可缓和，发作时心电图可有一过性 ST 段压低)。

3. 既往史、个人史及家族史

患者既往是否合并高血压、糖尿病、血脂异常等危险因素，是否患有其他疾病，其外伤、手术、输血、过敏等情况也应询问，烟酒嗜好时间和摄入量，是否有兴奋剂类药物摄入，患者其他家庭成员是否有类似心血管病史。

(二) 常规检查

1. 心电图检查

标准 12 导联心电图是临床上早期确诊 STEMI 的重要辅助检查之一。一旦怀疑 STEMI，应立即完成 18 导联同步心电图。然而，一些因素，如心肌损伤面积、发病时间及导联连接位置、传导阻滞、既往陈旧性心肌梗死病史、电解质水平等可能限制心电图对 STEMI 的诊断和定位。

2. 实验室检查

(1) 血清酶学检查：STEMI 发病后，血清酶活性随时间而发生变化 (表 5-2)。现有应用于临床诊断 STEMI 的血清酶学指标包括肌酸磷酸激酶 (CK) 及其同工酶 CK-MB、乳酸脱氢酶 (LDH) 及其同工酶、谷草转氨酶 (AST) 等。LDH、AST 诊断 STEMI 特异性较差，因此，目前 CK 及 CK-MB 在临床中应用较多。

表 5-2　STEMI 相关血清酶学指标及检测时间

项目	肌红蛋白	心脏肌钙蛋白			CK-MB
		cTnI	cTnT	CK	
出现时间 /h	1～2	3～4	3～4	6	3～4
峰值时间 /h	12	11～24	24～48	24	16～24
持续时间 /d	1～2	7～10	10～14	3～4	3～4

(2) 肌钙蛋白和肌红蛋白测定：在心肌梗死发作时，心肌内某些蛋白质类物质 (肌钙蛋白和肌红蛋白) 也会由心肌坏死组织内释放入血，通过测定该蛋白水平可以评估心肌损伤程度。临床中 cTnT 和 cTnI 应用较多，而肌红蛋白 (MYO) 虽然早期即可升高，但特异性较差。

(3) 其他实验室检查：心肌梗死发病 1 周内，血常规白细胞计数、中性粒细胞百分比会出现升高，嗜酸性粒细胞减少或消失。血细胞沉降率、C- 反应蛋白计数增加，随机血糖可升高，糖耐量可暂时降低。BNP 或 NT-proBNP 的升高对于早期心肌梗死后心力衰竭的诊断具有提示意义。

3. 心脏超声检查

在评估胸痛而无特征性心电图变化、诊断不明的患者时，心脏超声有助于排除主动脉夹层等急症。心脏超声能够合理评估和估计患者室壁跳动失常状况、心脏整个和一部分的功能，而且可以早点辨别乳头肌功能不健全、室壁瘤和室间隔穿孔等连带引发的症状。

4. 放射性核素心肌显影检查

运用放射性核素显示心肌的影像能够看到心室壁的动态状况、心肌详细情况以及左心室射血分数，有利于判定心室功能、室壁运动失衡和室壁瘤。

5. 磁共振成像检查

磁共振成像分辨率较高，可评估室壁厚度、运动及心功能情况，结合对比剂还可评估心肌组织灌注缺损情况、微血管床阻塞及心肌纤维化。但技术要求较高，且操作时间长，部分老年、心力衰竭患者可能无法完成。

6. 选择性冠状动脉造影检查

必须要进行各种各样的介入诊治时，可以先进行选择性冠状动脉造影，确定病理变化的详细状况，拟定具体的诊治计划，如果患者已经进行了溶栓诊治，能够经过冠状动脉造影确定溶栓疗效，有时候也可做 PCI 进行补救。

(三) 鉴别诊断

1. 心绞痛

STEMI 还需与变异型心绞痛相鉴别。变异型心绞痛常在静息时发生，无明显诱因，发作时心电图显示对应导联 ST 段一过性抬高、R 波增高，常并发各种心律失常。变异型心绞痛主要由冠状动脉痉挛引起，部分患者冠状动脉造影显示正常，主要通过创伤性激发试验确诊。

2. 应激性心肌病

应激性心肌病又称为 Tako-tsuho 综合征，临床表现类似 STEMI，患者有明确的情绪诱因，重新做超声显示左心室收缩功能异常、左心室中远段室壁运动异常，心尖部球形扩张。冠状动脉造影缺乏有意义狭窄。

三、临床治疗

由于 STEMI 患者心肌梗死面积与心肌总缺血时间密切相关，因此 STEMI 的救治原则即尽可能缩短心肌总缺血时间，力争尽早开通梗死相关血管，恢复有效、持久的心肌再灌注保护和维持心脏功能，挽救存活心肌，防止梗死面积扩大，减少并发症的发生。还应强调的是，虽然再灌注治疗是决定 STEMI 治疗成功的关键，但整体规范化救治的各个环节也与患者最终救治效果密切相关。

（一）一般治疗

1. 休息

根据病情应选择合理、舒适的体位（端坐位、半坐卧位或平卧位），避免用力活动，给予患者及家属语言安慰和心理疏导，消除患者紧张、恐惧情绪。

2. 监护

首次医疗接触 (FMC)10min 内应完成 12 导联（必要时 18 导联）心电图检查，并做出诊断报告。所有确诊 STEMI 患者立即进行心电监护、血压监测，除颤器进入备用状态。严重心力衰竭患者还需检测肺毛血管楔压和静脉压，及时了解患者心率、血压、呼吸、血氧饱和度情况。

3. 吸氧

根据患者情况，可酌情考虑不同方式给氧（如鼻导管、面罩、无创辅助呼吸等）。

4. 搭建静脉通路

搭建一条有效的静脉通路，同时注意采血。

（二）止痛治疗

(1) 当确定 STEMI 胸痛患者无不良反应时，可向患者实施镇静止痛疗法，镇痛药物可选择吗啡，药物剂量为 3～5mg/ 次，严重时，用药频率可以达到每 5min 1 次，但每日最大耐受量为 15mg。应密切观察患者用药情况，必要时，还可选用地西泮、咪达唑仑、罂粟碱、盐酸曲马朵等其他品类镇痛药物。

(2) 酸酯类药物具有降低心脏负荷，减轻胸痛及提高动脉供血的性能。硝酸甘油为首选，初始剂量 10～20μg/mm，持续静脉滴注。根据患者血压情况可渐加量（每 3～5min 增加 5μg/min) 直至收缩压降低 10～20mmHg(仍＞90mmHg) 为止。当发生伴右心室心肌梗死时，应停止使用硝酸酯类药物，采取垫高下肢、扩容或静脉注射多巴胺予以急救纠正。若患者没有禁忌证，可适当服用或注射应用硝酸甘油。

(3) β- 受体阻滞剂对心肌耗氧、恶性心律失常、梗死等症状具有显著疗效。可静脉或口服给予，小剂量开始，根据患者反应加量。若患者没有低血压、心律失常或支气管哮喘等禁忌证，应尽早接受药物治疗。

（三）再灌注治疗

再灌注治疗是一种非常紧急的抢救性治疗，关键在于时间上的迫切性。再灌注治疗是 STEMI 的核心救治环节，因此临床医师需谨慎对待，寻找最佳的再灌注时机。

1. 直接经皮冠状动脉介入治疗 (PCI)

目前，直接 PCI 已被认为是早期最安全有效的恢复 STEMI 再灌注的首要手段，包括经皮腔内冠状动脉成形术和支架植入术，通过机械性手段开通 IRA，恢复心肌血流和再灌注，再通率高，住院病死率降低。

对于预计从发病起到来院时间超过 3h 或有溶栓治疗禁忌的患者，首选 PCI 治疗。一般要求患者 FMC-B(FMG to balloon) 时间＜ 90min。

溶栓再通后应尽早将患者转运到有 PCI 资质的医院，3 ～ 24h 行冠状动脉造影 (CAG) 和血运重建治疗；溶栓治疗失败者，即胸痛或 ST 段抬高在溶栓开始后持续 60min 以上或胸痛和 ST 段抬高复发，则应尽早行补救性 PCI 治疗。无条件行介入治疗的医院应迅速将患者在起病 6h 内转运到有能力行介入治疗的医院。如转运时间超过 6h，则宜就地进行溶栓治疗或溶栓后转送。PCI 围术期应重视抗血小板聚集、抗凝等辅助治疗。对于血栓负荷较重的患者，可以考虑血栓抽吸。术中避免支架过度扩张，释放压力避免过大，可在围术期应用 GP Ⅱ b/ Ⅲ a 受体拮抗剂，如替罗非班或钙拮抗药等辅助治疗，降低无复流的发生。

2. 溶栓治疗

患者如不能 120min 内行 PCI 开通血管，就应在 30min 启动溶栓治疗，且越早开始，成功治疗患者的概率越大，恢复情况也越好。但非 ST 段抬高型急性冠状动脉综合征 (ACS) 与此不同，溶栓治疗不仅没有获益，反而增加血栓倾向，因此标准溶栓治疗仅适用于 STEMI 患者。

STEMI 溶栓疗效评估：在溶栓治疗过程中，应时刻观察和判断患者状态，实时监测患者心电图 ST 段回落程度以及心律波动，并通过检测心肌损伤标志物以衡量溶栓效果。患者接受治疗后，若有以下几项指标，则说明溶栓成功。

(1) 治疗后 1 ～ 1.5h 抬高的 ST 段回落至原来的 1/2。

(2) 治疗后 2h 内胸痛大幅减轻。

(3) 治疗后患者肌钙蛋白峰值提前至发病 12h 内，CK-MB 酶峰值提前至 14h 内。

(4) 治疗后 2 ～ 3h 传导阻滞有明显改善或消失，或下壁心肌梗死患者出现过性窦性心动过缓等。

不良反应：出血是溶栓治疗中最常见、最主要的临床不良反应，无论是发生颅内出血还是内脏器官出血，患者都将面临严重的生命危险。因此，所有 STEMI 溶栓患者应评估其出血的高危因素，决定是否接受溶栓治疗及抗栓抗凝力度。若溶栓治疗过程中不幸出现了颅内出血情况，需马上中断溶栓治疗，立即使用甘露醇为颅内降压。若患者在 4h 内使用过普通肝素，应立即使用鱼精蛋白中和，并联系上级 PCI 医院转院。

3. 冠状动脉旁路移植术 (CABG)

急诊 CABG 适应证包括：

(1) 实行溶栓或 PCI 后仍有持续的或反复的胸痛。

(2) 冠状动脉造影显示高危冠状动脉疾病 (左主干病变、三支弥漫病变)。

(3) 出现心肌梗死机械并发症，例如室间隔穿孔、乳头肌功能不全等。

(四) 抗凝治疗

1. 普通肝素 (UFH)

一旦患者被诊断为 STEMI，须立即接受普通肝素 5000U 静脉滴注和溶栓治疗，溶栓与溶栓后活化凝血活酶或活化凝血时间 (ACT) 直至对照值的 1.5 ～ 2.0 倍的时间，一般为 48h。之后逐渐降低对患者使用的肝素剂量，重叠低分子量肝素治疗。若患者直接采取 PCI 疗法，则为患者实施静脉注射普通肝素 70 ～ 100U/kg，维持 ACT 在 250 ～ 300s。若联合血小板表面糖蛋白 GP II b/ III a 受体拮抗剂 (GPI) 时，可将普通肝素用量适当降低，一般在静脉推注 50 ～ 70U/kg，维持 ACT 在 200 ～ 250s。

2. 低分子量肝素

目前唯一具有循证医学证据和指南推荐的低分子量肝素为依诺肝素。PCI 围术期应根据年龄、体重、肌酐清除率选择依诺肝素，年龄 < 75 岁时，静脉推注 30mg，维持每 12h 皮下注射 1mg/kg(前 2 次最大剂量 100mg)，年龄 > 75 岁的患者，每 12h 皮下注射 0.75mg/kg(前 2 次最大剂量 75mg)，如肌酐清除率 < 30mL/min，则应每 24h 皮下注射 1mg/kg。低分子肝素 (LMWH) 可作为 STEMI 患者 PCI 术后普通肝素抗凝的桥接替代治疗。

3. 比伐卢定

比伐卢定半衰期为 25min，具有更好的可控性，该药应用于直接 PCI 围术期时，应静脉推注 0.75mg/kg，维持 1.75mg/(kg·h) 静脉滴注 (联用或不用替罗非班)，维持至术后 3 ～ 4h。然而比伐卢定的价格相对昂贵，普及性不强，而且经系列研究提示，对于 STEMI 行直接 PCI 术的患者而言，应用比伐卢定可能增加支架内血栓发生比例。

4. 磺达肝癸钠

磺达肝癸钠抗凝作用较弱，不适合用于 STEMI 早期。此外，磺达肝癸钠有增加导管内血栓的风险，不建议在直接 PCI 术中单独作为抗凝治疗药物使用。溶栓时应静脉推注 2.5mg，之后每日皮下注射 2.5mg，若肌酐清除率 < 30mL/min，则不应使用磺达肝癸钠。

（五）抗血小板聚集治疗

1. 阿司匹林

所有 STEMI 患者如无禁忌证，均应立即口服水溶性阿司匹林或嚼服肠溶性阿司匹林 300mg，长期维持每日 75 ～ 100mg。

2. 氯吡格雷、替格瑞洛

对于 STEMI 直接 PCI 患者，应尽早给予氯吡格雷 600mg 负荷剂量，继以每日 75mg，至少 12 个月。或首次应用时予以替格瑞洛 180mg 负荷剂量，继以 90mg/ 次，每日 2 次。对宁静脉溶栓患者，如年龄＜ 75 岁，应予以氯吡格雷 300mg 负荷剂量，每日 75mg，至少维持 12 个月；如年龄＞ 75 岁，则无须负荷量，维持每日 75mg。

3. 替罗非班

对于重症 STEMI、溶栓失败的患者可考虑酌情应用适量替罗非班，不推荐常规应用，冠状动脉内应用有助于减少无复流的发生，但应警惕应用替罗非班可增加出血风险。

（六）抗心肌缺血治疗

1. 硝酸酯类药物

硝酸酯类药物可以扩张全身血管，减轻心脏负荷，同时扩张冠状动脉增加缺血区域的心肌供血，缓解心肌缺血。对于有持续性胸痛、高血压、充血性心力衰竭的患者获益更大。应用从小剂量 (5 ～ 10μg/min) 开始，根据患者血压调整剂量，直至症状控制、血压正常者收缩压 (SBP) 降低 10mmHg 或高血压患者 SBP 降低 30mmHg 为有效治疗剂量，过高剂量可增加低血压的发生风险。硝酸酯类药物静脉应用时限为 24 ～ 48h，超过 48h 出现耐药。静脉用药后可使用口服制剂，如单硝酸异山梨酯或其缓释片等继续治疗。硝酸酯类药物的不良反应包括头痛、反射性心动过速和低血压等。当下壁、右心室心肌梗死或明显低血压 (SBP ＜ 90mmHg) 或心动过速时，禁用硝酸酯类药物。

2. 受体阻滞剂

受体阻滞剂通过负性频率作用可以降低心肌耗氧量、增加冠状动脉灌注，从而发挥抗心肌缺血作用。心肌梗死发生后最初数小时内应用 β- 受体阻滞剂可缩小梗死面积、降低再梗死率、降低室颤等恶性心律失常的发生率。无禁忌证的 STEMI 患者应在心肌梗死发病的 12h 内开始 β- 受体阻滞剂治疗。β- 受体阻滞剂从小剂量开始应用，逐渐加量，用药后严密观察。

β- 受体阻滞剂治疗的禁忌证为：

(1) 缓慢性心律失常。

(2) 低血压。

(3) 中、重度心力衰竭 (≥ Killip Ⅲ级)。

(4) 二、三度房室传导阻滞或 PR 间期＞ 0.24s。

(5) 严重慢性阻塞性肺疾病 (COPD) 或哮喘。

(6) 末梢循环灌注不良。

相对禁忌证包括：

(1) 哮喘病史。

(2) 下肢动脉硬化闭塞症。

(3) 胰岛素依赖性糖尿病。

3. 钙拮抗药 (CCB)

STEMI 患者不推荐应用短效二氢吡啶类 CCB。非二氢吡啶类 CCB 可控制室上性心律失常，但并不能显著改善心血管事件，因此不建议对 STEMI 患者常规应用非二氢吡啶类 CCB，其主要用于硝酸酯类和 β- 受体阻滞剂无效或禁忌、心房颤动伴心室率过快的患者。存在低血压、房室传导阻滞及心动过缓的患者需禁用。地尔硫卓用法为缓慢静脉推注 10mg，维持 5 ～ 15μg(kg·min) 静脉滴注，用药时间不超过 48h，注意观察心率、血压。

（七）抗心律失常治疗

1. 室性心律失常

STEMI 早期恶性心律失常的发生严重影响患者预后，其中以突发心室颤动最常见，是急性期主要致死原因之一，需予以高度重视。

(1) 应立即予以非同步直流电除颤 (双相波 200J，单相波 360J)，在未恢复有效的自主心脏搏动之前，应坚持持续有效的心脏按压，并配合人工呼吸机辅助呼吸。

(2) 静脉使用 β- 受体阻滞剂：

1) 美托洛尔：稀释或不稀释 2.5 ～ 5.0mg 静脉推注，继以 25 ～ 50μg/(kg·min) 静脉滴注维持，如病情需要，间隔 5 ～ 15min 可再次予以 2.5 ～ 5.0mg 静脉推注。

2) 艾司洛尔：负荷剂量 0.5mg/kg 静脉推注，继以 50μg/(kg·min) 静脉滴注维持，如疗效不满意，间隔 4min，可再次予以 0.5mg/kg 静脉推注，静脉维持剂量可按 50 ～ 100μg/(kg·min) 的间距逐渐递增。

3) 若无静脉 β- 受体阻滞剂可予以利多卡因等其他抗心律失常药物。利多卡因 50 ～ 100mg 静脉推注，继以 1 ～ 4mg/min 静脉滴注维持，必要时间隔 5 ～ 10min 可再次给予静脉推注，最大量不超过 3mg/kg。若上述药物无效时，可酌情予以胺碘酮静脉应用，其用法为：负荷剂量 150mg，稀释后 10min 静脉推注，继以 1mg/min 静脉滴注维持，若需要，间隔 10 ～ 15mg/min 可重复负荷量 150mg 稀释后缓慢静脉推注，静脉维持剂量根据心律失常情况酌情调整，24h 静脉最大用量不超过 2.2g。值得注意的是，在合并低钾血症时不应应用胺碘酮。

4) 由于早期 STEMI 心室颤动患者大多合并急性绝对或相对血钾降低，故同时应积极予以静脉补钾治疗，维持血钾水平 > 4.5mmol/L。

若患者突然出现交感风暴症状，应立即对患者实施静脉注射镇静类药物，甚至采取强制冬眠措施，然后马上开始灌注治疗，保证患者的生理状态稳定。应密切观察患者，如发现心室颤动先兆，须及时采取药物治疗，降低其交感压力，并使用镇痛镇静药物辅助治疗。若患者出现的是非持续性室性心动过速和加速性室性自主心律等再灌注性室性心律失常，虽然无须配合药物治疗，但仍需时刻跟踪观察患者生理状态。

2. 缓慢性窦性心律失常

若患者多次发生房室传导阻滞症状，需针对性应用阿托品静脉注射 0.5 ～ 1mg/ 次，最大耐受剂量为 3mg。也可静脉应用山莨菪碱 30 ～ 60μg/min 提升心率。药物治疗无反应、伴血流动力学障碍的严重缓慢性心律失常患者，建议行临时心脏起搏治疗。

3. 房室传导阻滞

二度Ⅰ型和Ⅱ型房室传导阻滞、QRS 波不宽者以及并发于下壁心肌梗死的三度房室传导阻滞心率＞ 50 次 /min 且 QRS 波不宽者，无须处理，但应严密监护。安置临时起搏器的指征为：

(1) 二度Ⅱ型或三度房室传导阻滞 QRS 波增宽者。

(2) 二度或三度房室传导阻滞出现过心室停搏。

(3) 三度房室传导阻滞心率＜ 50 次 /min，伴有明显低血压或心力衰竭，经药物治疗效果差。

(4) 二度或三度房室传导阻滞合并频发室性心律失常。STEMI 发病后 2 ～ 3 周进展为三度房室传导阻滞或阻滞部位希氏束以下者应安置永久起搏器。

4. 室上性快速心律失常

一般情况下，采取 β- 受体阻滞剂、洋地黄类、维拉帕米、胺碘酮等药品可有效治疗心动过速、心房扑动和心房颤动等突发症状，若常规治疗无效，应立即让患者接受同步直流电复律或人工心脏起搏器复律疗法。

5. 心脏骤停

患者如突发心脏骤停症状，须马上采取急救措施，如胸外心脏按压、人工呼吸、静脉注射肾上腺素等，或其他所有可行的心脏复苏措施。

（八）抗低血压和心源性休克治疗

低血压 (BP ＜ 90/60mmHg) 是下后壁、右心室 STEMI 早期常见的并发症，还可见于迷走神经反射、低血容量、血管扩张药物应用过量等。约 80％的心源性休克由大面积心肌梗死所致，剩余 20％主要包括室间隔穿孔、乳头肌断裂或右心室心肌梗死等机械并发症所致。心源性休克预后很差，病死率高达 80％。临床表现为持续 (＞ 30min) 低血压 (收缩压＜ 90mmHg 或平均动脉压较基础值下降＞ 30mmHg)、组织低灌注 (意识模糊、皮肤苍白、四肢湿冷、少尿和酸中毒)、肺水肿 (呼吸困难、双肺湿啰音治疗原则为升压、增加一氧化碳 (CO) 和组织灌注以及降低 PCWP 减轻肺水肿，具体治疗如下：

1. 补液治疗

临床应根据血流动力学监测结果来决定输液量，如中心静脉压低，在 5 ～ 10cmH$_2$O，肺动脉楔压在 6 ～ 12mmHg 以下，心排血量低，提示血容量不足，可静脉滴注低分子右旋糖酐或 5％ ～ 10％葡萄糖溶液，输液后中心静脉压上升 ＞ 18cmH$_2$O，肺动脉楔压 ＞ 15 ～ 18mmHg，则应停止补液。右心室心肌梗死时，应适当补液，中心静脉压的升高不是补充血容量的禁忌。

2. 应用升压药

通过使用升压药物治疗来增加血容量，若出现血压不升而肺动脉楔压和心排血量正常的情形，说明周围血管张力不足，此时为保证器官灌注，可选用升压药。

(1) 多巴胺：若患者情况不严重，正常使用剂量为在 100mL 的 5％葡萄糖溶液中注入 10 ～ 30mg 多巴胺，若患者情况严重，先弹丸式静脉推注 2.5 ～ 5mg，间隔 3 ～ 5min 反复用药，待患者血压恢复至 90/60mmHg 以上的正常水平。特殊情况下，还可以配合间羟胺或去甲肾上腺素增加药效。

(2) 多巴酚丁胺：多巴酚丁胺与多巴胺药效相似，不同之处是多巴酚丁胺有较强的增加心排血量作用，其正常用药剂量为在 100mL 的 5％葡萄糖溶液中注入 20 ～ 25mg 药品，以 2.5 ～ 10μg/(kg·min) 静脉滴注。

(3) 间羟胺：正常剂量为在 100mL 的 5％葡萄糖溶液中注入 10 ～ 30mg 药品，静脉滴注，或 5 ～ 10mg 肌内注射。

(4) 去甲肾上腺素：起效较快、药效较强、半衰期时间较短，0.5 ～ 1mg 加入 5％葡萄糖溶液 100mL 中静脉滴注。

3. 血管扩张药物

血管扩张药物以通过扩张血管降低外周循环阻力和心脏后负荷，改善心功能，增加心排血量，改善休克状态。过度扩张血管可能造成血压降低，因此血管扩张药物的应用要在血流动力学监测下谨慎进行。可选择小剂量硝普钠或硝酸甘油 (5 ～ 20μg/min 静脉滴注)，扩张小动脉增加心排血量，同时降低肺动脉楔压减轻肺淤血，改善血流动力学状态。

4. 器械治疗

药物治疗无效时，可选择主动脉内球囊反搏术 (IABP) 或左心辅助装置改善心源性休克患者症状，增加治疗成功率。

IABP 通过降主动脉处气囊舒张期充气和收缩期放气，增加舒张期动脉压而不增加左心室收缩期负荷，增加心肌灌注，使患者获得短期的循环支持，适用于对上述药物治疗无反应、血流动力学不稳以及为外科手术或介入治疗需做冠状动脉造影的心源性休克患者。IABP 的不良反应包括穿刺部位出血、血肿、穿刺下肢缺血、血栓栓塞和气囊破裂等。

此外，体外膜肺氧合 (ECMO)、左心室辅助装置 (LVAD)、Impella 等辅助装置也逐渐应用于临床。

若遇患者心脏骤停需采取紧急抢救时，推荐首选气管插管和人工机械通气等机械通气方式，无创性机械通气方式效果并不显著，并不推荐抢救时使用该方式。

对于高容量负荷、利尿药抵抗、电解质紊乱的患者，还可选择超滤治疗。

5. 再灌注治疗

早期行心肌血运重建、恢复心肌血供是治疗 STEMI 合并心源性休克的首选方法。对于有持续性缺血、顽固性恶性心律失常、血流动力学不稳定或休克的患者，应尽早做选择性冠状动脉造影，随即选择 PCI 或 CABG 完成血运重建治疗，挽救患者的生命。

6. 治疗休克的其他措施

纠正代谢性酸中毒和电解质紊乱、避免脑缺血、保护肾功能、监测生命体征，必要时应用糖皮质激素和洋地黄。

（九）心力衰竭治疗

心力衰竭多见于高龄、既往陈旧性心肌梗死病史及急性大面积心肌梗死患者，严重影响 STEMI 患者的预后，需早期识别及处理。STEMI 后心力衰竭主要临床表现包括呼吸困难和肺部湿啰音。轻度心力衰竭表现为呼吸次数增加（> 20 次 /min），平卧后咳嗽伴肺部少量细湿啰音；重度心力衰竭表现为端坐呼吸、咯粉红色泡沫样痰、面色苍白、大汗，体格检查可有心动过速、奔马律、满肺水泡音。床旁胸部 X 线片有助于心力衰竭的诊断和肺淤血或肺水肿程度的判断。治疗原则为利尿、扩血管和强心，严重左侧心力衰竭、肺水肿时需要急救措施。

治疗方案取决于病情的严重性。病情较轻者，给予袢利尿药（如静脉推注呋塞米 20 ～ 40mg，每日 1 次或每日 2 次）。病情严重者，应半坐卧位或端坐位，双腿下垂，选择鼻导管或面罩高流量吸氧，必要时无创性或气管插管呼吸辅助通气，应给予袢利尿药，如呋塞米 20 ～ 40mg 静脉推注，如果必要应间隔 1 ～ 4h 重复，也可交替使用托拉塞米、布美他尼等。对无低血容量、低血压患者，应给予小剂量静脉滴注硝普钠或硝酸酯类。对无效或重症患者建议静脉给予冻干重组人脑利钠肽，用法为先给予负荷剂量 1.5 ～ 2μg/kg 静脉滴注，后维持剂量 0.0075 ～ 0.01μg/(kg·min) 静脉滴注，应用过程中应密切观察血压。

STEMI 早期 24h 内避免应用洋地黄。若血管重建或外科手术修复不可行时，应考虑心脏移植，移植过渡期可考虑左心辅助装置 (LVAD) 的临时应用。

第九节　二尖瓣疾病

一、二尖瓣狭窄

（一）疾病特征

1. 症状

一般在二尖瓣中度狭窄（瓣口面积 < 1.5cm²）时始有明显症状，常见有呼吸困难、咯

血、咳嗽、声嘶、胸痛等症状。

2. 体征

重度二尖瓣狭窄常有"二尖瓣面容"，双颧绀红。

（二）诊断思路

1. 常规检查

(1) X 线检查：X 线表现与二尖瓣狭窄程度、疾病发展阶段有关，可有左心房增大，后前位见左心缘变直，右心缘有双心房影，左前斜位可见左心房使左主支气管上抬，右前斜位可见增大的左房压迫食管下段后移。其他 X 线征象包括右心室增大、主动脉结缩小、肺动脉干和次级肺动脉扩张、肺淤血、间质性肺水肿（如 KerleyB 线）和含铁血黄素沉着等征象。

(2) 心电图检查：心电图检测对轻度的二尖瓣狭窄者相对不敏感，中、重度二尖瓣狭窄可有"二尖瓣型 P 波"，P 波宽度 > 0.12s，伴切迹，终末负性向量增大。QRS 波群示电轴右偏和右心室肥厚表现。

(3) 超声心动图检查：这是明确和量化诊断二尖瓣狭窄的可靠方法。M 型示射血分数 (EF) 斜率降低，A 峰消失，后叶前向移动和瓣叶增厚。利用二维超声心动图可观测到狭窄瓣膜的状态及活动度，并能测出二尖瓣口的面积。如果超声心动图显示心脏在舒张期前叶呈圆拱状，后叶活动的减少，交界处粘连融合，心脏瓣叶增厚以及瓣口面积缩小，遇到这些情况可判定为典型的二尖瓣狭窄。多普勒超声是定量二尖瓣狭窄程度的最准确的非侵入性检查。用连续多普勒测得的二尖瓣血流速度计算跨瓣压差和瓣口面积与心导管法结果相关性良好。彩色多普勒血流显像可实时观察二尖瓣狭窄的射流，有助于连续多普勒测定的正确定向。经食管的超声检查有利于发现左心房附壁血栓；经食管进行心脏彩色超声检查，将探头伸入左心房和左心耳后方，可以有效避免胸壁或肺组织对声波的衰减作用，能更加清晰地观测到心腔内的情况。其中，左房血栓的诊断正确率为 100%，是检查血栓的最佳方法。超声心动图还能检测到心房与心室的大小、厚度、心室功能、肺动脉压、瓣膜异常以及先天性畸形等信息，为对症下药提供了依据。

(4) 心导管检查：如果症状、体征与超声心动图测定和计算二尖瓣口面积不一致，在考虑介入或手术治疗时，应经心导管检查同步测定肺毛细血管压和左心室压，以确定跨瓣压差和计算瓣口面积，明确狭窄程度。

(5) 放射性核素检查：左心房扩大，显影剂浓聚和通过时间延长，左心室不大。肺动脉高压时，可见肺动脉主干和右心室扩大。

2. 鉴别诊断

心尖区舒张期隆隆的杂音也有可能出现在以下情况中，应予以区分。

(1) 经二尖瓣口的血流增加：严重二尖瓣反流、大量左至右分流的先天性心脏病（如室间隔缺损、动脉导管未闭）和高动力循环（如甲状腺功能亢进症、贫血）时，心尖区可有短促的隆隆的舒张中期杂音，常紧随于增强的第三心音后。

(2) Austin-Flint 杂音：严重主动脉瓣关闭不全可以使心室舒张压迅速升高，使二尖瓣处于半关闭状态，影响二尖瓣的跨瓣血流而产生杂音。此杂音历时较短，不伴有开瓣音，性质较柔和。

（三）临床治疗

1. 内科治疗

(1) 进行适量、轻度运动。

(2) 对风湿病进行预防及积极的治疗。风心病患者要特别注意链球菌的感染、风湿热的复发、心内膜炎等的防范。

(3) 大咯血需要采取静坐的方式，降低肺静脉压通常需要注射镇静剂、利尿剂。

(4) 急性肺水肿与急性左心室引起的肺水肿的症状相似，不同的地方在于急性肺水肿不适宜服用以扩张小动脉为目的的血管药物及强心剂，出现快速房颤时才需要使用降低心室率的药物，一般使用毛花苷 C。当急性发作伴快速室律时，首选毛花苷 C 降低心室率。右心室衰竭宜低盐饮食，利尿剂与地高辛为主治疗。

(5) 心房颤动易诱发心力衰竭，可先用洋地黄制剂控制心室率，必要时也可静脉注射 β- 受体阻滞剂。对急性房颤伴快速心室率或持续性房颤病程小于 1 年、左房前后径＜60mm，无高度或完全性房室传导阻滞和病态窦房结综合征者，可选择电复律或药物复律（胺碘酮、索他洛尔等），于复律前 3 周和转复窦律后 4 周服用抗凝剂华法林，以预防转复窦律后的动脉栓塞。对慢性房颤者，可以用 β- 受体阻滞剂控制心室率，并给予抗凝治疗，以预防血栓形成和动脉栓塞的发生。

(6) 右心衰竭：限制钠盐，用洋地黄制剂，慎用利尿剂。

(7) 抗凝治疗：出现栓塞情况时，除一般治疗外，可用抗凝治疗或血栓溶解疗法。

(8) 经皮穿刺导管球囊扩张成形术，对于单纯二尖瓣狭窄的患者，可用带球囊的右心导管经房间隔穿刺到达二尖瓣行瓣膜扩张成形术。经皮穿刺二尖瓣球囊分离术的适应证：

1) 心功能 Ⅱ～Ⅲ级。

2) 瓣膜无钙化，腱索、乳头肌无明显病变。

3) 年龄 25 ～ 40 岁。

4) 二尖瓣狭窄瓣膜口面积在 1 ～ 1.5cm² 为宜。

5) 左心房内径＜ 50mm，房内无血栓。

6) 近期无风湿活动或感染性心内膜炎已完全控制，无动脉栓塞的病史等。

2. 外科治疗

手术的目的在于扩张瓣口、改善瓣膜功能。

(1) 分离术适应证为：

1) 二尖瓣病变为隔膜型，无明显二尖瓣关闭不全。

2) 无风湿活动并存或者风湿活动控制后 6 个月。

3) 心功能Ⅱ～Ⅲ级。

4) 年龄 20 ～ 50 岁。

5) 有心房颤动及动脉栓塞，但无新鲜血栓时均非禁忌。

6) 合并妊娠后，若反复发生肺水肿，内科治疗效果不佳时，可考虑在妊娠 4 ～ 6 个月行紧急手术。

(2) 人工心脏瓣膜替换术适应证为：

1) 心功能不超过Ⅲ级。

2) 隔膜型二尖瓣狭窄伴有明显关闭不全，漏斗型二尖瓣狭窄，或者隔膜及隔膜下有严重粘连、钙化或缩短者。但需注意若患者有出血性疾病，不能进行抗凝治疗时，不宜置换机械瓣。生物瓣经济廉价，不需要长期抗凝，但有瓣膜老化问题存在。

二、二尖瓣关闭不全

（一）疾病特征

1. 症状

(1) 急性：轻度二尖瓣反流患者会伴有轻微的劳力性呼吸困难。至于重度的二尖瓣反流患者，像乳头肌断裂等，会引发急性左心衰竭，更严重的会导致急性肺水肿及心源性休克。

(2) 慢性：轻度二尖瓣关闭不全并没有明显的症状。重度的慢性二尖瓣反流由于心脏排血量的减少，伴随有浑身乏力、易疲劳、活动耐性变低、肺淤血等症状。

2. 体征

(1) 慢性二尖瓣关闭不全：

1) 心尖冲动：搏动剧烈，左心室增大时伴随着心脏向左下方移动。

2) 心音：风心病患者由于瓣叶缩短，心脏留有很大缝隙，第一心音变弱。二尖瓣脱垂和冠心病患者的第一心音多表现为正常导致重度关闭不全时，第一心音减弱。二尖瓣脱垂和冠心病时第一心音多正常。由于左心室射血时间缩短，第二心音提前，且分裂增宽。严重反流时心尖区可闻及第三心音。二尖瓣脱垂时可有收缩中期喀喇音。

3) 心脏杂音：瓣叶挛缩所致者 (如风心病)，有自第一心音后立即开始、与第二心音同时终止的全收缩期吹风样高调一贯型杂音，在心尖区最响。杂音可向左腋下和左肩胛下区传导。后叶异常时，例如后叶脱垂、后内乳头肌功能异常、后叶腱索断裂，关闭不全的血流喷射常常朝向前，冲击邻近主动脉根部的房间隔，导致杂音向胸骨左缘和心底部传导。典型的二尖瓣脱垂为随喀喇音之后的收缩晚期杂音。冠心病乳头肌功能失常时可有收缩早期、中期、晚期或全收缩期杂音。反流严重时，心尖区可闻及紧随第三心音后的短促舒张期隆隆样杂音。

(2) 急性二尖瓣关闭不全：心尖冲动为高动力型，第二心音肺动脉瓣成分亢进，非扩张的左心房强有力收缩所致心尖区第四心音常见。由于收缩末左室房压差减少，心尖区反流性杂音于第二心音前终止，而非全收缩期杂音，低调，呈递减型，不如慢性者响。严重反流也可出现心尖区第三心音和短促舒张期隆隆样杂音。

（二）诊断思路

1. 常规检查

(1) X 线检查：急性者心影正常或左心房轻度增大伴明显肺淤血，甚至肺水肿征。慢性重度反流常见左心房、左心室增大，左心衰竭时可见肺淤血和间质性肺水肿征。二尖瓣环钙化为致密而粗的 "C" 形阴影，在左侧位或右前斜位可见。

(2) 心电图：急性者心电图正常，窦性心动过速常见。慢性重度二尖瓣关闭不全主要为左心房增大，部分有左心室肥厚和非特异性 ST-T 改变，少数有右心室肥厚征，心房颤动常见。

(3) 超声心动图：M 型和二维超声心动图不能确定二尖瓣关闭不全。脉冲多普勒超声和彩色多普勒血流显像可于二尖瓣心房侧和左心房内探及收缩期高速射流，诊断二尖瓣关闭不全的敏感性几乎达 100%，且可半定量反流程度。后者测定的左心房内最大射流面积 < 4cm^2 为轻度反流，4 ～ 8cm^2 为中度反流，> 8cm^2 为重度反流。二维超声可显示二尖瓣结构的形态特征（瓣叶和瓣下结构增厚、融合、缩短和钙化，瓣叶冗长、脱垂，连枷样瓣叶，瓣环扩大或钙化，赘生物等），有助于明确病因。经食管超声较经胸超声更为准确。超声心动图还可提供心腔大小、心功能和合并其他瓣膜损害的资料。

(4) 放射性核素心室造影：可测定左心室收缩、舒张末容量和休息、运动射血分数，以判断左心室收缩功能。通过左心室与右心室心搏量之比值评估反流程度，该比值 > 2.5 提示严重反流。

(5) 左心室造影：注射造影剂入左心室造影，观察收缩期造影剂反流入左心房的量，为半定量反流程度的 " 金标准 "。

2. 鉴别诊断

由于心尖区杂音可向胸骨左缘传导，应注意与以下情况鉴别：

(1) 三尖瓣关闭不全：为全收缩期杂音，在胸骨左缘第四、五肋间最清晰，右心室显著扩大时可传导至心尖区，杂音在吸气时增强，伴有颈静脉收缩期搏动和肝收缩期搏动。

(2) 室间隔缺损：为全收缩期杂音，在胸骨左缘第四、五、六肋间最清晰，不向腋下传导，常伴胸骨旁收缩期震颤，而不是心尖部的震颤。

（三）临床治疗

1. 急性二尖瓣关闭不全

(1) 内科治疗：急性二尖瓣关闭不全患者中，如果平均动脉压正常，使用减轻心脏后负荷的血管扩张剂治疗，可暂时延缓急性二尖瓣关闭不全实行手术治疗。硝普钠或硝酸甘油、酚妥拉明经静脉滴注，可有效降低肺动脉高压，一定程度上增加心脏的排血量，减少了反流量。如果不需要立刻进行手术，可以口服药物进行治疗，一般可服用能降低心脏后负荷的药物，如血管紧张素转换酶抑制剂、肼屈嗪，这些药物能最大限度地增加心排血量，减少反流量，达到较好的效果。

(2) 经皮主动脉内球囊反搏装置 (IABP) 治疗：IABP 对治疗由于左室肥厚、扩张而出现急性肺水肿、心源性休克的患者有较好的疗效。尤其对于急性心肌梗死后，发生乳头肌、腱索断裂时，IABP 植入治疗能迅速稳定病情，快速过渡到外科手术治疗。

(3) 外科治疗：内科或 IABP 治疗医源性或感染性心内膜炎和腱索断裂引起的急性二尖瓣关闭不全患者，若未见明显成效，则需要进行经二尖瓣成形或瓣膜替换的手术。

2. 慢性二尖瓣关闭不全

治疗慢性二尖瓣关闭不全，主要有内科和外科治疗两种方法：

(1) 内科治疗：

1) 针对中度、轻度二尖瓣关闭不全的患者，应注意风湿病的复发，在进行手术之前之后需要服用抗生素，防止感染性心内膜炎的发生。除抗生素之外，其他治疗慢性二尖瓣反流的药物的疗效尚处于探索阶段。研究发现，血管扩张药能有效缓解急性二尖瓣反流症状，但运用在慢性二尖瓣反流上，目前尚处于试验阶段，没有大规模、可靠的试验来验证它的作用。有一些试验也有验证血管扩张药的效果，但大同而小异。

2) 对于心力衰竭的患者，可以使用利尿剂、洋地黄、血管扩张剂，包括血管紧张素转换酶抑制剂，并且需要注意避免过度的劳累，同时严格限制钠与盐的摄入。

3) 对有心房颤动，伴有体循环栓塞史的患者，应长期服用抗凝药物，减少血栓栓塞的发生。

4) 合并心房颤动的患者可服用减慢心室率及抗心律失常的药物，例如洋地黄、β-受体阻滞剂。

5) 对患有慢性二尖瓣关闭不全但尚无症状的患者，须进行特殊治疗，以预防为主，采取随访的形式跟踪。目前，关于血管扩张药物的疗效尚处于实验、开发阶段。

(2) 外科治疗：二尖瓣反流外科手术治疗的目的是减轻患者的症状，或防止无症状患者左室功能的进一步恶化，如同所有的瓣膜疾病，二尖瓣反流增加心脏负荷，最终只能靠外科手术恢复瓣膜的完整。应正确把握手术时机，如二尖瓣关闭不全是心力衰竭的主因，早期手术能取得良好的远期预后。一旦二尖瓣反流出现左室功能的严重受损，左室射血分数 < 30%、左室舒张末内径 > 80mm，已不适合手术治疗。

在术式的选择上，瓣膜成形术比瓣膜替换术更常用。瓣膜成形术不需要置入人工瓣膜，有助于保护左室功能。在左室功能严重受损，特别是腱索断裂而不适合行二尖瓣替换术者，瓣膜成形修补手术可以取得良好的效果。

1) 二尖瓣替换术：二尖瓣替换术中，替换的瓣膜有机械瓣和生物瓣，机械瓣的优点是耐磨损性强，但血栓栓塞的发生率高，需终身抗凝治疗；机械瓣的偏心性血流，对血流阻力较大，跨瓣压差较高。生物瓣包括牛心包瓣、猪主动脉和同种瓣，其优点为发生血检栓塞率低，无须终身抗凝和具有与天然瓣相仿的中心血流，但不如机械瓣牢固。

二尖瓣替换术的适应证为：①二尖瓣关闭不全和狭窄，以二尖瓣关闭不全为主或者虽以狭窄为主，但为漏斗型病变。②心功能Ⅲ～Ⅳ级或有急性二尖瓣关闭不全，症状进行性恶化并出现急性左心衰时。③年龄大于 75 岁的老年二尖瓣反流患者。④连枷样瓣叶引起的二尖瓣反流患者。⑤左室功能衰竭者，左室射血分数＜ 50％，左室收缩末径＞ 45mm、平均肺动脉压均＞ 20mmHg 者，可考虑行瓣膜置换术。

2) 二尖瓣成形术：若由于瓣环扩张或者瓣膜病变轻，活动度好，非风湿性关闭不全病例 (如二尖瓣脱垂、腱索断裂)，可考虑行二尖瓣成形术。二尖瓣成形手术呈现出疗效好且持久，降低了术后感染心内膜炎的机会，不需要进行长时间的抗凝治疗。

第十节　主动脉瓣疾病

一、主动脉瓣狭窄

主动脉瓣狭窄是主动脉瓣膜先天性结构发育异常，或者是因为后天性的病变所导致的瓣膜异常，因而导致的主动脉瓣膜面积减少，造成脉瓣狭窄。此种疾病的成因多种多样，一般男性患病的人数多于女性，比例为 (2 ～ 6):1。

(一) 疾病特征

1. 症状

成年人主动脉瓣狭窄，一般无任何症状，潜伏期较长，症状出现较晚。一旦出现症状，情况不容乐观。一般出现症状后的寿命为 3 年左右，其中出现晕厥平均寿命为 3 年，心绞痛为 5 年，左心衰竭不超过 2 年。主动脉狭窄的典型症状伴随着呼吸困难、心绞痛、晕厥。由于主动脉瓣的狭窄，排血量会受到影响，会出现如疲劳无力、烦躁不安等临床表现。肺动脉高压较为严重时，可能导致右心衰竭、肝大、全身水肿等临床表现。

2. 体征

(1) 心音：第一心音正常，如果主动脉瓣出现钙化变僵硬，第二心音主动脉瓣成分减弱或消失。由于左心室射血时间延长，第二心音常为单一性，严重狭窄者呈逆分裂。肥厚的左心房强有力收缩可产生明显的第四心音。对于先天性主动脉瓣狭窄和瓣叶活动度不畅的患者，可以在患者的胸骨的左右两边和心尖处听到明显的主动脉瓣喷射音，喷射音不随呼吸的调整而改变，如果出现瓣叶钙化的症状，则喷射音随之消失。

(2) 收缩期喷射性杂音：在第一心音稍后或紧随喷射音开始，止于第二心音前，为吹风样、粗糙、递增－递减型，在胸骨右缘第二或左缘第三肋间最响，向颈动脉、胸骨左下缘和心尖区传导，常伴震颤。对于钙化性主动脉瓣狭窄的老年患者，心尖区的杂音最响，脉瓣越狭窄，杂音越长。由心底部粗糙、高调成分传导至心尖区，呈音乐性左心室衰竭或心排血量减少时，杂音消失或减弱。杂音强度随每搏间的心搏量不同而改变，长舒张期之后，如在期前收缩后的长代偿间期之后或心房颤动的长心动周期时，心搏量增加，杂音增强。

(3) 其他：动脉脉搏上升缓慢、细小而持续（细迟脉），在晚期，收缩压和脉压均下降。但轻度主动脉瓣狭窄合并主动脉瓣关闭不全的患者以及动脉床顺应性差的老年患者，收缩压和脉压可正常，甚至升高。对于严重的主动脉瓣狭窄患者，同时触诊心尖部和颈动脉可发现颈动脉搏动明显延迟，心尖冲动相对局限、持续有力，如左心室扩大，可向左下移位。

（二）诊断思路

1. 常规检查

(1) X 线检查：心影正常或左心室轻度增大，左心房可能轻度增大，升主动脉根部常见狭窄后扩张。在侧位透视下可见主动脉瓣钙化，晚期可有肺淤血征象。

(2) 心电图检查：重度狭窄的患者常见的表征是左心室肥厚，并伴有 ST-T 继发性改变和左心房变大。常见的症状是心房与心室间传导不畅、室内传导阻滞（左束支传导阻滞或左前分支阻滞）、心房颤动或室性期前收缩等心律失常。

(3) 超声心动图检查：这是判定是否患有主动脉瓣狭窄及狭窄程度的途径。其他超声诊断都存在着不足，如 M 型超声不能敏锐地诊断此症，缺乏独特性；二维超声心动图较之 M 型超声，可以敏锐地探测主动脉瓣的异常情况，能清晰显示瓣叶的数量、大小、厚度以及钙化的程度，还能探索心脏收缩期的圆拱形活动、融合度、瓣口的形状和大小、瓣环的大小等，属于较为清晰的超声诊断，但不能测定狭窄的程度。用多普勒超声测定通过主动脉瓣的最大血流速度，可计算出平均和峰跨膜压差以及瓣口面积，所得结果与心导管检查相关良好，而且超声心动图还提供心腔大小等多种信息。

(4) 心导管检查：当超声心动图不能确定狭窄程度并考虑人工瓣膜置换时，应行心导管检查，最可靠的方法为用右心导管经房间隔穿刺进入左心室，另一导管逆行置于主动脉根部，同步测左心室—主动脉收缩期峰压差。但此法有损伤心房壁，导致心包压塞的危险，应慎用。根据所得压差可计算出瓣口面积，> 1.0cm² 为轻度狭窄；0.75 ～ 1.0cm² 为中度狭窄；< 0.75cm² 为重度狭窄，如以压力阶差判断，平均压差 > 50mmHg 或峰压差 > 70mmHg 为重度狭窄。

2. 鉴别诊断

主动脉瓣狭窄的杂音如传导至胸骨左下缘或心尖区时，应与二尖瓣关闭不全、三尖瓣关闭不全或室间隔缺损的全收缩期杂音相鉴别。此外，还应与胸骨左缘的其他收缩期喷射性杂音相鉴别。

主动脉瓣狭窄与其他左心室流出道梗阻疾病的鉴别：

(1) 先天性主动脉瓣上狭窄的杂音最响在右锁骨下，杂音和震颤明显传导至胸骨右上缘和右颈动脉，喷射音少见，约50%患者右颈动脉和肱动脉的搏动和收缩压大于左侧。

(2) 先天性主动脉瓣下狭窄常难以与主动脉瓣狭窄相鉴别，但前者常合并轻度主动脉瓣关闭不全，无喷射音，第二心音非单一性。

(3) 梗阻性肥厚型心肌病有收缩期二尖瓣前叶前移，致左心室流出道梗阻，产生收缩中或晚期喷射性杂音，胸骨左缘最响，不向颈部传导，有快速上升的重搏脉。以上情况的鉴别有赖于超声心动图。

(三) 临床治疗

1. 内科治疗

避免过度的体力劳动及剧烈运动，预防猝死，预防感染性心内膜炎。轻度主动脉瓣膜狭窄临床症状不明显，一般跨膜压力阶差 < 25mmHg 可内科保守治疗，需要定期复查超声心动图，随时跟进病情。对于心力衰竭的患者，可使用洋地黄类药物，使用利尿剂应注意防止容量不足，对于心绞痛的患者可以服用硝酸酯类药物，这样可以有效缓解心绞痛的发生。扩血管治疗对主动脉瓣狭窄无作用。

2. 手术治疗

针对主动脉瓣狭窄的手术主要目标是使主动脉瓣膜恢复正常水平，降低跨膜压力差。对于患有先天性主动脉瓣狭窄的婴幼儿，容易心力衰竭，使用药物治疗一般无明显好转；对于症状明显并且伴有充血性心力衰竭的患儿，应该及早进行手术，防止心力衰竭的发生。

(1) 经皮穿刺主动脉瓣球囊扩张术：可以快速减少跨瓣的血压差，增加心脏的排血量，有效改善症状。适应证为年龄较小的先天性主动脉瓣狭窄患者；不能耐受手术者；重度主动脉瓣狭窄、危及生命者；明显主动脉瓣狭窄，并伴有严重左心衰竭的手术前过渡。手术有禁忌的老年主动脉瓣狭窄钙化不重的患者，可行经皮瓣膜球囊扩张术，虽再狭窄率高，但术后症状和血流动力学改善满意。

(2) 人工瓣膜置换术：这是目前治疗瓣膜性心脏病的主要方法。手术指征为中段主动脉瓣狭窄有猝死的危险，所以无论有无症状应尽早手术；钙化性主动脉瓣狭窄、主动脉瓣狭窄合并关闭不全，在出现临床症状前施行手术远期疗效较好，手术死亡率较低。即使出现临床症状 (如心绞痛、晕厥或心力衰竭)，也应尽早施行人工瓣膜置换术。虽然手术危险相对较高，但症状改善和远期效果均比非手术治疗好。对无症状，但心电图显示左室肥大，跨瓣压力阶差 > 75mmHg 者应手术治疗。明显主动脉瓣膜狭窄合并冠状动脉病变时，宜同时施行主动脉瓣人工瓣膜置换术和冠状动脉旁路移植术。

二、主动脉瓣关闭不全

主动脉瓣关闭不全是由于主动脉瓣膜、瓣环和升主动脉病变导致的。在瓣膜性疾病中主动脉瓣关闭不全约占10%，男性多于女性，约占总数的75%，女性患者往往合并二尖瓣病变。

（一）疾病特征

1. 症状

(1) 急性：轻者并无症状，重者会出现左心负荷突然增加，心室壁压力加大，左心室扩张，可能出现急性左心衰竭、低血压等症状。

(2) 慢性：一般无症状表现，最先表现为心悸、心前区不适、头部强烈搏动感等感觉，这是因为心搏量增加的缘故，晚期可能出现左心衰竭。心绞痛发生的概率较主动脉瓣狭窄时较小。导致心绞痛的原因可能是心脏明显扩大，左心室射血时升主动脉过分扩张，患者会感觉明显的绞痛。发生心绞痛时，往往持续的时间较长，且对硝酸甘油等药物反应较慢。另外，慢性主动脉瓣关闭不全的患者常伴有体位性头昏现象，但少见晕厥。

2. 体征

(1) 慢性

1) 血管：收缩压明显升高、舒张压明显降低，脉压增大。周围血管征常见，包括随心脏搏动的点头征 (De Musset 征)、颈动脉和桡动脉扣及水冲脉、股动脉枪击音 (Traube 征)、听诊器轻压股动脉闻及双期杂音 (Duroziez 征) 及毛细血管搏动征等。对于主动脉根部扩大的患者，在右胸骨旁第二、三条肋骨间可以感受到心脏收缩期的搏动。

2) 心尖冲动：位置处于左下方，搏动散乱但有力。

3) 心音：心脏在收缩期因为前二尖瓣未完全关闭，导致第一心音减弱；第二心音主动脉瓣成分消减或欠缺；而有梅毒性主动脉炎的患者的第二心音表现为亢进，第二心音一般表现出单一音；可以听到心底部收缩期时的喷射音，这是由于扩大的主动脉因左心室心搏量的增多而再次扩张；左心室在舒张早期快速充盈迅速，心尖区出现了第三心音。

4) 心脏杂音：当患者坐位，身体前倾并深呼吸时，用听诊器能听到由于主动脉瓣关闭不全和舒张早期呈现的杂音。轻度反流的情况下，舒张早期呈现杂音，音调较高；中或重度反流时，全舒张期都会有杂音，杂音粗糙。当杂音呈现音乐性 (鸽叫声) 时，则提示心脏瓣叶脱落、破裂或穿孔。主动脉瓣损害的患者的杂音一般位于胸骨左边的中下部分；升主动脉扩张的患者的杂音位于胸骨的右上部分，由右上部向左边传导；老年患者的杂音多集中在心尖上，在主动脉收缩期时，心底部常伴有喷射杂音，声音粗糙，有震颤感。这些症状由于左心室心搏量增多及主动脉根部扩大所致。重度反流患者常在心尖区听到舒张中晚期隆隆样杂音 (Austin-Flint 杂音)，这种杂音的产生是由于快速流动的血液在流经二尖瓣时，严重的主动脉瓣反流促使左心室舒张压在短时间内升高，从而使二尖瓣不能处于完全闭合状态。主动脉瓣关闭不全与器质性二尖瓣狭窄患者的杂音的区别在于：Austin-Flint 杂音，没有开瓣音及第一心音亢进。

(2) 急性：收缩压、舒张压和脉压正常或舒张压稍低，脉压稍增大，无明显周围血管征，心尖冲动正常，心动过速常见。二尖瓣舒张期提前关闭，致第一心音减低或消失，第二心音肺动脉瓣成分增强，第三心音常见。主动脉瓣舒张期杂音较慢性者短而调低，是由于左心室舒张压上升使主动脉与左心室间压差很快下降所致，如出现 Austin-Flint 杂音，多为舒张中期杂音。

（二）诊断思路

1. 常规检查

（1）X 线检查：

1）急性主动脉瓣关闭不全：心脏大小正常，除原有主动脉根部扩大或主动脉夹层外，无主动脉扩大，常有肺淤血或肺水肿征。

2）慢性主动脉瓣关闭不全：左心室增大，可有左心房增大，即使为主动脉瓣的损害，由于左心室心搏量增加，升主动脉继发性扩张仍比主动脉狭窄时明显，并可累及整个主动脉弓。严重的瘤样扩张提示为马方综合征或中层囊性坏死，左心衰竭时有肺淤血征。

（2）心电图检查：急性患者一般表现为窦性心动过速、非特异性 ST-T 改变；慢性患者常见左心室肥厚劳损。

（3）超声心动图检查：主动脉瓣关闭不全的患者，M 型会显示舒张期二尖瓣前叶或室间隔纤细扑动，但敏感度较低，为 43%。急性主动脉关闭不全者的症状表现为二尖瓣提前关闭、主动脉瓣在舒张期纤细扑动，这是瓣叶破裂的表现。目前测量主动脉瓣反流方法最敏感、最可靠的方式是通过脉冲多普勒和彩色多普勒来检测动脉瓣心室侧的全舒张期的射流速度，通过流速来判断严重程度。通过二维超声可以观测到瓣膜及主动脉根部的状况，是病因确定的主要依据；经食管超声可以准确诊断出主动脉夹层和感染性心内膜炎；而实时的三维彩色多普勒血流显像可以提供瓣膜反流束容积的准确数据，它简便、易操作、可靠，将成为临床定量评估心脏瓣膜法反流的新方法。

（4）放射性核素心室造影：可测定左心室收缩、舒张末容量和休息、运动射血分数，判断左心室功能。根据左心室和右心室心搏量比值估测反流程度。

（5）磁共振显像：此诊断能准确诊断出主动脉疾病，例如夹层。通过数据监测，可目测主动脉瓣反流射流，可确定半定量反流程度，并能定量反流量和反流分数。

（6）主动脉造影：当出现利用无创技术也不能确定反流的速度与程度时，需要考虑外科治疗时，首选选择性主动脉造影，可半定量反流程度。

2. 鉴别诊断

胸骨左边的主动脉瓣舒张时产生的早期杂音，应该和 Graham-Steell 杂音相区别。Graham-Steell 杂音的产生主要由于严重的肺动脉扩张所导致的肺动脉瓣闭合不完整，一般会伴有肺动脉高压的情况，如胸骨左缘抬举样搏动、第二心音肺动脉瓣成分增强等。

（三）临床治疗

1. 内科治疗

避免高强度劳动和剧烈运动，控制钠盐的摄入量，做好感染性心内膜炎的预防工作，使用利尿剂、血管扩张剂、转换酶抑制剂等可以预防心力衰竭。有心力衰竭的患者，在前面提到的药物之外，还可使用洋地黄类药物，没有心力衰竭的患者也可以使用，主动脉瓣反流严重并发左室明显扩大的患者同样适用。心律失常及感染、梅毒性主动脉瓣炎可采用全程青霉素治疗。风湿性瓣膜病变需要做好链球菌感染、风湿活动和感染性心内膜炎的预防工作，避免瓣膜进一步损害。

2. 手术治疗

主动脉瓣关闭不全可采用手术方式治疗，因为心脏失去代偿功能后，患者的病情会急剧恶化，多数会在产生心力衰竭之后2年内死亡。符合手术指征的患者应及早进行手术。主动脉瓣关闭不全的彻底的治疗方法是主动脉瓣膜置换术，最佳的手术时机为左心室功能衰竭刚刚开始即严重心力衰竭发生之前手术，或虽无症状，但左室射血分数低于正常和左室舒张末期内径＞60mm，应进行手术治疗。

对左室功能正常，而无症状的患者，心脏结构改变不明显的应密切随诊，每6个月复查超声心动图以便及时发现手术时机。一旦出现症状或左室功能衰竭、左室明显增大，应及时手术治疗。

对于急性主动脉瓣关闭不全的患者，应在积极内科治疗的同时，及早采用外科手术治疗，以挽救患者的生命。

三、护理规范

(1) 休息与活动活动时应卧床休息，左房内有巨大附壁血栓者应绝对卧床休息。

(2) 饮食护理给予高热量、高蛋白、低胆固醇、富含维生素及易消化的饮食。

参考文献

[1] 刘玉森 . 超声诊断学 [M]. 北京：科学出版社，2019.

[2] 喻红霞 . 新编临床超声诊断 [M]. 长春：吉林科学技术出版社，2019.

[3] 周亚丽 . 现代超声诊断基础与应用 [M]. 北京：科学技术文献出版社，2019.

[4] 徐志文 . 实用临床超声诊断学 [M]. 长春：吉林科学技术出版社，2019.

[5] 陈宝定，鹿皎 . 临床超声医学 [M]. 江苏：江苏大学出版社，2018.

[6] 刘典美 . 临床医学超声诊断 [M]. 长春：吉林科学技术出版社，2019.

[7] 王鹏 . 新编临床超声诊疗学 [M]. 长春：吉林科学技术出版社，2020.

[8] 张梅，尹立雪 . 心脏超声诊断临床图解 [M]. 北京：化学工业出版社，2020.

[9] 陈桂红 . 超声诊断与临床 [M]. 北京：科学技术文献出版社，2020.

[10] 高建平 . 现代常见疾病超声诊断技术 [M]. 长春：吉林科学技术出版社，2020.

[11] 朱天刚，于超 . 超声心动图实操手册 [M]. 北京：科学出版社，2020.

[12] 詹华奎 . 诊断学基础 [M]. 上海：上海科学技术出版社，2019.

[13] 尹立雪 . 超声心脏力学 [M]. 北京：科学出版社，2019.

[14] 谢明星，田家玮 . 心脏超声诊断学 [M]. 北京：人民卫生出版社，2019.